机械灌注与器官移植

Machine Perfusion and Organ Transplantation

霍 枫 主编

林炎志 顾问　　黄洁夫 主审

U0389775

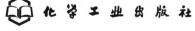

化学工业出版社

·北京·

内容提要

机械灌注是一种新型的器官保存和转运方式。器官获取后将自身血管连接至机械灌注系统，在器官保存、转运阶段以灌流液持续灌注体外器官，同时供给体外器官氧气、营养物质等。与传统静态冷保存相比，机械灌注能更好地保存体外器官，甚至挽救标准外器官，为解决器官短缺提供了新思路，有望进一步扩展供器官来源。

本书对国内外器官移植的发展历史，机械灌注的概念、原理、技术特点和市场上常见的灌注设备，机械灌注的方法和途径以及在各器官保护中的临床应用进展，以及与之相关的器官保护液和机械灌注液的特点等进行了十分系统的介绍。尤为可贵的是，绝大多数的内容来自写作单位的临床经验和研究成果，对我国开展机械灌注和器官移植是非常有益的。

本书适合器官移植内外科医师、科研教学工作者及医学院校师生阅读。

图书在版编目（CIP）数据

机械灌注与器官移植/霍枫主编；林炎志顾问. —北京：化学工业出版社，2020.7

ISBN 978-7-122-36720-4

Ⅰ.①机… Ⅱ.①霍… ②林… Ⅲ.①器官移植

Ⅳ.①R617

中国版本图书馆 CIP 数据核字（2020）第 079579 号

责任编辑：张　蕾　　　　　　　　　　装帧设计：史利平

责任校对：宋　夏

出版发行：化学工业出版社（北京市东城区青年湖南街 13 号　邮政编码 100011）

印　　装：三河市延风印装有限公司

710mm×1000mm　1/16　印张 17¼　字数 332 千字　2020 年 9 月北京第 1 版第 1 次印刷

购书咨询：010-64518888　　　　　　　　售后服务：010-64518899

网　　址：http://www.cip.com.cn

凡购买本书，如有缺损质量问题，本社销售中心负责调换。

定　　价：128.00 元

编写人员名单

顾　问　林炎志

主　编　霍枫

主　审　黄洁夫

副主编　陈静瑜　焦兴元　蒋文涛　董念国　王长希

编　者
　　　　王长希　卢　艳　刘华敏　关烨锋　何　洹　何锡然　汪邵平
　　　　张　宝　张　琳　张道森　陆树桐　陈　耀　陈建雄　陈静瑜
　　　　林祥华　欧阳青　季　茹　郑于剑　郭庆军　郭家钘　梁铭炬
　　　　董念国　蒋文涛　焦兴元　雷志斌　蔡　庆　谭晓宇　霍　枫

序

    器官移植是20世纪医学的一项重大进展，自20世纪60年代引进到我国以来，经过了艰难曲折的历程，逐渐在我国得到广泛应用，已成为治疗一些重要器官（肝、肾、心和肺）终末期器官功能衰竭的最有效医疗手段，拯救了许多终末期器官功能衰竭患者，大大地促进了我国生命科学的发展。然而，与其他先进医学技术不同的是，器官移植需要可供移植的器官，而可供移植的器官捐献与获取不单单是技术问题，更涉及人文、法律、伦理、制度与社会文明等。

    长期以来，由于我国传统文化与社会经济发展阶段的特点，不能照搬西方国家采用的器官捐献标准与程序，由于法规建设与科学发展不匹配，在国家层面较长一段时间未建立起公民自愿捐献器官的正规渠道，导致过去我国器官移植绝大多数依赖死囚器官。

    2007年国务院颁布了《人体器官移植条例》。2009年8月，国家卫生部和中国红十字会总会在上海联合召开了全国人体器官捐献工作会议，宣布启动人体器官捐献体系建设工作。2010年3月，国家开始人体器官捐献试点工作。2011年5月，国家卫生部发布了心脏死亡器官捐献分类标准。2012年8月，国家卫生部和中国红十字会总会联合发布《关于进一步推进人体器官捐献工作的意见》，并在该意见中附有〈中国人体器官捐献工作体系组织结构与职责〉和〈中国公民逝世后器官捐献工作流程〉。2013年3月，中国公民逝世后器官捐献试点工作在全国范围广泛开展，同年8月国家卫生和计划生育委员会印发了《人体捐献器官获取与分配管理规定（试行）》。2014年12月3日，中国向全世界宣布从2015年1月1日起全面停止使用死囚器官，公民自愿捐献成为我国移植器官的唯一来源。2016年10月，在人民大会堂金色大厅举办了第一届中国-国际器官捐献大会。2017年2月，"世界反对器官贩卖峰会"在梵蒂冈召开。2018年5月举办世界卫生大会，在联合国与梵蒂冈共同举办的世界伦理大会上，中国特色的器官捐献与移植经验作为"中国模式"得到国际移植学界和国际社会的广泛接受和赞誉。

    近年来，随着国家器官捐献与移植体系建设不断完善，我国器官捐献与移植数量大幅度增长，每百万人口公民逝世后器官捐献率由试点初期的0.03上升到了2018年的4.53，2018年捐献数量为6302例，已经成为世界第二大器官捐献国。

据中国器官分配与共享计算机系统（COTRS）数据显示，2015—2019 年我国捐献肝脏、肾脏、心脏和肺脏的使用率分别为 86.5％、92.0％、17.1％和 5.9％。如何提高捐献器官的利用率，目前成为我国器官移植界乃至国际移植学界迫切需要解决的难题。

器官机械灌注是国际器官移植学界研究的热点。近年来，器官机械灌注技术不断完善，不仅极大地改进了器官保存、转运的模式，延长了器官保存时间，而且达到体外器官修复和评估的目的，显著提高了捐献器官利用率。中国人民解放军南部战区总医院霍枫教授团队在我国进行公民逝世后自愿器官捐献试点工作的初始期成立我国第一个人体器官获取组织（OPO），为我国 OPO 建设进行了有益的探索。2013 年 3 月，率先发表利用体外膜肺氧合（ECMO）技术保护脑心双死亡供体器官（中国Ⅲ类），被国际器官移植协会前任主席 Delmonico 教授誉为"这是中国对世界移植学界的创新贡献"。

霍枫教授组织国内器官移植学界及其他专业的知名专家编写《机械灌注与器官移植》一书，具有以下特点：该书作者都是从事器官捐献和移植相关领域知名专家，他们拥有丰富的临床经验，该书基于器官机械灌注相关的研究成果，系统深入地介绍有关概念、原理、技术特点和常见灌注设备，对器官机械灌注方法和途径以及在器官保护应用进展做了详尽论述。通观全书，各章主题突出，内容新颖，文字流畅，有很强的可读性，对开展我国器官移植事业是非常有益的，故向从事器官捐献与移植工作的同道们推荐。

中国人体器官捐献与移植委员会主任委员

2020 年 4 月

前　言

器官移植被誉为 21 世纪"医学之巅",不仅在生命科学领域取得了巨大成就,更因其涉及人文、法律、伦理、制度与社会文明,其成就举世瞩目。

为了更好地发展我国器官移植事业,也为了解决好我国移植器官来源问题,黄洁夫教授开始推动并领导我国器官移植法制化建设与改革。2009 年启动了我国人体器官捐献与移植体系建设工作。2011 年发布了公民逝世器官捐献分类标准。体系建设不断推进和捐献分类标准被广泛认可,极大地推动了公民自愿器官捐献工作。2015 年公民自愿器官捐献成为移植器官唯一来源。据统计,我国器官捐献与移植数量自开展器官捐献试点工作以来,每百万人口捐献率从 0.03 上升到了 2018 年的 4.53。目前年捐献数量超过 5000 例,成为世界第二大器官捐献国。

器官捐献类型不仅对供体器官利用率有着显著影响,更对移植受者预后有着重要意义。据英国国家医疗服务体系(NHS)器官捐献与移植报告,2005 年至 2018 年脑死亡供体(DBD)的供肝利用率为 81%～87%,而心死亡供体(DCD)的供肝利用率仅为 22%～36%。中国器官分配与共享计算机系统(COTRS)数据,2015—2018 年中国Ⅰ类(DBD)占 23%,中国Ⅱ类(DCD)占 42%,中国Ⅲ类(脑心双死亡器官捐献,DBCD)占 35%。相比较西方发达国家,我国 DBD 占比较低,DCD 和 DBCD 占比较高。由于 DCD 和 DBCD 存在不同程度的热缺血损伤,可能影响捐献器官的质量。如何提高捐献器官的利用率,能否在器官获取与保存过程改善捐献器官质量,不仅是我国更是国际移植学界迫切需要研究的内容。

传统供体器官保存方法是静态冷保存(static cold storage,SCS)。SCS 方法简便,安全实用,费用低廉,基本上能满足大多数器官保存需求,但该方法也存在不少问题。例如,SCS 过程不能改善器官质量,无法实时了解供体器官活力;SCS 时间延长将会加重移植术后移植物缺血再灌注损伤,增加早期移植物功能障碍(EAD)风险等。临床上,公民逝世器官捐献者可能存在血流动力学不稳定、应用大剂量血管活性药物、内环境紊乱和器官功能异常、器官获取过程经历程度不同的热缺血损伤,加上供体年龄限制不断扩大、供体器官存在一定病理改变(脂肪肝)等,这些扩大标准的供体器官(ECD)相比标准供体器官对缺血再灌注损伤耐受性更差,供体器官废弃和移植术后移植物功能不良(delayed graft function,DGF)概率更大,更容易发生术后原发性移植物无功（primary nonfunction，PNF）、急性排斥反应、胆道并发症等问题，显著延长患者住院时间，影响了移植受者的安全性。

随着移植需求的日益增加，为了增加供体器官来源，ECD 供体的使用已愈加频繁，对这些 ECD 供体器官而言，SCS 保存器官作用明显不足。近年来，随着科技快速发展，机械灌注设备也不断发展，通过机械灌注方式保存供体器官研究取得了重大突破。机械灌注（machine perfusion，MP）的概念最初由 Lidergh 与 Carrel 于 20 世纪 30 年代提出，后 Starzl 等运用含有稀释的有氧血液机械灌注预处理肝脏，首次成功地进行了肝移植。1968 年在 Belzer 等推动下，临床上出现利用血浆和带有红细胞循环液在 8～12℃脉冲式灌注保存犬肾脏 72 小时之久的低温机械灌注实验，是低温灌注技术里程碑式的实验。机械灌注不仅可以解决静态冷保存的缺点，而且存在不少优点：能够在器官转运和器官保存的过程中持续对器官进行循环灌注，保护器官的微循环；提供体外器官氧气，灌注液中提供营养物质，清除代谢废物，达到保存和修复器官的目的；延长保存时间，并减少器官损伤；甚至能检测被灌注的体外器官生化指标等。使用机械灌注能更好地保存器官，甚至利用标准外的器官，从而增加供体器官的数量，提高器官的利用率。2009 年我们团队在国内首次将体外膜肺氧合（ECMO）用于脑心双死亡供体器官保护，通过体内机械灌注方法避免了这类供体在器官获取过程的热缺血损伤。

随着我国器官移植改革不断深化、公民逝世器官捐献不断增加，DCD、DBCD 和 ECD 等供体评估、维护以及供体器官的评价、保存和修复等问题也日益突出。临床上，利用机械灌注技术解决这些问题，我国相比欧美国家还处于起步阶段。为了更好地引导和帮助我国学者在该领域的研究与应用，我们组织国内器官捐献和移植领域的知名专家编写《机械灌注与器官移植》一书，旨在尝试解决以下问题：系统介绍国内外器官移植的发展历史，介绍机械灌注的概念、原理、技术特点和市场上常见的灌注设备，机械灌注的方法和途径以及在各器官保护中的临床应用进展，以及与之相关的器官保护液和机械灌注液的特点。因为上述因素，直接影响到器官捐献和移植工作的长远发展。由于编者对这一领域的理论水平和临床实践水平均有限，其中难免存在疏漏，深望读者不吝惠赐批评。

本书编写过程中得到我们尊敬的国内移植界前辈，中国人体器官捐献与移植委员会主任委员黄洁夫教授的指导和审阅。同时，感谢广东省佛山市顺德区"常温下离体肝脏机械灌注设备研发项目"专项基金对本书出版的支持。在此，我们以真挚的心情，向所有参加本书编写的同道，向给予编写工作大力支持的各级领导和出版社同仁表示衷心的感谢。

编者
2020 年 4 月

目 录

3 第三章
供肝机械灌注

4 第四章
供肾机械灌注

5 第五章
供心机械灌注

6 第六章
供肺机械灌注

7 第七章
ECMO 在供体器官维护中的应用

8 第八章
器官保存与灌注液的研究发展

第一章

器官移植简史

第一节　发达国家器官捐献与移植简史

　　器官移植被誉为 21 世纪"医学之巅",取得了世人瞩目的成就,但回顾器官移植 50 多年的发展史,可以发现这一技术的出现和成熟经历了漫长而艰辛的过程。以肝移植为例,肝移植的发展大致经历了幻想阶段、动物实验阶段、临床应用阶段和成熟发展阶段。每一阶段的发展都离不开基础理论和相关学科的进步。

　　由幻想走向实际是在 20 世纪 50 年代中期。这一阶段主要标志是 1955 年,Welch 首次在医学杂志上报道了狗的同种异位肝移植。他采用辅助肝移植技术把移植肝植入受体的盆腔或脊柱右侧。因为当时没有应用免疫抑制剂,供肝很快萎缩而失去了功能。1956 年,美国加利福尼亚大学的 Jack Cannon 教授对狗进行了原位肝移植(orthotopic liver transplantation,OLT),但手术大多数失败,而且受体无一存活。即使这样,在当时没有专业移植杂志的情况下,Cannon 既不含文章题目,又无手术过程记录,甚至连实验动物的种属也被删去的简短摘要(不足一页),还是发表在整形外科杂志附录中的移植快讯栏目中。

　　1960 年 4 月,美国外科学会议上,Moore 报道了 31 例狗原位肝移植,其中 7 例存活 4～12 天。Starzl 也报道了 80 余例动物实验经验,通过这些实验,逐步创建了原位肝移植手术技术。Cannon 的实验探索对以后肝移植的动物实验起了极大的推动作用。正如肝移植权威专家美国匹斯堡大学的 Starzl 教授所说:"Cannon 的实验对当时处于空白期的肝移植具有极大的吸引力。"也正是当时,人们意识到器官移植完全可以成功。

　　1963—1967 年,全世界 7 例临床肝移植无一例获得长期存活。手术如此艰难,以至于难以达到实际应用的目的。Starzl 和同事继续进行了大量动物实验,摸索和完善了手术技术。1967 年 7 月 23 日,他为一位 1.5 岁的巨大肝癌患儿进行了原位肝移植手术,这一次手术非常成功,该患儿活了400余天,最后死于肝癌复发。早期肝移植主要用于治疗严重的终末期肝病,特别是晚期肿瘤患者。当时的免疫抑制药物都是非特异的,抗排斥治疗引起免疫系统被过分抑制,患者术后容易合并感染和肿瘤,因此,肝移植后1年存活率很低,没有实际治疗价值。

随着经验的逐步积累,20世纪80年代以后,临床肝移植在以下环节取得了突破:

① 新型免疫抑制药物的出现解决了术后器官排斥的难题,改变了临床肝移植停滞不前的状况;

② 器官保存液的改进,保证了供肝的质量;

③ 手术方式的改进,降低了病死率;

④ 国外脑死亡立法和供体共享网络的建立,拓展了供肝来源,并使器官能够公平合理地使用。

1983年,美国国立卫生研究中心(NIH)会议正式承认,肝移植是治疗终末期肝病的一种确实有效的手段,应予以推广,从此临床肝移植在国际上开始迅猛发展。肝、肾、心、肺、胰肾联合、小肠和多器官联合移植等手术同期在国际上广泛开展,但是器官短缺的问题开始出现并日趋严重。

1979年,西班牙首次颁布器官捐赠和器官移植法案,至20世纪80年代中期器官捐赠数量增长仍然非常缓慢。1989年,为缓解器官捐献率低带来的社会问题,西班牙卫生和社会事务部专门成立了国家器官移植中心(ONT),该中心负责统筹全国器官的获取和分配,没有通过ONT的移植均视为违法行为。ONT负责制定国际、地区、医院三级标准的器官捐献规范制度和捐献流程,并在每个医院建立标准化的器官捐献协调小组。该协调小组拥有专、兼职成员,一般由来自ICU的医生或护士组成。协调小组的职责是妥善处理管辖医院内的器官捐献行为。协调小组要捕捉所有可能的捐献机会,对捐献者进行评估并向ONT及时报告,看其是否符合捐献标准,确定其家属是否同意进行器官捐献;此外,协调小组还要承担宣传器官捐献、协调医疗关系等任务。

由于上述有力措施的实施,西班牙的器官捐献率从很低的水平发展为全世界捐献率最高的国家(约47例/百万人,2017年),究其根本原因在于政府非常重视此项工作,专门建立国家级器官移植中心,制定全国范围内的器官捐献制度和审核标准,设立以医院为单位的器官捐献协调小组(独立于器官移植团队),注重持续性专业培训,同时政府给予大力支持,对需要移植手术但经费不足的患者提供财政补贴。这一器官移植体系被称为"西班牙模式"。

1984年,美国通过了《国家器官移植法案》,并根据该法成立了"国家器官获取和移植网络"(OPTN)。法律规定,"国家器官获取和移植网络"是唯一能够与所有器官捐献和移植系统中的专业人员相联系的公开而独立的合作组织。其职能是使美国的器官移植系统更加合理高效地运行。"国家器官获取和移植网络"应在卫生部门的授权监督下由一家私人的、非营利组织来运行，颁布相关政策，开发检索查询系统，在全国范围内分配可用的器官。该法案明令禁止出售和购买器官。自 1986 年开始，私人的、非营利组织——"器官资源共享网络"首次与卫生部门签订合同，代表政府运行"国家器官获取和移植网络"。之后的多年里，一直由"器官资源共享网络"代表政府管理此事务。"国家器官获取和移植网络"由委员会研究通过各项决议，"国家器官获取和移植网络"的委员会成员也都是"器官资源共享网络"委员会的成员。因此，一定程度上，可以认为"器官资源共享网络"即"国家器官获取和移植网络"。

1980 年，加拿大成立器官捐献及移植委员会，其前身是加拿大移植协会，致力于联合器官捐献协调员及其他领域相关专家，其成员包括卫生专业人员和合作伙伴。他们深入参与每一个器官、组织的捐献和移植，包括器官和组织的获取与分配；移植前、后对患者的护理；对捐献者家属的关怀等。加拿大器官捐献及移植委员会在制定和深化关于器官、组织分配的国家指导方针政策上，发挥着至关重要的作用。每年举办器官（组织）的捐献、获取和移植等相关论坛，国家器官（组织）捐献宣传周，向公众宣传普及器官捐献、移植的专业知识。2008 年，器官捐献及移植委员会并入加拿大血液服务中心，成为一个全国器官（组织）捐献移植体系，并管理全国专家委员会；2009 年，组织相关人士制定了国家器官和组织捐献移植体系建设指南。每个省有一个器官获取组织，由执行主任和医学主任负责运作。有的器官获取组织设在医院内部，有的独立设置，由医护人员担任协调员，接受联邦政府监督，遵循政府的相关规则标准，所有器官移植费用均由政府承担。加拿大器官捐献及移植委员会是一个全国性的非营利组织，致力于促进和提高器官移植的数量和质量。其职责包括：①提供专业的大众宣传；②促进成员与合作伙伴间的交流合作；③提高器官（组织）捐献的意识；④在制定器官（组织）捐献和移植的政策中发挥专家咨询作用；⑤加强、促进相关机构之间的合作关系；⑥加强科研；⑦提供一个交流器官（组织）捐献、获取、移植科研成果的信息交流平台。

（焦兴元　霍枫）

参 考 文 献

[1] 焦兴元，邰强.公民身后器官捐献供体评估与维护 [M].北京：人民卫生出版社，2017.

[2] 何晓顺，焦兴元.公民身后器官捐献理论与实践 [M].北京：人民卫生出版社，2015.

第二节　中国器官捐献与移植简史

一、我国内地器官移植与捐献现状

二十世纪六七十年代，武汉医学院在我国器官移植奠基者裘法祖教授、夏穗生教授的带领下开始了动物（狗）实验，为我国临床器官移植奠定了实验基础。1972 年，中山医学院第一附属医院梅桦教授团队开展了首例活体肾移植，受者存活一年以上，此后肾移植与肝移植临床试验渐渐在中国展开。以肝移植为例，1977 年上海瑞金医院林言箴教授等开展了首例临床肝移植，这也是亚洲第一例人体肝移植，随后中国共有 18 个单位进行肝移植临床试验，共开展 57 例，但由于免疫抑制剂和技术设备落后，80％以上的病例在术后 3 个月内死亡，最长存活者由武汉医学院夏穗生教授完成，患者存活 264 天。由于临床试验疗效差，难以推广应用，为此肝移植停顿了十余年。1993 年后，随着一批中青年学者从海外学成归国，免疫抑制剂环孢素的推广使用，国外先进技术的引进，临床肝移植再度起步发展。1993 年，中山医科大学附属第一医院黄洁夫教授团队和浙江大学医学院第一附属医院郑树森教授团队率先在我国再次开展肝移植手术，拉开了我国第二次肝移植高潮的序幕。至 21 世纪初，中国器官移植技术渐臻成熟，肝移植由临床试验进入临床应用阶段，使我国器官移植事业逐步完善，达到了每年约 1 万人次接受器官移植手术，肝、肾、心、肺、胰肾联合、小肠和多器官联合移植等手术均可在我国开展，中国成为仅次于美国的世界第二器官移植大国。进入 21 世纪，各种器官移植全面迅速发展，2000 年，肾移植数量超过 5000 例，2001 年和 2003 年肝移植分别超过 500 例和 1500 例，但是器官供求矛盾日渐显现。

为了增加移植器官的来源，西方发达国家多年来建立了相对完善的器官捐献与移植体系，颁布并推行了一系列法令，鼓励公民身后自愿捐献器官。2017 年器官捐献率最高的国家是西班牙，每百万人口捐献率为 46.9，美国每百万人口捐献率是 31.9，法国是 26.8，英国是 23.1。器官捐献率不断增加，极大地缓解了西方发达国家器官移植供需矛盾。据世界卫生组织统计，全球器官移植供需比平均数虽仍然高达 1：（20～30），但美国和英国已降至 1：（3～5）。然而我国移植器官需求量虽然大，但由于脑死亡未立法，甚至早期还没有脑死亡的医学标准，人体器官捐献与移植体系更是缺失，因此发达国家采取的器官捐献方式在我国不能实行。

2005 年，世界卫生组织西太平洋地区的卫生高层会议于菲律宾马尼拉举行，时任中国卫生部副部长的黄洁夫代表卫生部向世界许诺，中国要改革器官移植体系，逐步立法。2006 年，卫生部出台中国第一部卫生行政部门对器官移植行业规范的法规——《人体器官移植技术临床应用管理暂行规定》，组建了人体器官移植技术临床应用委员会（OTC），并于同年 11 月 14 日在广州召开的全国人体器官移植技术临床应用管理高峰会上发布了"广州宣言"，号召全体器官移植医务人员凝聚共识，进行改革。这次峰会确立了改革的目标：建立一个国家监管移植服务的法律框架；为中国器官移植机构设置技术准入；禁止人体器官非法交易；杜绝器官贩卖和器官移植旅游；建立一个包括公民逝世后和活体器官捐献的自给自足的国家器官捐献和移植体系。

我国人体器官捐献与移植体系建设始于 2009 年，公民身后器官捐献试点始于 2010 年，2011 年国务院批准成立了中国器官捐献管理中心，国家卫生部颁发了中国公民身后器官捐献三类标准，科学指导开展器官捐献工作。此外，还联合中国红十字会总会相继出台相关配套政策，解决了我国移植事业的法规框架与管理机构，并指导中华医学会器官移植学会建立了中国器官捐献相关指南、共识、流程和规范，出台对器官捐献者家庭人道主义救助政策与办法，初步形成了遵循世界卫生组织指导原则并符合中国国情的器官捐献移植体系，包括器官捐献体系、器官获取与分配体系、器官移植临床服务体系、器官移植后科学登记体系和器官移植监督体系。2013 年 2 月 25 日，我国全面启动公民逝世后器官自愿捐献工作，同年 8 月国家卫生和计划生育委员会（简称国家卫生计生委）下发了《人体捐献器官获取与分配管理规定（试行）》，形成了中国器官捐献的部门法规，以确保符合医学伦理学的器官来源，严格遵循公民逝世后自愿器官捐献的中国三类标准和程序（脑死亡、心死亡、心脑双死亡），建立完善的器官获取组织（OPO）和人体器官捐献专业协调员及社工协调员（Coordinator）队伍，严格使用中国人体器官分配与共享计算机系统（COTRS）实施器官分配，发挥中国红十字会在器官捐献中的宣传动员、报名登记、捐献见证、缅怀纪念、救助激励等作用，确保了公开、公正、透明、可溯源的器官获取与分配，坚持器官捐献的无偿、自愿、爱心奉献，并对捐献者家庭进行荣誉表彰及合情合理合法的人道主义救助。2014 年 12 月，国家人体器官捐献与移植管理委员会主任委员黄洁夫教授向全世界宣布，中国从 2015 年 1 月 1 日起全面停用死囚器官，公民身后器官捐献成为唯一的器官来源。截至 2018 年 9 月底，中国公民逝世后自愿器官捐献工作取得巨大突破，已经完成 17670 例，捐献器官 49956 个。经历了不到十年的建设与发展，我国不仅成为世界第二大器官移植国，而且公民身后器官捐献也取得了令世界瞩目的成就，每百万人口器官捐献率从试点之初的 0.03 跃升到 2018 年的 4.53。经过十余年艰苦的努力，我国成功建立既符合国际常规又符合中国文化伦理的公民身后器官捐献体系，并被国际社会赞誉为"中国器官捐献模式"，得到国际社会的广泛认可。

二、香港器官移植与捐献现状

香港的器官移植起源于 20 世纪 60 年代，1969 年完成了首例尸体肾移植，之后尸体肝移植、心脏移植、肺移植、活体肝移植、劈离式肝移植、多器官联合移植陆续开展，现今部分项目已达到世界先进和领先水平。1998 年 4 月，香港颁布《人体器官移植条例》，该条例旨在禁止将拟作移植用途的人体器官作商业交易，限制无血亲关系人士间的人体器官移植。香港特别行政区卫生署于 2008 年 11 月启动了"中央器官捐赠登记名册"，让特区政府卫生署准确地识别有意捐赠器官的人士；有意向在死后捐赠器官的市民，只需填写登记表格，在网上递交、邮寄或传真至特区政府卫生署，便可进行登记，捐赠者也可通过卫生署更改资料或取消登记，使获授权人士（例如医院管理局的器官移植联络主任）能够迅速安排器官移植，让更多等待的患者受惠。截至 2018 年 11 月，在中央名册内登记的人次超过29.3 万名。香港现在捐赠的心、肝、肺、肾、皮肤、骨骼和眼角膜等 7 种器官或组织，大部分来自遗体，占器官捐赠总数的 90%。

（焦兴元　霍枫）

参 考 文 献

［1］陈忠华，裘法祖. 脑死亡者捐献器官-现代科学和人文精神的完美结合 ［J］. 中华医学杂志，2004，84（8）：618.

［2］Huang J F. Ethical and legislative perspectives on liver transplantation on the People's Republic of China ［J］. Liver Transplant，2007，13（2）：193-196.

［3］Huang J，Mao Y，Millis J M. Government policy and organ transplantation in China ［J］. Lancet，2008，372：1937-1938.

［4］卫生部脑死亡判定标准起草小组. 脑死亡判定规范（征求意见稿）［J］. 中华医学杂志，2003，83（38）：262-264.

［5］Huang J，Millis J M，Mao Y，et al. A pilot programme of organ donation after cardiac death in China ［J］. Lancet，2012，379：862-865.

［6］Huang J，Wang H，Fan S T，et al. The national program for deceased organ donation in China ［J］. Transplantation，2013，96：5-9.

［7］Editor HSaN. OTC Hangzhou Resolution ［DB/OL］. ［2014-09-22］. http：//www.jkb.com.cn/news/industryNews/2013/1104/268149.html.

［8］Administration COD. Statistics of Organ Donation ［DB/OL］. ［2014-09-22］. http：//www.chinaorgan-donation.org.cn.

［9］Council CCPaS. About the Party Cadres take the lead in promoting the reform of funeralopinion ［EB/OL］. ［2014-09-23］. http：//www.gov.cn/jrzg/2013-12/19/content_2551138.htm.

［10］World Health Organization. The speech by the officers of WHO in the 1st China OPO International Forum and 1st China OPO NationalTraining Program ［EB/OL］.［2014-09-23］. http：//www. cltr. org/pages/ stateinfo/stateinfo＿info＿detail. jsp? id＝6647&objId＝12&number＝2&curPage＝1&isAll＝0.

［11］ 黄洁夫，王海波，郑树森，等.依法治国，推进中国器官移植事业改革 ［J］.中华医学杂志，2014，94 （48）：3793-3795.

［12］ 焦兴元，邰强.公民身后器官捐献供体评估与维护 ［M］.北京：人民卫生出版社，2017.

［13］ 何晓顺，焦兴元.公民身后器官捐献理论与实践 ［M］.北京：人民卫生出版社，2015.

［14］ 黄洁夫.推动我国器官移植事业健康发展的关键性举措 ［J］.中华器官移植杂志，2011，32（1）：1-4.

［15］ Huang J F，Mills M M，Mao Y L，et al. Voluntary Organ Donation System Adapted to Chinese culture values and social reality ［J］. Liver Transplant，2015，142：23-25.

［16］ Sharif A. Organ Procurement from executed prisoners in China ［J］. Am J Transplant，2014，14：2246-2252.

［17］ Francis Delmonico，Open Letter to Xi Jinping. President of the People's Republic of China：China's Fight Against Corruptionin Organ Transplantation ［J］. Transplanta-tion，2014，97：224-225.

第二章

机械灌注技术总论

　　机械灌注（machine perfusion，MP）是一种新型的器官保存、转运甚至修复的方式，机械灌注可以在器官获取前、器官获取时或器官获取后使用。根据使用的时机不同，总体上可以将机械灌注分为捐献器官体内机械灌注和捐献器官体外机械灌注两大类。体内机械灌注目前主要是利用体外膜肺氧合（extracorporeal membrane oxygeneration，ECMO），而体外机械灌注则是将体外器官的血管连接至机械灌注设备，在器官保存、转运阶段利用灌流液持续灌注，也可以同时供给体外器官氧气、营养物质等。MP可以在各种温度下进行，可分为低温机械灌注（hypothermic machine perfusion，HMP）（4～6℃）、亚常温机械灌注（subnormothermic machine perfusion，SNMP）（20℃）和常温机械灌注（normothermic machine perfusion，NMP）（32～37℃）。实验研究和临床实践表明，机械灌注不仅可以延长器官保存时间，而且可以达到器官修复和体外评估的目的。

第一节　机械灌注技术在器官保护中的应用

一、影响供体器官质量的因素

　　随着我国器官捐献与移植体系的建成，2015年公民自愿器官捐献成为我国移植器官唯一来源。对公民身后自愿器官捐献而言，器官捐献类型、供体年龄、生前病情、器官功能状况、是否存在高钠血症、是否合并感染、有无反复心肺复苏、血管活性药物使用情况、器官获取保存过程热缺血时间和冷缺血时间等都可能影响供体器官质量。国际上公民身后器官捐献分为两类，即脑死亡器官捐献（DBD）和心死亡器官捐献（DCD）。DBD器官获取时没有热缺血损伤，质量相对较好，而DCD往往合并不同程度的热缺血，国际上多认为属于边缘供体器官。结合我国特定国情和民众接受程度，在国际DBD和DCD分类基础上，创新性提出脑心双死亡器官捐献（DBCD），即我国公民逝世后器官捐献分为DBD、DCD

和 DBCD 三类。

研究显示，供体器官获取、保存及移植过程中的热缺血、冷缺血和缺血再灌注损伤是影响器官移植预后的重要因素。

（一）热缺血

热缺血时间指器官从供体供血停止到冷灌注开始的时间。早期学者将热缺血定义为供体停止有效供血至供体温度降至 4℃ 的时间，或者为从撤去患者生命支持到开始冷灌注的时间。目前热缺血时间普遍定义为从功能性热缺血［收缩压持续（至少 2min）＜50mmHg 或血红蛋白氧饱和度＜70％］开始直至冷保存开始灌洗的时间。

热缺血损伤显著影响供体器官质量，因此热缺血时间的长短是衡量热缺血损伤最直接的标志。当热缺血时间延长时，会导致术后移植物失去功能和肝移植后胆道狭窄等并发症发生，故器官获取时须最大可能减少热缺血时间。各类器官对热缺血时间耐受程度略有不同，一般认为供肝＜30min，供肾＜60min。

目前一致认为，热缺血期间血流中断、血氧不足等会造成移植物能量代谢、组织结构和功能发生改变。热缺血致细胞损伤的机制最重要的因素可能是氧和营养物质来源的中断以及代谢产物的堆积，以肝移植为例，其必然导致肝细胞能量和代谢障碍，引起肝组织 ATP 含量逐渐下降，线粒体和其他细胞器的功能出现紊乱，致线粒体功能障碍、细胞膜功能受损以及蛋白合成减少等。肝细胞生物能量的缺乏是引发热缺血一系列病理改变的初始因素。在肝缺血初期，肝细胞虽可通过糖酵解来代偿其能量不足，但随着缺血时间的延长，胞浆内贮存的能量代谢底物不断消耗，细胞无氧酵解功能也逐渐减退，最终导致细胞内 ATP 缺乏，腺嘌呤核苷酸总量减少。一般认为，肝缺血 ATP 的耗尽主要在热缺血最初 30min，而在热缺血后血流恢复期间，肝脏恢复能量代谢的能力（尤其是 ATP 的合成）决定着组织的活性。有报道指出，缺血 10min 后肝细胞内 ATP 含量可降至原水平的 25％，缺血 30min ATP 含量降低 90％。缺氧和代谢产物的堆积可引发一系列肝脏病理生理改变，热缺血期间的主要变化是代谢性酸中毒、氧自由基的生成、细胞内钙超载多以及引起相应的损伤。

（二）冷缺血

冷缺血时间（cold ischemia time，CIT）是指从冷灌注开始到器官移植后血流恢复的时间。以肝移植为例，CIT 延长是导致肝脏保存期间损伤的主要原因，超过 14h 冷缺血将加重肝脏保存损伤，导致患者术后恢复时间延长、胆管狭窄和移植肝存活率下降。冷保存可将肝细胞代谢率大幅降低，却增加肝细胞酸中毒风险，导致线粒体能量合成障碍，使 ATP 减少和次黄嘌呤堆积引起活性氧簇酶作用底物增加，进而导致缺血再灌注损伤。复温过程（从移植肝植入到恢复动脉和门静脉血供的时间）将加剧冷缺血损伤而进一步损害肝功能。另外，也有研究表明 CIT 延长与移植物存活时间及延迟性移植物功能恢复（DGF）有关，其 CIT 临界点为 14h，如果 CIT 超过 14h 将显著增加肾移植 5 年后移植物丢失的风险。

（三）缺血再灌注

缺血期间血流停止，代谢底物和能量耗竭，细胞稳态和离子梯度失衡，细胞面临环境压力。在缺血初期，通过糖酵解产生 ATP。然而，有限的糖原储备很快被消耗，同时代谢废物和毒性物质包括乳酸等不断积累。由于缺血期间代谢的变化，无氧呼吸导致细胞内 pH 值下降。缺血细胞再灌注过程中维持正常的 pH 值将加速细胞损伤，这种现象称为"pH 悖论"。如果缺血细胞不用酸性或比细胞内更高 pH 值的灌注液灌注，可抵抗细胞损伤。相反，如果用比细胞内偏碱的溶液再灌注将会引发细胞杀伤过程。再灌注会通过激活炎症反应而加剧损伤，活性氧簇（ROS）、内皮细胞因子和白细胞均参与此过程，中性粒细胞的吸引、活化、黏附和迁移能够扰乱微循环。事实上，缺血再灌注损伤的靶点是血管内皮和移植物的微循环。

另外，细胞凋亡已在器官和组织移植排斥和免疫耐受等方面被确定为一个核心因素。在实验动物模型中，经典的细胞凋亡协同效应酶——半胱氨酸蛋白酶，不仅能诱导细胞凋亡，还能诱发炎症反应。事实上，缺血再灌注损伤是其中最重要的同时影响 DGF 和原发性无功能（PNF）的非特异性、非免疫性因素。进一步了解缺血再灌注损伤的基本机制将帮助改善移植物生存率。

1. 肝脏缺血再灌注损伤

肝脏缺血再灌注损伤是指肝脏组织缺血一段时间后恢复血液灌注，不仅不能恢复其结构与功能，反而加重其功能障碍和结构损伤的现象。肝脏缺血再灌注损伤可能导致肝细胞坏死或凋亡，损伤的严重程度对肝脏移植成功率及术后康复具有直接影响。有学者认为肝实质细胞损伤是移植物热缺血损伤的显著特征，而冷缺血损伤主要发生于肝窦内皮细胞。肝移植热缺血再灌注损伤（warm ischemia reperfusion injury，WIRI）为一个完整的体系，对于复流后的再灌注损伤，目前认为自由基的作用和细胞内钙超负荷是 WIRI 的重要环节。学界普遍认为肝移植热缺血再灌注损伤是多因素作用的结果。肝脏缺血期间对肝细胞的损伤机制主要概括为以下几个方面。

（1）氧自由基的损伤作用　有研究指出，氧自由基可能是肝脏缺血再灌注损伤（ischemia reperfusion injury，IRI）中最早出现的、最重要的成分之一。氧自由基在肝脏 IRI 期间增多的机制包括：线粒体内单电子还原生成氧自由基增加；

组织缺氧导致血管内皮细胞内黄嘌呤氧化酶大量增加；白细胞受缺氧刺激活化时导致释放大量氧自由基；缺血、缺氧时交感-肾上腺髓质系统释放的大量儿茶酚胺氧化生成；清除氧自由基活性氧的能力下降。氧自由基对肝细胞的损伤途径主要有：对细胞脂双层结构中的重要脂类具有氧化作用，生产的脂质过氧化物能损伤细胞，甚至直接破坏细胞膜结构，引起线粒体和微粒体等细胞器破裂；协助巨噬细胞杀伤入侵体内微生物的同时对细胞质核酸等正常物质具有毒性作用；能引起血小板、粒细胞在微血管中黏附和聚集，从而造成微循环障碍。

（2）钙超载的损伤作用　钙超载指的是由各种原因引起的细胞内钙含量增多，并导致细胞结构损伤和功能或代谢障碍的现象。正常生理条件下，肝细胞维持细胞内外钙离子的动态平衡，当细胞内钙超载时可激活磷脂酶而破坏细胞膜和线粒体膜，最终导致细胞死亡。下调线粒体内的钙浓度可以减轻肝脏 IRI。钙超载引起肝细胞损伤的机制：①使线粒体功能障碍。细胞内钙离子浓度升高导致线粒体摄取钙离子增加，并在线粒体内形成钙沉积，从而造成 ATP 合成减少。②激活钙依赖性降解酶。胞浆内钙离子浓度增加可激活多种依赖性降解酶，如磷脂酶 C 和磷脂酶 A_2 等促进膜磷脂水解，从而损害细胞膜和细胞器膜。③促进活性氧生成。④激活库普弗细胞。高浓度的钙离子可激活肝脏库普弗细胞从而释放大量毒性因子参与或介导肝细胞损伤。

（3）中性粒细胞的损伤作用　已有研究证实，肝组织缺血早期已有大量中性粒细胞浸润，再灌注时中性粒细胞聚集进一步增加。再灌注后，血管内皮细胞和白细胞即表达大量黏附分子（如选择素、整合素、血管细胞黏附分子及血小板内皮细胞黏附分子），使白细胞与内皮细胞形成黏附。同时，再灌注损伤时，内皮细胞和白细胞还会释放具有趋化作用的炎症因子，吸引白细胞穿过血管壁进入窦周间隙（Disse 间隙），从而导致中性粒细胞黏附聚集。其引起 IRI 的机制包括引起微循环阻塞；释放活性氧；白细胞活化后释放有害颗粒成分；产生各种细胞因子损伤肝细胞及胞外基质。研究发现，用中性粒细胞单克隆抗体预处理的大鼠，肝缺血再灌注后的坏死和 ATP 减少现象均有明显缓解。

（4）激活库普弗细胞的损伤作用　库普弗（Kupffer）细胞位于肝脏窦状隙内，是体内最大的固定巨噬细胞群。肝脏缺血再灌注的早期阶段即可激活库普弗细胞。一方面，激活的库普弗细胞产生伪足极化并向肝窦腔内突出，造成肝窦内的血流障碍；另一方面，库普弗细胞还能释放破坏窦周间隙内的糖蛋白，使与之接触的肝窦内皮细胞失去依附进而流入肝窦内。此外，激活的库普弗细胞能够释放氧自由基和多种活性因子，容易导致嗜中性粒细胞的聚集，进一步促进中性粒细胞释放自由基，从而加重组织损伤。Nakamits 等的研究表明，应用库普弗细胞活化抑制剂可明显减轻肝脏缺血再灌注损伤。

（5）各种细胞因子的损伤作用　肝脏缺血和再灌注期间，包括肿瘤坏死因子、白细胞介素、细胞黏附分子、转化生长因子等在内的多种细胞因子均能通过不同的机制引发肝组织损伤。肿瘤坏死因子可促使肝窦内皮细胞肿胀、活化中性粒细胞、诱发库普弗细胞生成过氧化物、阻碍肝细胞 DNA 复制和介导脂类及多肽介质生成等机制而引起肝细胞损伤。细胞黏附分子则可通过介导白细胞活化而引起白细胞和内皮细胞不可逆结合，从而引发 IRI。各种细胞因子之间可彼此形成作用网络，协同作用而引起肝脏损伤。如肿瘤坏死因子可诱导白细胞介素-1 释放，又可诱导库普弗细胞再产生肿瘤坏死因子；白细胞介素-1 也可以上调中性粒细胞的氧自由基产物，并诱导白细胞介素-8 的合成，并增加细胞黏附分子的表达，增强白细胞与内皮细胞黏附。

肝移植缺血再灌注损伤是一个连续发展的完整体系，可按时间分为缺血期损伤和再灌注期损伤，虽然损伤主要表现在再灌注期，但以热缺血损伤为基础。热缺血期肝组织最突出和最早出现的改变是肝细胞的"能量危机"。因此，延长肝脏对缺血缺氧耐受时限的措施首先应为缓解肝组织的生物能量匮乏，常用的方法包括尽可能地缩短供肝热缺血时间，热缺血前增加肝细胞的糖原贮备，采用低温灌注使肝脏迅速处于低代谢状态，经门静脉持续灌注含氧晶体液，应用细胞保护剂。通过以上方法可望在一定程度上减缓细胞能量底物的消耗，并能适当恢复细胞能量储备，稳定细胞膜，降低细胞膜通透性，减轻细胞水肿；改善复流后的微循环和区域灌注量，从而缓解肝组织的低氧和低能状态。

2. 肾脏缺血再灌注损伤

肾移植术后迟发性移植物功能障碍近 30% 是由缺血再灌注损伤引起的。肾移植在移植的不同阶段均可能受到缺血再灌注损伤：供体的血流动力学不稳定性也可能导致肾脏原位重复性热缺血；器官获取阶段也可能经历热缺血。原位降温对减少从尸源供体获取的器官缺血再灌注损伤可能有用。然而，无心搏供者的器官在用冷灌洗液降温前可能遭遇更长时间的热缺血风险。此外，同种异体移植肾脏在储存时也会遭遇某种程度的冷缺血。热缺血时肾血流减少及缺氧可导致重要营养物质缺乏和 ATP 生成减少。缺氧所致线粒体功能障碍可使 ATP 合成进一步减少，而 ATP 减少则可引起内皮和上皮细胞功能障碍、细胞肿胀、游离钙离子增加和磷脂酶活性增加。在热缺血期间，腺苷和次黄嘌呤堆积。腺苷通过其对 A1 腺苷受体的作用能引起血管收缩，而次黄嘌呤在黄嘌呤氧化酶的作用下则可形成有毒性的 ROS。产生的 ROS 若超过机体的清除能力，耗尽体内还原物质，则可直接损伤组织和诱导细胞凋亡。当血流恢复时，促炎细胞因子释放，先天免疫被 ROS 介导的损伤激活。这种早期先天免疫反应和缺血性损伤会引发适应性反应，包括细胞凋亡、自噬和坏死方式的修复和再生过程，其最终结果与移植肾的早期和晚期功能直接相关。

3. 肺脏缺血再灌注损伤

肺移植术后发生原发性移植肺功能丧失（PGD）占总死亡例数的30%，而肺缺血再灌注损伤被认为是引起PGD的主要原因。临床上，肺冷缺血再灌注损伤主要表现为：短期内（通常72h内）出现肺泡非特异性损伤，肺毛细血管内皮细胞受损，肺血管通透性增加，肺水肿等。目前认为，其主要发病环节为活性氧基团的作用，细胞内钙超载，白细胞和血管内皮细胞的激活及相互作用。

（1）活性氧基团增加导致的损伤　肺冷缺血时ATP合成减少，缺氧可激活细胞内p38丝裂原活化蛋白激酶，使黄嘌呤氧化酶激活，肺再灌注时产生了以氧自由基为主的大量活性氧基团。活性氧基团导致肺损伤的原理为：细胞膜脂质过氧化；核酸和染色体破坏；蛋白质功能抑制；影响基因转录，诱导炎症相关基因的表达，产生多种炎性因子，导致炎症细胞的激活。以上原因最终会发展为肺通透性增加，出现肺水肿，导致肺组织损伤。

（2）细胞内钙超载　细胞内钙超载主要发生于再灌注期，主要是冷缺血引起肺组织内细胞缺氧，导致细胞膜上 Na^+/K^+-ATP 酶活性降低，细胞内 Na^+ 排出障碍，引起细胞内 Na^+ 大量堆积，激活位于细胞膜上的 Na^+/Ca^{2+} 交换体，钠钙交换的增加使细胞外的钙离子大量内流；另外缺氧期间细胞内 H^+ 生成增多，激活 Na^+/H^+ 交换体使 Na^+ 大量流入细胞内，也会间接激活 Na^+/Ca^{2+} 交换体。钙超载时，线粒体是主要受攻击的靶细胞器。钙超载除了可使胞浆中过多钙离子形成磷酸盐沉积于线粒体，还会激活胞浆内磷脂酶、蛋白酶等，使线粒体肿胀、嵴断裂或消失，最终导致线粒体结构和功能障碍。线粒体功能障碍常常导致细胞内能量供应严重失衡，出现细胞凋亡或坏死，最终引起肺组织损伤。

（3）白细胞和血管内皮细胞的相互作用　肺组织冷缺血和再灌注时白细胞大量浸润的机制还不十分清楚。研究表明，引起初期肺冷缺血损伤的主要原因可能与肺泡巨噬细胞释放过量细胞因子、活性氧基团、促凝血物质、蛋白酶有关。而T细胞激活所释放的 TNF-α、IL-4、GM-CSF 等大量细胞因子主要参与肺后期再灌注损伤。随着再灌注时间延长，以中性粒细胞为主的白细胞和血管内皮细胞发生黏附并相互激活，最终导致肺微血管栓塞和缺血再灌注损伤。

4. 心脏缺血再灌注损伤

心脏缺血再灌注损伤表现为心肌缺血后再灌注损伤，指冠状动脉部分缺血后在一定时间重新获得再通时，缺血心肌虽然得以恢复正常灌注，但其组织损伤反而呈进行性加重的病理过程。缺血期引起的心肌超微结构、能量代谢、心功能和电生理等一系列损伤性变化，在血管再通后表现得更为突出，甚至可发生严重的心律失常而导致猝死。心肌缺血损伤是因为心肌缺氧、缺营养成分而造成心肌细胞坏死或暂时功能受损，大部分会发生传导阻滞，下壁心肌梗死可能会导致完全性右束支传导阻滞。缺血再灌注损伤是因为血液氧合血红蛋白（HbO_2）中的氧与受损心肌细胞或坏死心肌细胞的溶解物质反应，产生的氧自由基对部分心肌有损伤作用。

（1）心肌缺血再灌注损伤的发病机制　具体机制包括：①激活心肌兴奋收缩偶联过程，导致肌原纤维挛缩，不但加速能量的消耗，其挛缩力可使肌纤维膜破裂；②钙能以磷酸钙的形式沉积于线粒体，损伤线粒体功能，使 ATP 产生障碍；③激活钙依赖性酶，进一步损伤细胞膜；④钙能促进血小板黏附、聚集以及释放等反应，促进血栓的形成。

（2）再灌注对心肌电活动的影响　心肌细胞急性缺血时的电生理改变为静息电位降低，动作电位上升的速度变慢，时值缩短，兴奋性和传导性均降低，一些快反应细胞转变为慢反应细胞。在心电图上表现为缺血心肌对应部位 ST 段抬高，R 波振幅增加。再灌注使缺血中心区 R 波振幅迅速降低，ST 段高度恢复到原水平，Q 波很快出现，从而出现再灌注性心律失常。心肌缺血后对激动的传导时间延长，自律性增强，都为心律失常创造了条件。再灌注后心脏由窦性心律转变为心室颤动，或出现室性心动过速转变为心室颤动，这是规律、迅速、反复的室性异位活动的结果。动物实验发现，缺血再灌注性心律失常的发生率可达 50%～70%，临床上解除冠状动脉痉挛及溶栓疗法后缺血再灌注性心律失常的发生率也高达 50%～70%。

（3）再灌注对心功能的影响　短期缺血后再灌注心功能可得到恢复，若阻断冠状动脉 1h 后再灌注，血流动力学常常进一步恶化。早在 20 世纪 70 年代就发现，夹闭狗冠状动脉 15min 并不引起心肌坏死，但缺血-再灌注后心肌收缩功能抑制可持续 12h。这种短期缺血早期恢复灌注时，心肌收缩功能不能迅速恢复，在较长一段时间内（数天到数周），心肌收缩功能低下，甚至处于无功能状态（nonfunction state），称为心肌顿抑（myocardial stunning）。心肌顿抑是缺血再灌注损伤的表现形式之一，其发病机制与自由基爆发性生成和钙超载有关。

（4）再灌注对心肌代谢的影响　短时间的缺血再灌注可使心肌代谢迅速改善并恢复正常，但缺血时间较长后再灌注反而使心肌代谢障碍更为严重，ATP/ADP 的比值进一步降低，ATP 和磷酸肌酸（CP）含量迅速下降，氧化磷酸化障碍，线粒体不再对 ADP 反应。这是因为再灌注时产生的自由基和钙超载等对线粒体的损伤使心肌能量合成减少；加之再灌注血流的冲洗，ADP、AMP 等物质含量比缺血期降低，造成合成高能磷酸化合物的底物不足。

（5）再灌注对心肌超微结构的影响　缺血-再灌注损伤时，超微结构可见细胞水肿，细胞膜损伤加重，细胞挛缩加重，某些线粒体嵴破裂或消失，线粒体内钙大量沉积，形成致密颗粒，肌原纤维断裂，节段性溶解和收缩带形成。再灌注也可使毛细血管内皮细胞肿胀加重，胞浆形成突起物伸向管腔，内质网扩张成大小不一的空泡，引起管腔变窄，甚至阻塞，同时血小板、白细胞聚集、阻塞在微循环中。上述变化使心肌恢复灌注后，得不到血液供应，出现无复流现象。

根据《中国移植器官保护专家共识（2016 版）》，目前供体腹部器官获取一般采用基于原位冷灌注的快速腹部器官获取技术，特点是降温迅速可靠，在器官表面冷却的同时行主动脉插管，后采用 2～4℃保存液进行器官灌洗，小肠获取保存时需行血管和肠管双重灌洗。各器官灌洗技术具有一定差异，如肝脏获取时需门静脉和主动脉灌洗。器官获取后将其置入盛有冷保存液的无菌袋中，由器官转运箱转运。器官获取过程宜迅速，尽量缩短热缺血时间，必要时在保存液内加入肝素、地塞米松以及抗生素等。此外，获取及修整器官时，操作需轻柔细致，避免机械损伤，供肝处理时要注意保护胆管血供，对胆总管周围组织不宜游离过多，避免术后胆道缺血性损伤等并发症发生。对于 DCD 及 DBD，此类器官获取涉及供者生命支持系统，部分医院采用体外膜肺氧合（extracorporeal membrane oxygeneration，ECMO）支持可改善移植预后。其后器官获取的方法与前述类似，但更强调抗凝，灌洗液须预冷，可加入肝素和纤维蛋白溶解剂如链激酶、重组组织型纤维蛋白酶原激活剂。

供体胸部器官包括供心和供肺，目前心脏移植供者主要选择 DBD 供者和DBCD（中国Ⅲ类），单纯的 DCD 心脏供者多局限于动物实验阶段和个别临床报道。供心获取过程与供心质量密切相关，供者在确认为脑死亡或心脑死亡后，选择正中切口，劈开胸骨，剪开心包，阻断升主动脉后主动脉根部加压灌注 4～8℃心肌保存液 1000mL，表面置冰屑使心脏快速降温，同时迅速剪开右上肺静脉和下腔静脉，心脏减容减压，然后依次切断肺静脉、上下腔静脉、主肺动脉和主动脉，灌注压维持于 50～70mmHg 水平。如心肺联合获取，则建议心肺胸内整体获取，不离断肺静脉，获取后根据需要整体移植或在体外行心肺分离后分别使用。

在供肺获取过程中尽量缩短热缺血时间，目前认为安全时间在 35min 内，如果心死亡供肺，在心搏完全停止后的 10～20min 之内应该开始灌注。合理的流程和熟练的技术尤其重要，在判定供者死亡后，可快速实施机械通气、胸外按压、胸腔内灌注降温等措施帮助缩短热缺血时间，可同时进行支气管镜检查，进一步评估。充分的肺保护液灌注可最大限度地保护供肺。

二、机械灌注提高供体器官质量

对标准供体器官通常选用单纯冷保存（simple cold storage，SCS）即可达到较好的保存目的。但对扩大标准供体器官（extended criteria donor，ECD），临床上传统广泛应用的单纯冷保存技术（SCS）已经不能解决上述问题，急需找到可以改善 ECD 质量的保存方法。ECD 供体是指移植手术后容易发生移植物原发性无功能或原发性功能低下，以及迟发性移植物功能丧失的供体，包括老年供体、心脏死亡供体（DCD）和获取前捐献器官功能显著异常的供体。ECD 供体器官如果再经历严重缺血缺氧性损伤，术后移植物存活率显著下降、并发症显著增加。

理想的器官保存技术应具有下述特点：①延长器官保存时间；②修复缺血损伤；③术前可评估功能；④保存期间可进行干预治疗；⑤技术成熟，可用于临床操作；⑥灌注装置简便，易于携带，安全性高；⑦成本相对较低。

近年来的研究显示，低温机械灌注（HMP）、亚常温机械灌注（SNMP）、常温机械灌注（NMP）和超低温保存（supercooling organ preservation）方法在保存 ECD 供体方面效果均优于 SCS。

（一）低温机械灌注

1. 基本概念

低温机械灌注即在低温（4～6℃）保存过程中，持续向供体泵入灌注液，以提供代谢底物，同时转移出代谢废物，从而减轻供体获取前和获取中造成的损伤以及在体外保存过程中的进一步损伤，改善供体质量，延长体外器官的保存时间。

2. 低温机械灌注的保护机制

低温携氧灌注主要作用是降低细胞新陈代谢，防止细胞超微结构损伤。温度每降低 10℃，新陈代谢降低 50%～66.7%，但是温度维持在 1℃ 时，细胞仍然富有活力，持续的无氧代谢产物的堆积及 ATP 的耗竭，将进一步加重损伤。比如，家兔肝脏冷存储 6h 后，肝细胞 ATP 降低 84%。基于这一点，与冷保存的基本原则一致的是，低温机械灌注是通过有效降低新陈代谢及异化作用，减少 ATP 的耗竭以降低细胞损伤的程度，同时机械灌注在器官保存和修复方面更具有其独特优势，不仅可以给予营养支持、促进毒素的排除，而且触发一系列保护机制引起的固有免疫和适应性免疫应答，从而降低缺血再灌注相关的损伤，提高移植物的质量。

（1）提供营养、排毒 供体器官离体后，由于血流中断，组织缺血缺氧，最初几分钟内 ATP 降低，甚至耗竭，组织经历从有氧代谢到无氧代谢的过程，大量乳酸堆积、氧自由基生成，引起一系列缺血损伤事件。缺血通过 K-ATP 酶的关闭或失活，触发血管内皮细胞质膜的快速去极化，导致还原型辅酶Ⅱ（NADPH）氧化酶与活性氧（ROS）的生成，同时内皮细胞膜部分去极化也能激活 T 型电压依赖性 Ca^{2+} 通道，从而增加细胞内 Ca^{2+}，激活内皮型一氧化氮合酶（eNOS）产生 NO。机械灌注一方面可以持续不断提供营养素，另一方面大量有效的灌注液冲洗，维持一定的流量可以防止内皮细胞膜去极化，从而清除冷保存期间产生的毒素与氧自由基，降低血管痉挛。

（2）防止细胞超微结构损伤　组织细胞中，线粒体是细胞死亡机制的关键所在。再灌注时通过开放线粒体膜通透性转换孔（MPT），引起线粒体跨膜电位崩溃，ATP合成中止，从而触发细胞坏死。Schlegel通过探讨低温机械灌注在体外肝脏缺血性损伤阶段的保护性机制时，认为再灌注前，通过降低线粒体活性，低温氧合机械灌注可以防止线粒体、细胞核损伤，同时，就低温灌注自身而言，低温条件下可以防止内皮细胞损伤，而这与是否氧合无关。

（3）触发免疫应答　血流恢复之后，线粒体迅速消耗大量的氧，线粒体电子漏过量产生，因此在再灌注后10min内引起ROS爆发，细胞内的抗氧化酶体系无法清除线粒体释放的过量的过氧化氢，释放损伤相关分子模式（DAMPs）入循环中，从而引起肝脏库普弗细胞的激活。再灌注损伤阶段，库普弗细胞通过还原型辅酶Ⅱ（NADPH）的氧化，促使ROS大量产生。激活的库普弗细胞也释放各种细胞因子，以促发血小板和中性粒细胞的黏附，黏附的血小板可以降低肝窦血流，并活化中性粒细胞，最终进一步加剧ROS的堆积。而ROS诱导高迁移率族蛋白（HMGB1）从坏死的细胞核内释放，HMGB1作为先天性免疫应答的始动因子，促使TLR-4激活炎性细胞（库普弗细胞）和成熟的树突状细胞，从而引起一系列免疫应答。

3. 灌注方法和途径

（1）肾脏灌注方法　主要包括这几个灌注系统，如Lifeport肾脏转运器、脉冲式灌注泵系统和Kidney Assist设备。

（2）肝脏灌注方法　肝脏使用低温机械灌注尚处在实验室阶段，没有统一的仪器用于临床，常用的方法如下。

① 灌注途径：肝动脉与门静脉血液汇集于肝窦，当肝动脉内流量增大时，门静脉内的流量就降低，这种流量竞争只出现在肝脏内。实验证明，通过肝动脉与门静脉双重灌注会增加肝血窦的压力。单独灌注肝动脉，可以保存完整的微循环，包括胆管周围血管丛。但也有研究者认为，这样会损伤动脉内膜，进而影响血管的吻合。单独灌注门静脉，可以给肝细胞提供营养，确保比肝动脉灌注更加理想的流量，但是这并不是给氧的生理途径，有可能影响胆道的血液供应。各种不同的灌注途径在供肝的组织学形态上没有明显的差异。总之，目前还没有明确灌注的最佳途径，仍然需要进一步的研究探讨。

② 灌注压力及流速：低温机械灌注可能导致肝窦内皮细胞损伤。Hart等在低温机械灌注小鼠肝脏的实验中发现使用12.5%生理压力同时灌注肝动脉和门静脉时，肝脏不能得到充分灌注；使用50%生理压力灌注会增加肝窦内皮细胞的损伤

程度；而使用 25％生理压力会明显减轻灌注过程中造成的损伤。此外，在低温机械灌注猪的肝脏中发现快的流速也会导致肝窦内皮细胞的损伤。因此，实验中门静脉压一般控制在 3～5mmHg（1mmHg＝0.133kPa），肝动脉压一般控制在 20～30mmHg，流速则一般控制在 0.14～3.8mL/（min·g）。

4. 实验进展

（1）动物实验

① 肾移植方面：Gallinat 等研究发现，低温机械灌注后，TOLL 样受体 4（TLR4）表达减少，高迁移率族蛋白 B1（HMGB1）释放减少，从而减轻细胞损伤，并且增强了缺血诱导抗炎症转录因子 Kruppd-like factor 2 的表达，对血管内皮细胞产生保护作用。在动物实验中，Vaziri 等把猪肾在静态冷储存或低温机械灌注中保存 24h，然后行猪肾的自体移植，通过观察肾功能的恢复、炎症反应、纤维化水平和动物的存活率等指标，结果证实，低温机械灌注在肾功能恢复、氧化应激、病理组织及炎症反应上优于静态冷储存。目前，Treckmann 和 Hosgood 等研究发现，虽然与静态冷储存相比，无氧合的低温机械灌注器官功能有所改善，但是其氧化反应水平升高，即脂质过氧化作用加大，原因可能在于低温缺氧，因此，在低温机械灌注时添加氧气特别重要。Buch 等研究发现，猪肾在热缺血损伤 30min 后，采用低温氧合机械灌注或静态冷储存，8h 后测量 ATP 的合成，结果显示，低温氧合机械灌注组 ATP 水平增加，肾脏的损伤减轻，这表明肾脏低温氧合机械灌注比静态冷储存效果更好。Thuillier 等将猪肾热缺血 60min 后行低温氧合机械灌注或无氧低温机械灌注 22h，通过自体肾移植后观察。结果显示，在移植后 2 周，与无氧低温机械灌注组比较，低温氧合机械灌注组肾脏的血清肌酐、尿中性粒细胞明胶酶相关脂质运载蛋白和血清天冬氨酸转氨酶明显降低，这些指标预示着其更好的远期效果；在移植 3 个月后，低温氧合机械灌注组肾间质纤维化和低水平的波形蛋白染色减少，进一步的研究发现慢性炎症发生率下降。这表明，肾脏低温氧合机械灌注比无氧低温机械灌注的效果更好。静态冷储存后短时间的低温氧合机械灌注已经被广泛用来改善器官的活力。Koetting 等证实了在缺血性损伤后添加氧气的好处，研究者采用猪肾缺血性损伤后先静态冷储存 18h，接着低温氧合机械灌注或无氧低温机械灌注 2h 或者完全的静态冷储存。结果显示，低温氧合机械灌注组肾脏肌酐清除率、尿素清除率和尿流率明显升高，半胱氨酸天冬氨酸蛋白酶-3（caspase 3）的活性下降，然而，与冷储存组比较，低温机械灌注组只有轻微改变。说明在器官保存时连续的供氧能有效地减轻能量障碍和线粒体内氧化还原平衡障碍。肝脏短时间的低温氧合机械灌注也是有益的。

② 肝移植方面：de Rougement 等将猪肝脏 60min 热缺血损伤和 6h 静态冷储存后，通过低温氧合机械灌注 60min 或单独静态冷储存 7h。结果发现，低温氧合

机械灌注组肝细胞坏死明显减少和血小板黏附减少，并且有胆汁生成，ATP 生成恢复和谷胱甘肽有所改善，证实了在静态冷储存后短时间的低温氧合机械灌注比静态冷储存好。鲁皓等对心脏死亡小鼠供肝使用 UW 液进行持续性低温氧合机械灌注，根据灌注保存方式不同分为新鲜供肝低温保存组（FC 组）、DCD 供肝低温保存组（DC 组）和 DCD 供肝低温氧合机械灌注组（DP 组），每组 6 只。实验结果显示保存 6h 后，DC 组与 DP 组的 UW 液中的 ALT、AST 含量均明显高于 FC 组（均为 $P<0.01$）；DP 组的 ALT 和 AST 含量均明显低于 DC 组（均为 $P<0.01$）。光学显微镜下，FC 组未见明显坏死区域，DC 组肝细胞损伤严重，DP 组肝组织未见明显损伤及坏死。荧光显微镜下，FC 和 DP 两组肝细胞凋亡程度轻微，DC 组肝细胞形态极不规则，肝细胞坏死严重。说明持续低温氧合机械灌注可减轻肝细胞损伤和凋亡。

（2）临床应用

① 肾移植方面：多中心或单中心研究显示，机械灌注对改善术后移植物功能的作用各异。一项 Meta 分析研究表明，175 例肾脏机械灌注（MP 组）相比较 176 例肾脏保存（SCS 组）而言，可以降低 DGF 的发生率（MP 组 DGF 的总发生率为 52.6%，范围从 40%～61.5%，SCS 组为 66.5%，范围是 55.6%～84.6%），但是两者的原发性无功能发生率、1 年移植物生存率以及患者 1 年存活率无明显差别。另一项研究表明，DBD 肾脏移植物 3 年的存活率 MP 较 SCS 好，尤其是在扩大标准供者（ECD）肾脏中。此外，一组比利时和荷兰的随机对照试验提示 MP 可以降低 DGF 的发生率（从 69.5% 到 53.7%），而在英国的数据表明 MP 与 SCS 降低 DGF 的发生率没有差别，分别是 58%、56%，移植术后原发性无功能（PNF）的发生率类似，MP 与 SCS 分别为 5.1% 和 4.9%。

② 肝移植方面：Guarrera 等首次完成了低温机械灌注保存供肝的临床试验。该研究对 20 例接受低温机械灌注保存肝移植的受者与 20 例采用低温静态保存肝脏移植的受者进行对比，低温机械灌注组采用 Vasosol 液在 4～6℃ 条件下灌注 3～7h。结果显示，低温机械灌注组中无血管并发症的发生，胆道并发症发生率较低，早期移植物功能丧失发生率更低，血清损伤标志物水平也更低，住院时间更短，提示低温机械灌注与单纯低温保存相比，是一种更加安全、可靠的保存供肝方式。Henry 等在标准供肝低温机械灌注的临床试验中，与单纯冷保存组相比，低温机械灌注组明显降低了促炎细胞因子如白细胞介素（IL）1β、IL-8、肿瘤坏死因子（TNF-α）、趋化因子如巨噬细胞炎症蛋白-3a（MIP-3a）、巨噬细胞炎症蛋白-1β（MIP-1β）的表达，进而减轻了黏附分子如单核细胞趋化因子-1（MCP-1）、细胞间黏附分子-1（ICAM-1）、基质细胞衍生因子-1α（SDF-1α）、P-选择素等的激活以及白细胞如库普弗细胞和中性粒细胞的迁移，减轻了炎症反应，减轻肝脏的 IRI。2014 年 Dutkowski 等完成了低温携氧机械灌注（HOPE）保存供肝的研究。该研

究为 8 例 DCD 供肝移植，经门静脉在温度为 10℃、氧分压为 60kPa 条件下行 HOPE 1~2 h，对照组行 8 例 DBD 供肝移植，单纯冷保存。结果显示，DCD 供肝组移植术后受者肝功能、肾功能、住院天数与 DBD 供者组相当，在随访的 8 个月中，DCD 供肝组无患者发生胆道并发症，表明低温携氧机械灌注可以改善 DCD 供肝治疗。但低温机械灌注对于 DCD 和 ECD 肝脏的保存效果仍需要大量临床试验来证实。

5. 总结

（1）低温机械灌注的优势　①减轻低温条件下血管痉挛；②提供营养物质以及氧气以更好维持能量和氧的需求；③清除代谢废物；④可通过在灌注液中加入细胞保护剂或免疫调节药物进行干预；⑤为准确评估供体器官质量提供更有效的方法；⑥可将移植手术从急诊手术转为择期手术；⑦可以降低 PNF 及 DGF 的发生率；⑧改善 ECD 供体质量，从而扩大供体池；⑨通过降低 DGF 发生率和缩短住院时间，降低总体医疗成本。

（2）低温机械灌注的不足　低温氧合机械灌注在器官保存方面也不是完美的。一方面，当器官处于低温环境下时，本身就存在冷保存损伤；另一方面，氧浓度过高会导致氧自由基的产生，进一步引起氧化性损伤。虽然并没有高浓度的氧在肾脏保存方面不利影响的相关报告，但是在肝脏方面已有报道。Hart 等发现，肝脏在低温氧合机械灌注时 ATP 产生和尿素合成增加，细胞损伤降低，但高浓度的氧（95%）会增加毒性活性氧的生成，他们认为，低浓度的氧（21%）可能是最佳的。然而，也有研究者支持使用高浓度氧的使用。Luer 等研究发现，100% 的氧相比于室内氧或无氧低温机械灌注更有利于大鼠肝脏的保存。关于低温氧合机械灌注时氧的浓度问题，还有待研究。

（二）超低温保存

1. 基本概念

传统的单纯静态冷保存（SCS，4℃）尽管操作简单，但供体的储存时间无法超过 12h，很大程度限制了供体的使用范围。储存温度越低，器官代谢率越低。但是低于 -4℃ 的深低温保存将导致细胞内冰核形成，将在复温时破坏细胞结构，导致供体功能损伤。这一病理机制限制了深低温器官保存的应用。为了增加肝脏的保存时间，利用机械灌注和新的冷藏保存液，先行亚低温预处理，再将肝脏保存在 -4~-6℃ 下，之后进行亚常温机械灌注复温。

2. 灌注装置和过程

（1）超低温保存过程　以肝脏为例，先将肝脏进行亚常温机械灌注 3h，灌注方法见亚常温机械灌注内容，在灌注的最后 1h，在灌注液中添加 3-OMG（一种葡萄糖衍生物）。在超低温灌注晚期，逐步温度降至 4℃，向肝脏灌注含有 35kDa 聚乙二醇（PEG）、海藻糖和甘油的 UW 液，使之充分分布于肝窦中，并使用 3-OMG 冲洗掉肝脏上的冰。之后用无菌袋密封，转移至降温速度可控制的冰箱中，降温至−4℃（降温速度 0.1℃/min），至少保存 20h。

（2）复温阶段　缓慢升高温度至 4℃（升温速度 0.1℃/min），再使用 SNMP 复苏 3h，再在 21℃下使用乳酸林格氏液灌注。另外，部分肝脏用无淋巴细胞的红细胞及血浆在常温下灌注，可模拟肝移植模型。

3. 实验结果

在亚常温灌注的预处理及复温阶段，都可以利用机械灌注的便利进行相关生化指标的检测。Reinier 等在实验中检测深低温灌注前后灌注液及肝脏的 AST、ALT、腺嘌呤负荷、凋亡细胞比例、氧气消耗及血管阻力等指标，发现处理前后无明显统计学差异。

Bruinsma 等验证经过冷储存之后的肝脏，再使用亚常温机械灌注，是否可以有改善生存率的效果。实验观察到血管阻力和 ATP 恢复情况代表了肝脏活性，与移植后生存率有关，并且冷储存时间少于 48h 的之后使用 SNMP 可以改善生存率，而延长到 72h 则无效。有学者想到使温度再降低是否可以延长保存时间，所以使用超低温保存和亚常温机械灌注技术。Berendsen 等学者在−4℃的超低温情况下对肝脏保存 4 天，然后复温至亚常温下进行机械灌注，取得了很好的生存率。由于超低温下可以造成细胞内冰晶形成，肝窦内皮细胞对于低温极其敏感，冷储存和复温均可造成损伤。为了防止细胞冻伤，他们使用 35kDa 聚乙二醇和葡萄糖衍生物（3-OMG）分别作为细胞外、内抗冻剂，术后血清白蛋白、胆红素、碱性磷酸酶和尿素水平均正常，只有一例出现胆管并发症；ATP 水平在经过亚常温灌注之后恢复到正常肝脏的 50%，组织学检查显示肝脏结构正常，移植之后典型肝细胞再生现象。该学者的目的并不是提高边缘性供体肝脏的保存质量，而是延长保存时间，有利于各地区之间供体的共享。

4. 总结

超低温保存可以显著延长移植物的保存时间（是现在最长时间的三倍），并且移植后可以长期存活。扩大人类器官保存时间的最终目标是对于全球器官共享和增加器官可用性做出贡献。

(三) 亚常温机械灌注

相对于冷保存时的不利因素，机械灌注有利于移植物的长时间保存及修复。在这种情况下，亚常温下机器灌注可以提供多种优点：不需要温度控制、保持合适的新陈代谢速度、不可逆细胞损伤过程可以被控制。

1. 机制

结合在不同温度下的新陈代谢速度，SNMP 和 NMP 需要额外的供氧装置。虽然添加红细胞或人工氧载体灌流液能有效地输送氧气到肝脏，但是 Vairetti 等成功地在不使用携氧载体的情况下完成 SNMP，研究 SNMP 温度依赖性和移植物灌注后的功能完整性。最近，Gringeri 等在不含携氧载体的 SNMP 中，完成自体移植猪肝模型中的肝脏保存 120min。此外，Tolboom 等通过计算肝脏在 20℃和 30℃的机器灌注过程中使用的携氧载体量，得出结论：尽管肝脏在 37℃消耗更多的氧气，但是在室温下肝脏代谢过程中并不需要加入携氧载体。目前，没有研究 SNMP 在长时间机械灌注模型上是否需要加入有效性氧载体。因此，SNMP 灌注液是否使用携氧载体暂无定论。

在过去十年，相比肝脏保存（静态冷保存），体外肝脏灌注提供了许多潜在的好处，可以有效解决器官池的紧张和降低移植后可能并发症的发生率，特别是移植后胆道综合征，当前边缘供肝移植仍然是一个重大难题。肝脏 SNMP 提供评估肝功能的时间窗口，客观地评估肝功能是否适合移植。肝脏在灌注过程中，灌注期间产生的胆汁可采样并测量用于衡量器官功能的标记物测量值，通过这种方法衡量现行标准下丢弃肝脏是否适合移植，有效评估这些潜在可以移植的边缘供肝。SNMP 另外一个优势是修复热缺血、冷缺血肝脏。在经过热缺血和冷缺血后的 ATP 耗尽非常迅速，SNMP 肝移植前提高 ATP 水平，同时肝脏能量存储和代谢状态得到改善，对于移植肝脏发生再灌注损伤提供预防机制。

2. 保存

与 HMP 相比，NMP 虽可有效减轻低温造成的移植器官损伤，但其复杂的技术和庞大的设备限制了其在临床中的应用。SNMP 则可结合上述两种技术的优点，既可避免 HMP 的低温损伤，又可简化 NMP 中因温度控制和供氧需求而导致的系统复杂化，SNMP 突出的优势是在对氧气及能量要求相对较低的条件下评估器官功能。2014 年，Hoyer 等发表了首篇利用 SNMP 进行肾脏保存的动物研究，发现SNMP 组移植肾的血流量和尿量都显著升高，肌酐清除率较 HMP 组提高 2 倍，较SCS 组提高 10 倍。目前对 SNMP 的研究尚处于起步阶段，其保存效果尚需大量研究证实。SNMP 的设备、灌注参数、管路设置基本与 HMP、NMP 一致，只是在温度设定上有所区别。在肝脏方面，SNMP 目前无临床试验结果报道，临床前试验结果提示具有挽救边缘肝功能的作用。

亚常温灌注可以满足脉冲灌注、提供营养物质及氧气，更加接近生理状态。一项来自美国麻省总医院的研究：纳入 7 例被丢弃的供肝（5 例 DCD，2 例 DBD），亚常温（21℃）灌注 3h，灌注后能有效维持肝功能，改善缺血后肝脏携氧能力、乳酸脱氢酶水平及腺苷三磷酸水平，胆汁分泌功能增加，最大限度减轻供肝损伤。

2014 年，Jan M. Knaak 等做了大动物的 SNMP 体外肝脏灌注保存边缘供肝移植前的评估和修复模型。该实验模型的过程如图 2-1 所示。DCD 动物模型：45min 热缺血时间，4h 冷缺血时间，进行 6h SNMP。

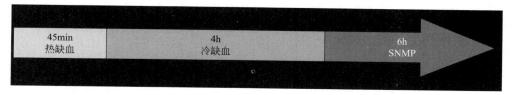

图 2-1　SNMP 体外肝脏灌注保存边缘供肝移植前的评估和修复模型图

灌注液：制备含有 2000mL Steen 溶液的灌注溶液，加入 400mL 红细胞，550mg 丙酮酸钠，100mL 氨基酸溶液（10% Travasol），10mg 葡萄糖酸钙，1000IU 速效胰岛素，1g 头孢唑啉，500mg 灭滴灵，10000IU 肝素，添加血管扩张、免疫抑制等药物。

猪边缘供肝研究设计基于心脏死亡（DCD）的模式，所有的肝血管解剖后，心源性猝死是诱发其移植前的热缺血 45min 的原因。模拟在临床上的供体和受体的医院之间的移植物运输，供肝冷保存 4h，然后进行 SNMP 6h，评估灌注稳定性以及肝脏的活性能力。

在模仿的 DCD 肝移植动物模型，该实验证明了 SNMP 肝脏灌注保持稳定的灌注参数，产生最小的肝细胞损伤，同时激活肝脏代谢。该实验证明 SNMP 可恢复肝细胞内稳态和新陈代谢，促进糖原贮积恢复和代谢物排泄。

3. 修复与评估

虽然 SNMP 是在亚常温条件实现，但是器官的新陈代谢是有效的，并且需要营养丰富的灌注液维持器官功能。因此测量灌注过程中灌注液的生理、生化数据可以有效反映器官的功能。直接观察到的参数，如胆汁的生成和氧消耗量可以作为评估器官移植前的标准。同样地，可以直接在灌注液中测定细胞损伤和局部缺血（K^+、乳酸盐释放）的标记物，并衡量器官功能。由于灌注技术的进一步发展，可实现更广泛的临床应用，体外器官功能、灌注参数和临床结果之间的密切相关性，可帮助决定是否移植边缘器官。

Bruinsma 等的实验表明，肝脏可以在 SNMP 以最小的损伤进行维持，通过组织学和 ALT、AST 的释放检验，表明肝功能恢复良好。通过 ATP 水平，可反映肝脏的生理功能水平，有效反映动物模型移植的可行性。

在评估、修复模型上，因为可采用的是含有红细胞的灌注液，其评估参数可以从胆汁、血气、生化参数等层面进行分析，因此其评估体系与 NMP 基本一致。同时在修复上也与 NMP 基本一致。

(四) 常温机械灌注

常温机械灌注技术是指将供肝离体后迅速插管（下腔静脉、门静脉、肝动脉、胆管），并与 NMP 设备连接，建立体外灌注循环系统；灌注液以胶体、红细胞等为主要成分，设备含供氧泵和肝脏代谢产物过滤装置，同时引流胆汁以供监测和评估供肝功能；设备面板可监控肝脏灌流参数（灌注压力、流速、温度等）；体外肝脏在 32~37℃ 条件下被转运至移植中心，随后行肝移植。与传统冷保存技术及低温机械灌注技术相比，NMP 技术能够保持肝脏的正常功能代谢，大幅度减少冷缺血时间，避免缺血再灌注损伤，从而改善供肝质量，并增加供肝数量，非常契合未来 DCD 的发展方向。供肝 NMP 技术由牛津大学领先研发，目前已由实验室逐步走向临床。由牛津大学、国王学院医院、伯明翰大学医院等共同发起的 I 期临床研究显示，相比传统冷保存组，NMP 组的 20 例受者在术后短期内的天冬氨酸转氨酶（AST）得到显著改善；且受者预后良好，术后 30 天时移植物存活率与传统冷保存组并无显著差异。更大样本的临床试验即将开展，NMP 技术对于未来解决器官质量和数量的困境问题极具潜力。通过优化 DCD 供肝移植的评估和实施体系，应用 NMP 等新技术来提升供肝质量后，肝移植受者的长期存活得到不断改善。这些肝移植领域内的精巧创新和细致探索，正是推动肝移植学科不断向前发展的动力和源泉，也使得受者得到更好的医治，使肝移植受者的生命以更好地延续。

当下肝移植领域的热点问题和未来的发展趋势，其中，进一步提升心脏死亡器官捐献（DCD）供者供肝移植及其预后，以及通过新技术来提高供者器官的质量和数量是学术讨论的焦点之一。DCD 供者供肝移植的预后得到改善，扩大了肝移植的供者来源，DCD 可作为供肝的主要来源途径之一。近年来，随着移植技术的不断进步，DCD 供者供肝移植的长期效果已得到显著改善。美国 Oehsner 临床基金会移植中心的 Bohorquez 等研究指出，将 DCD 发展过程分为两个阶段：第一阶段（2003—2010 年）和第二阶段（2010—2013 年）。在第二阶段中，供者接受更高剂量的肝素干预，供肝经肝静脉反向灌洗，在肝脏再灌注后行组织纤溶酶原激活物（tPA）和维拉帕米干预，并在随后应用阿司匹林预防性治疗。结果显示，与第一阶段相比，DCD 供肝移植的第二阶段术后 5 年的受者存活率（92.2% 与47.3%）和移植物存活率（88.7% 与 64.3%）均显著提升（$P=0.01$，$P<0.01$），且缺血性胆管病变的发生率（11.9% 与 5.6%）显著下降（$P=0.02$）。近两年，中国的 DCD 供肝移植也得到迅速发展。浙江大学医学院附属第一医院的研究者报道了在该中心进行的 DCD 供肝移植与亲属活体肝移植预后的比较，结果显示，两组受者及移植物在存活率方面无显著差异，两组间胆道并发症发生率相当。但是，DCD 供肝移植组受者术后原发性移植物无功能的发生率显著高于活体肝移

植组。在严格控制供者年龄（<65 岁）和供肝热缺血时间（<30min）的前提条件下，原发性移植物无功能主要与 DCD 供肝的冷缺血时间延长相关，而与供者的年龄、供肝热缺血时间及肝脏重量等无关。

肺移植的数量每年仍在快速增长。尽管如此，供肺来源相对不足、供肺质量差不能利用仍是当前肺移植面临的主要问题之一。由于脑死亡供肺存在神经源性肺水肿、呼吸机相关性肺炎和肺挫伤等，以及心脏死亡供肺存在一段器官热缺血时间等原因，许多供肺的质量会受到一定程度的影响。在美国，仅有 15% 的多器官移植供者的供肺得到有效利用，在欧洲获得利用的供肺也仅有 22% 左右。在许多供肺被舍弃的同时，一些肺移植患者却因为病情较重，不能及时等到供肺而死亡。2010—2012 年，美国每 100 例被列入肺移植名单的患者中约有 15.4 例患者在等待供肺期间死亡。随着供肺短缺问题的日益突出和现代肺保存和修复技术的发展，越来越多的边缘供肺在再评估或修复后应用于临床。为了评估供肺、改善供肺功能，体外肺灌注（ex vivo lung perfusion，EVLP）应运而生，并逐渐发展成熟。

1. 机制

常温机械灌注的合理性是模拟正常器官的生理环境，其基本原理是通过维持正常器官温度，提供细胞代谢必需底物、氧合以及营养，促进 ATP 再生，重建生理灌注，从而避免低温和缺血对器官造成的损伤。低温保存通过减少酶的生成来防止器官损伤，温度每降低 $10℃$，代谢率降低 $50\%\sim66.7\%$，但同时缺氧环境也可导致器官损伤，例如细胞内的 pH 值降低导致溶酶体不稳定，ATP 的消耗使毒性代谢产物、腺苷酸、肌苷和次黄嘌呤蓄积，Na^+/K^+-ATP 泵失活，导致细胞内钙、钠、水蓄积。在常温保存期间，能够维持和评估器官功能，提供代谢底物的条件下可以重建组织修复机制，改善缺血再灌注损伤。

随着研究的不断深入和开展，20 世纪 90 年代 EVLP 的可靠性逐渐确立，并被用于肺脏实验生理学研究。2001 年瑞典隆德大学 Steen 等首次对 EVLP 评估后的供肺进行移植，将 1 例心肌梗死后心肺复苏 190min 无效死亡患者的供肺成功移植到 1 例 54 岁慢性阻塞性肺疾病患者体内，术后 5 个月肺功能各项指标正常。2007 年，他们对 1 例严重肺挫伤、氧合指数低于 100mmHg 的供肺进行 EVLP 转流评估，最终将左侧供肺成功移植到 1 例 70 岁慢性阻塞性肺疾病患者体内。在这个过程中，他们研制出 Steen 液来进行体外肺灌注以防止肺水肿，改善移植结果。上述研究结果确立了 EVLP 技术的大体构成，之后欧洲和北美的大型肺移植中心均学习和应用 EVLP。2011 年，Cypel 等在新英格兰医学期刊（The New England Journal of Medicine）发表了具有里程碑意义的研究结果，他们对 23 例不能直接利用的供肺进行 EVLP 转流，20 例供肺灌注后功能得到改善，进行了移植；将 116

例初评合格供肺作为对照组，两组的原发性移植物功能不全、术后机械通气时间、ICU 停留时间、气道并发症发生率和术后 30 天病死率差异均无统计学意义，证明了 EVLP 技术临床应用的安全性和有效性。EVLP 转流改善供肺质量的主要机制包括：①利用高渗透性的灌注液改善肺水肿；②管路循环过程中利用滤过器和膜肺去除有害有毒物质（血凝块、白细胞、炎性因子等）；③改善肺不张，达到良好的通气血流比；④可以在管路中加入药物进行相关治疗。

2. 保存

大动物实验研究表明，常温机械灌注装置具有良好的稳定性与安全性。因此，常温机械灌注可对供肝进行较长时间的保存。延长供肝保存时间有利于优化供肝匹配选择合适受者，带来更大的生存效益，同时将肝移植手术由半择期手术变为择期手术，完善术前评估以及术前准备。延长保存时间可使供肝在不同地区、不同移植中心之间转运。另外，在体外肾脏常温机械灌注的研究中携带血红素加氧酶-1（HO-1）基因转染表达至少需要 24h，因此常温机械灌注延长保存时间为此提供可能。当前低温机械灌注保存扩大标准供肝也可获得较满意的效果，但相比于常温机械灌注，其在保存过程中随着保存时间的延长容易引起肝窦内皮细胞的损伤，另外由于低温时肝细胞的代谢活动被抑制，因此不利于供肝功能的恢复。

传统的低温保存或者低温机械灌注可能并不是 DCD 器官最好的保存方法。因为 DCD 器官在最初的热缺血期已经遭受继发于低氧、低流量灌注的严重组织损伤。另外，低温条件下组织遭受的冷保存损伤，可能因为细胞代谢活动在冷保存阶段的下降从而进一步限制细胞的功能。实验研究表明，短暂的冷保存也会损伤 DCD 肝脏的肝细胞、库普弗细胞以及内皮细胞。移植前组织内 ATP 水平是决定移植器官存活率的重要因素之一，在热缺血期间，组织内的 ATP 浓度急剧下降，DCD 移植器官在低温保存时，组织内 ATP 加剧消耗，致细胞酸中毒。常温机械灌注的合理性是模拟正常原始条件，其基本原理是通过维持正常器官温度，提供细胞代谢必需底物、氧气以及营养，促进 ATP 再生，重建生理肝灌注。从而避免了低温和缺血对器官造成的损伤。在常温保存期间，能够维持和评估肝功能，提供代谢底物的条件下可以重建组织修复机制，改善缺血再灌注损伤。

传统的静态冷保存供肺保存方式，冷缺血时间一般小于 6h，特殊情况可延长至 10h，供肺能否被利用很大程度取决于转运时间。传统的 EVLP 装置无法携带和在转运途中使用，只能在供肺到达移植医院后进行转流评估，因此，便携式 EVLP 装置应运而生，如美国 TransMedics 公司的 Organ Care System™ Lung，能在转运途中常温下对供肺进行保存、评估、修复。2012 年 Warnecke 等报告他们利用便携式 EVLP 装置对于 12 例供肺进行转流及保存，12 例供肺全部获得利用，术后 30 天病死率为 0，所有受者顺利出院。此后亦有多项个案报告证实了其有效性。最近 Zeriouh 等总结了 2007 年 1 月至 2014 年 12 月 14 例便携式 EVLP 的初步临床使用结果，并与同期 308 例采用传统静态冷保存方法修复的供肺进行比较，在实验组供者吸烟情况更严重的情况下，术后 3 个月和 6 个月的第一秒用力呼气量优于静态冷保存组，两组的慢性闭塞性细支气管炎发生率和生存情况无差异。便携式 EVLP 对于远距离获取供肺，尽早评估供肺，并对受损供肺干预修复有着非常重要的意义。

与低温机械灌注、冷保存相比，肾脏体外常温机械灌注可通过提供氧、营养物质和保持灌注液的生理温度，来维持肾脏的正常生理状态。Hosgood 等首次完成了常温机械灌注保存供肾的临床试验。1 例 62 岁女性脑死亡供者，获取其左侧肾脏后采用常温机械灌注，灌注液温度为（33.9 ± 0.6）℃，肾脏血流速度最大达到 70mL/min，肾内平均阻力为 1.26mmHg/（mL·min），在灌注期间，总共产生尿量 50mL。补充以相同体积的晶体液，灌注过程中肾脏状态良好，肾脏经过 11h 的冷保存及 3h 的常温机械灌注后移植于 1 例多囊肾患者体内。同一供者的右侧肾脏经冷保存 14h 后，移植于 1 例 52 岁 IgA 肾病患者体内。结果显示，供肾经 NMP 保存的受者辅以透析后，其肾功能可缓慢恢复，术后第 3 个月血清肌酐为 132μmol/L；供肾经冷保存的受者术后第 26 天发生了移植物功能恢复延迟（DGF），术后第 3 个月血清肌酐为 218μmol/L。该结果表明，体外肾常温机械灌注是一种可行的保存器官方法。也有学者主张将肝、肾放在同一个灌注系统中保存。Chung 等将肝、肾置于同一个常温机械灌注系统中保存 6h，结果发现，将肾脏引入灌注系统可以过滤肝脏代谢产生的废物，改善灌注系统的生化环境。随后 Chung 等将该系统的灌注时间延长至 24h，结果显示肝、肾保存于同一个灌注系统比单个器官分开保存有优势，但是由于较长的保存时间仍然需要添加葡萄糖、氨基酸等营养物质来维护器官质量。Brasile 等的研究表明，常温机械灌注流速和氧代谢可维持超过 48h，而 3h 的灌注足以改善肾脏的热缺血及冷缺血损伤。Hosgood 等采用类似策略，灌注时间减少到 1h，研究发现短暂常温机械灌注可上调保护性因子，如热休克蛋白（HSP）70 和一氧化氮合酶的生成，同时可提高 ATP 含量，减轻细胞水肿，且可避免低温导致的肾脏损伤，减少肿瘤坏死因子-α（tumor necrosis factor-α，TNF-α）、Caspas-3 等炎症因子，恢复正常的细胞功能。研究报道显示，NMP 可将犬肾脏保存时间延长到 6 天，3 天低温保存后进行 3～4h 的常温机械灌注可补充 ATP，此后再进行 3 天冷保存。

3. 修复

目前，移植物的保存主要通过低温（0～4℃）降低细胞代谢水平，同时通过灌注液或保存液中的抗氧化物质来减轻氧自由基对组织的损伤，然而低温时器官能量代谢水平及其他酶活性也下降，线粒体不能发挥正常功能，产生的 ATP 减少，随着储存的 ATP 消耗，其代谢产物 ADP、AMP 增加，刺激活性氧自由基的前体次黄嘌呤大量生成，引发钙离子内流，激活细胞内磷酸酶，导致细胞肿胀、损伤。低温本身可导致肝细胞和内皮细胞凋亡，且肝血窦细胞对低温十分敏感。常温灌注可增加肝脏总体的能量储备，减轻肝脏缺血再灌注损伤。大部分研究支持使用正常体温（37℃左右，后称常温）进行灌注。常温更接近生理温度，常温下细胞可进行许多低温条件下无法实现的功能。常温机械灌注可以有效改善肝功能，还可增强器官的抗氧化能力。Braisile 等开展了诱导器官缺血损伤后常温体外修复的研究，提出常温下可以维持细胞形态和完整性。在灌注液中加入细胞因子后，细胞还可以重新合成蛋白，进行组织修复，而这些在低温条件下是无法进行的。因此，常温机械灌注为严重缺血损伤器官修复创造了有利条件，也使得体外基因转染技术和免疫治疗的开展成为可能。

Xu 等对猪肝脏进行常温机械灌注，与热缺血时间为零的实验组做对比，结果显示在灌注 1h 后便可见 ATP 的恢复，转氨酶水平稳定以及胆汁量增加等，表明常温机械灌注能修复热缺血 60min 的肝脏损伤。Brockman 等研究更长时间的常温机械灌注，结果发现在常温灌注的 24h 内，灌注时间越长，肝功能恢复越好。Dries 等使用基于 37℃血液的灌注液，对 4 个弃用肝脏进行肝动脉及门静脉常温机械灌注，灌注 6h 检测灌注液的生化指标，提示肝脏损伤减轻，细胞功能得到改善，乳酸浓度下降到正常水平，反映肝脏代谢能力有一定程度的恢复。灌注 6h 前后的组织学对比肝脏形态保存完好，并观察到胆汁的产生和流出。Reddy 等探索出对一定时间内的低温冷保存肝脏在移植前进行常温机械灌注后处理的可行性。将冷藏的器官转移到受体移植中心，在移植前接受一段时间的常温机械灌注。尽管常温机械灌注可能提供更好的活力评估和修复手段，在改善边缘供体器官质量方面具有良好的前景，但由于常温机械灌注使用基于血液的灌注液可能增加微环境衰竭、血窦栓塞、传染病以及细菌繁殖的风险。同时，常温机械灌注保存需要大型的机械提供充足的代谢支持，任何设备出问题将造成无法预计的热缺血损伤，因此，他们认为这种冷保存结合常温机械灌注的模型更具有临床意义。

肾脏的修复与保护作用：肾脏体外常温机械灌注可以模拟生理状态，保护供肾。常温机械灌注可以减轻冷缺血损伤，并修复器官获取过程中造成的热缺血损伤。Hosgood 等在猪肾脏体外常温机械灌注的实验中发现，灌注 1h 后热休克蛋白（HsP70）表达增加，可以减少应激导致的蛋白质变性，促进细胞增殖。Brasile 等在常温机械灌注系统中加入原卟啉钴，来上调保护性蛋白 HO-1 的表达，HO-1 可以促进血红素向胆绿素、游离铁及一氧化氮转化，这些物质可以减轻氧自由基对组织的损伤，同时具有抗炎症反应的作用；一氧化氮也是较强的血管舒张剂，可以促进血液的流通，增加组织氧供。

常温机械灌注技术的另一项优势即为可以在移植术前对器官进行靶向性处理，

而避免全身反应，如干细胞及基因治疗。通过病毒转染基因，激活保护性旁路治疗急性、慢性排斥反应和缺血再灌注损伤，一直是移植的热点研究方向，然而其毒性作用和免疫激活能力限制其直接应用于患者。而体外常温机械灌注能良好地避免这个问题，使肾脏作为唯一靶点。Brasile 等的研究表明，常温机械灌注可以有效转染相关基因。在灌注过程中，加入编有报告基因的 Ad5、CMV5 GFP 重组腺病毒，通过 24h 持续灌注，报告基因可定位于血管内膜。干细胞是一类具有自我复制能力的多潜能细胞。在一定条件下，可以分化成多种功能细胞，可以用于组织修复和再生，医学界称为"万用细胞"。在多个动模模型中，干细胞被证明可以修复急性肾损伤、改善肾功能、减少肾小管损伤、延长肾脏存活时间。但目前仍难以靶向特定器官，而常温机械灌注可以完美解决这个问题。Brasile 等在猪热缺血模型和人弃肾常温机械灌注过程中，采用纤维母细胞生长因子 1、2 可有效诱导干细胞修复。

目前有学者尝试在管路系统中加入治疗相关药物进行供肺修复。Emaminia 等在猪的 EVLP 模型灌注液管路中加入腺苷 A2a，结果显示急性肺损伤的炎症反应减轻，γ 干扰素水平、肺组织湿干比、平均气道压力、氧合指数均与对照组有明显差异，肺功能明显提高。Yeung 等在猪的动物模型中用腺病毒转染基因，EVLP 治疗组的效果明显优于体内治疗组，有助于降低相关炎症反应，提高移植后肺功能。Noda 等在大鼠 EVLP 模型中，比较空气和空气-氢气混合气体用于机械通气的效果，发现后者移植物功能明显提高。尽管以上研究尚处于动物实验阶段，但 EVLP 作为给药治疗途径对供肺进行修复具有良好的前景。

4. 评估

肝脏常温灌注系统具有在最大程度上模拟肝脏在机体内正常生理状态的特点，这使其能够减轻肝脏的缺血损伤，同时有利于观察和获取标本，所以它可用于对肝脏损伤程度及保存效果的评估。一般肝脏常温灌注的评价指标包括：肝脏合成指标（白蛋白、尿素、凝血因子、每小时胆汁生成量、补体等）、肝脏代谢指标（乳酸脱氢酶、还原型烟酰胺腺嘌呤二核苷酸、葡萄糖含量、氧气消耗速率等）、细胞损伤指标（AST、ALT、总胆红素、碱性磷酸酶等）、灌注液血标本检测、血流动力学指标、组织耗氧量、血气分析以及肝脏组织学检查等。

生化指标主要包括丙氨酸转氨酶、天冬氨酸转氨酶、乳酸脱氢酶、乳酸等，通过测定灌注保存开始、保存之后和再灌注之后的指标变化情况来评估保存效果。也有学者使用谷氨酸脱氢酶（GLDH）作为评估指标，并通过测定氧的利用来评估肝脏的代谢活动。血清中 AST、ALT、LDH 的活性是监测肝功能最直接的指标。Uygun 等通过缺血/再灌注大鼠模型指出，仅仅根据再灌注期间 ALT 的定量能够预测受体的存活情况；该实验同时指出，AST 同样可以预测肝脏的可用性，但是，由于 AST 的释放主要是由肝细胞损伤引起，所以 AST 和 ALT 是可以相互交换的指标。而且，他们指出特定时间点的检测指标对于移植物的可用性提供了更好的指示作用。正常情况下胆汁中仅含有少量葡萄糖。当胆管上皮损伤时，重吸收减少，胆汁中葡萄糖含量相应升高。另外，γ-谷氨酰转肽酶（GGT）是胆管的标志性酶，且大部分酶分布在胆管上皮细胞腔面的细胞膜上。当胆管细胞受到损伤时，进入胆道的 GGT 必然增加。故胆汁中的葡萄糖含量及 GGT 水平可反映胆管上皮受损情况。肝移植后大鼠胆汁分泌量的多少是评价肝移植术后肝功能好坏的一个重要指标，胆汁分泌量减少可能预示着肝功能损害，大部分实验都将胆汁的测定用于评估肝脏再灌注损伤过程中肝功能及细胞损伤的程度。

机械灌注为移植前保持生理代谢状态的供肝提供了一个评估其可行性的平台。许多研究机构已经证实了在灌注保存期间可以实时动态监测移植物功能，例如检测生化指标、胆汁生成量、氧气消耗速率、血气分析、血流动力学和组织形态学等，从而为评价供肝质量提供窗口期。Uygun 等通过缺血-再灌注大鼠模型指出，仅仅根据再灌注期间 ALT 定量就能够预测受体是否存活；该实验还表明，AST 同样可以预测肝脏是否可用。而且，他们指出特定时间点的检测指标对于移植物的可用性提供了更好的指示作用。边缘肝脏血清中 ALT、AST、β-半乳糖苷酶、透明质酸可反映肝细胞的破坏程度。GGT 是胆管的标志性酶，也可通过测定胆汁中 LDH、GGT 含量判断胆道上皮细胞的受损程度。通过测定 GGT、LDH 以及病理组织电镜检查，相较于传统 SCS，常温机械灌注展示了对胆道上皮细胞功能和形态更优越的保存作用，尤其在 DCD 供肝中。也有学者认为谷氨酸脱氢酶（GLDH）能更好地评估肝功能，并通过测定氧的利用来评估肝脏的代谢活动情况。另外，监测血脂可以评价脂肪肝供肝经常温机械灌注后脂肪变性减轻程度，从而改善脂肪肝等边缘供肝质量。

肝移植术后胆汁的分泌量是评价移植术后肝功能的一个重要指标，胆汁分泌量的减少可能预示着肝功能损害。在大部分临床和动物实验中，研究人员通过测定胆汁分泌量以及胆汁中肝脏酶学水平的变化来评估肝脏在 IRI 过程中肝功能及细胞损伤的程度。肝脏 IRI 过程中会产生大量活性氧（ROS），ROS 是生物体内一些氧化反应中形成的氧自由基，可对细胞膜结构、核酸和蛋白质分子产生氧化作用，引起其结构和功能障碍。ROS 增多导致机体氧化应激反应，造成细胞损伤。在体外供肝修复过程中可通过实时定量测定供肝中 ROS 含量来判断供肝损伤程度。

另外，肝动脉和门静脉的流量、压力参数可反映肝脏微循环状态。Obara 等发现，机械灌注期间监测肝动脉血压下降率可评价术前供肝质量。Perk 等运用代谢组学方法证实，灌注液中代谢组分的变化可以作为 DCD 供肝质量评价的理想参数。总之，可根据各参数、检验指标变化随时对"病肝"进行"治疗"，以期达到适合移植状态。

肾脏体外常温机械灌注系统可以很好地模拟机体的生理功能，与静态冷保存的器官相比，常温机械灌注可以提供术前、术中、术后评估肾脏质量的方法，可以通过监测灌注过程中的血流动力学和分析灌注液来评价器官质量。

① 监测肾脏的灌注压力和流速。肾脏保存时通常选择的灌注压力在 20～60mmHg，通常采用灌注压力与肾血流量的比值，即肾阻力来评估肾脏质量。

② 在灌注过程中也可通过分析灌注液中的生物标志物来评价肾脏质量，如谷胱甘肽 S-转移酶、乳酸脱氢酶、心脏型脂肪酸结合蛋白、丙氨酸氨基转移酶、乳酸盐、N-乙酰-β-D-氨基葡萄糖苷酶、丙二醛及中性粒细胞明胶酶相关性脂质运载蛋白等。2015 年，Hosgood 等报道对 74 例不符合临床要求的肾脏进行 60min 常温机械灌注，根据灌注后肾脏外观、流速、尿量进行评分（1～5 分，分值越高损伤越重），对 36 例评分结果≤3 分的肾脏进行移植，结果发现，评分为 3 分的供体术后 DGF 发生率（38%）显著高于 1 分（6%）和 2 分的供体（0%），术后 1 年肌酐清除率与评分显著相关。每项指标对 DGF、PNF 的预测价值各有侧重，目前仍没有一个公认的标准来评估肾脏质量。

目前临床上 EVLP 的适应证主要是脑死亡供者的边缘供肺和心脏死亡供肺。国外学者提出的 EVLP 适应证如下：①供肺氧合指数＜300mmHg；②胸部 X 线片显示肺水肿征象；③肺顺应性较差；④输血 10 单位以上；⑤心脏死亡供肺（撤除生命支持措施到心跳停止＞1h）。转流后供肺质量可进行肺移植的标准为：①转流 4～6h 后氧合指数达到 400mmHg；②胸部 X 线片稳定或改善；③肺动脉压力、气道压、肺顺应性稳定或有所改善。转流后供肺质量不合格的标准为：①氧合指数＜400mmHg；②肺动脉压力、气道压、肺顺应性较基础状态有 15% 以上的恶化；③胸部 X 线片有恶化趋势。

三、机械灌注在各种器官保存与修复中的应用

(一) 腹部器官获取与保护

热缺血损伤与供器官质量密切相关，而热缺血时间是衡量热缺血损伤最直接的标志。热缺血时间延长会继发术后移植物失去功能和肝移植后胆道狭窄等并发症，故器官获取时须尽量减少热缺血时间。目前热缺血时间普遍定义为从功能性热缺血［收缩压持续（至少 2min）＜50mmHg 或血红蛋白氧饱和度低于 70%］开始直至冷保存液开始灌洗。各个器官对热缺血时间耐受程度略有不同，一般认为供肝＜30min，供肾＜60min。

腹部供器官获取一般采用基于原位冷灌注的快速腹部器官获取技术，特点是降温迅速可靠，主要步骤为在器官表面冷却的同时行主动脉插管，后采用 2～4℃

保存液进行器官灌洗，小肠获取保存时需行血管和肠管双重灌洗。各器官灌洗技术具有一定差异，如肝脏获取时需门静脉和主动脉灌洗。器官获取后将其置入盛有冷保存液的无菌袋中，由器官转运箱转运。器官获取过程宜迅速，尽量缩短热缺血时间，必要时在保存液内加入肝素、地塞米松以及抗生素等。此外，获取及修整器官时，操作需轻柔细致，避免机械损伤。供肝处理时要注意保护胆管血供，对胆总管周围组织不宜游离过多，避免术后胆道缺血性损伤等并发症发生。对于心脏死亡捐献及脑死亡捐献，此类器官获取涉及供者生命支持系统，部分中心采用在体体外膜肺氧合（ECMO）支持可改善移植预后。其后器官获取的方法与前述类似，但更强调抗凝，灌洗液须预冷，可加入肝素和纤维蛋白溶解剂如链激酶、重组组织型纤维蛋白酶原激活剂。

(二) 肝脏保存修复

供肝质量的优劣直接关系受者移植手术的成功率及预后。目前一般通过供者年龄、体重、肝脏酶学指标、胆红素水平、肝脏影像学检查、血清钠、血清 Cr、ICU 停留时间、冷热缺血时间及病理学检查如脂肪变性等参数综合评价供肝质量。

供肝的保存效果直接影响供肝质量。目前有 SCS 和 MP 两种方式应用于肝脏获取后保存及修复。SCS 是目前肝脏保存应用最广泛的方法，UW 液和 HTK 液是目前国际上应用最广泛的冷保存液，两种溶液对于供肝短时间保存效果相当。其他保存液如 Institute Georges Lopez-1（IGL-1）液、Leeds Solution（LS）液、Polysol 液和 Celsior 液等虽各有优点，但临床效果有待进一步评价。理论上 UW 液可保存供肝 20~24h，但 SCS 过程中存在冷保存损伤，过长冷保存即冷缺血时间延长可以引起胆道并发症、移植物失去功能甚至受者死亡。理想供肝冷保存时间不宜超过 8h，临床实践中供肝的保存时限一般不超过 12~15h。MP 是新兴的供肝保存与修复技术，不同于 SCS，其通过器官固有血管系统插管予以连续动态灌注输送养分，同步实现器官保存与修复。该项技术对延长器官保存时限、改善器官质量具有重要价值。根据灌注过程中维持温度不同，可以分为低温机械灌注、亚低温机械灌注和常温机械灌注，其各自维持的温度为 4~6℃、20℃、32~37℃。根据是否携氧可分为携氧灌注系统与非携氧灌注系统。目前低温非携氧机械灌注有 Lifeport 肝脏修复系统（Organ Recovery Systems，Zaventem，比利时），常温携氧机械灌注有 OrganOx（OrganOx Ltd.，Oxford，英国）及多功能机械灌注 Liver Assist（Organ Assist BV，Groningen，荷兰），多处于前临床阶段，国内相关设备尚处于研发阶段。国外已有基于 ECOPS 设备（Organ Assist）的低温携氧灌流系统（hypothermic oxygenated perfusion，HOPE）临床肝移植应用报道，证实其对 DCD 供肝有保护作用；Ⅰ期临床试验证实常温机械灌注能有效改善肝移植术后 7 天肝功能。MP 为供肝保存修复提供了新思路，且保存及转运过程中可实时监测肝功能、胆汁分泌等指标，动态评价供肝质量。随着研发技术的进步与完善，MP 将具有重要的临床应用前景。腹部器官获取及肝脏保存修复推荐共识意见见表 2-1。

表 2-1 腹部器官获取及肝脏保存修复推荐共识意见

序号	建议	证据级别	推荐强度
1	腹部器官获取时多采用基于原位体内灌洗的快速腹部器官获取技术	Ⅱ	强
2	器官获取时应轻柔操作，避免机械损伤，供肝获取时应注意保护胆管供血	Ⅱ	强
3	热缺血时间与供器官损伤密切相关，供肝热缺血时间一般不超过 30min	Ⅱ	强
4	目前供肝保存以静态冷保存技术应用为主	Ⅱ	强
5	冷保存损伤影响供肝质量，临床实践中供肝冷缺血时间一般不超过 12～15h	Ⅱ	强
6	UW 液和 HTK 液是目前供肝保存最常用的溶液，两者保存效果接近	Ⅱ	强
7	机械灌注对边缘供肝保存与修复有重要价值，尚需进一步临床验证	Ⅲ	强
8	机械灌注可实现保存修复及运转过程中动态监测与评价供肝质量	Ⅲ	强

（三）肾脏保存修复

目前，临床常用的移植肾保存方式有 SCS 和 HMP，两种保存方式各有利弊，其器官保存效果也有争论。最先尝试使用 HMP 是在 20 世纪 60 年代，之后由于 UW 液的出现，加之对 HMP 优势存在争议，HMP 在肾移植应用研究陷入低谷。然而，随着器官短缺成为移植医学亟待解决的首要问题，边缘供肾包括 DCD 与扩大标准供者（expanded criteria donor，ECD）供肾逐渐应用于临床，与脑死亡供肾比较，其术后并发症发生率增高，功能恢复较差，移植肾长期生存率较低。因此，常规冷保存已不能满足边缘供肾质量修复的需求，移植肾机械灌注再次成为研究热点。目前，HMP 在边缘供肾的有效性已得到初步证实。近年来，NMP 的出现可能为边缘供肾的修复和保存提供新的途径，与 SCS 比较，术后受者移植肾功能延迟恢复（delayed graft function，DGF）发生率明显降低，提示其在改善热缺血损伤和抗氧化反应方面有一定价值。

应用专用器官保存液，在 2～4℃的容器中进行静态冷保存是目前移植肾保存的主要方法。理论上，UW 液可保存肾脏 72h，由于 DGF 发生率和冷缺血时间直接相关，在准备充分的条件下，尽量减少冷缺血时间可提高移植术后疗效。

目前，移植肾冷保存液主要包括 UW 液、HTK 液和 HCA（hypertonic citrate adenine）液。对于长时间的肾脏保存，UW 液与 HTK 液的保存效果存在争议，有研究结果认为 UW 液优于 HTK 液，也有文献认为两者保存效果相近。HCA 液具有配置简单、价格便宜等特点，可安全保存肾脏 24h，而其更新换代产品 HCA-2 保存液可保存肾脏 48h。

肾脏 HMP 主要包括 Lifeport 肾脏修复系统、脉冲式灌注泵系统（RM3，Waters Medical Systems，minneapolis，MN，美国）和 Kidney Assist 设备（Organ Assist BV，Groningen，荷兰）。自 HMP 问世以来，肾脏保存方式的选择一直是争论焦点。理论上，HMP 具有保持血管通畅、提供部分能量和氧气、清除代谢废物等优势。大量基础与临床研究结果显示，HMP 可显著降低肾移植术后 DGF 的发生率，减少受者住院费用并减轻医疗痛苦与负担，然而 DGF 的发生与受者长期生存时间无直接相关。目前，尚未有肾脏携氧 HMP 的临床报道。

肾脏低温机械灌注液主要为 KPS-1（kidney preservation solution-1，即 UW-G）液和 HTK 液。KPS-1 液为国际公认的规范且标准的肾脏机械灌注液，在国内也得到广泛使用。灌注压、流量、阻力指数和温度是肾脏低温机械灌注系统的主要参数，可作为评价供肾质量的部分依据。Lifeport 低温机械灌注中，高阻力指数为肾脏质量低的独立危险因素，单肾灌注压为 30～50mmHg 的情况下，灌注流量应大于 40mL/min；高灌注压较低灌注压有可能对肾脏产生灌注损伤。有研究结果表明，肾脏平均流量大于 156mL/min，阻力系数小于 0.27mmHg/(mL·min) 时（按 100g 肾脏质量计算）可能提示移植肾术后无 DGF 的发生。但是，不能单纯依据这些参数决定供肾的使用或废弃，应结合临床综合考虑。尽管 HMP 修复移植肾机制尚未完全明晰，但诸多研究结果证实，在灌注充分的情况下（流量、阻力指数符合标准，灌注参数稳定），尽量减少冷缺血时间及灌注压力对移植肾术后功能恢复有积极作用。肾脏保存修复推荐共识意见见表 2-2。

表 2-2　肾脏保存修复推荐共识意见

序号	建议	证据级别	推荐强度
9	在无血压情况下，热缺血时间＞20min 则肾移植效果较差，供肾可接受热缺血时间一般不超过 60min	Ⅱ	强
10	过长保存时间可增加肾移植术后并发症发生率，肾脏冷保存时间一般不超过 24h	Ⅲ	强
11	UW 液被认为是移植肾的"保准保存液"；HCA 液亦具有良好的供肾保存效果	Ⅱ	强
12	低温机械灌注的应用可降低移植术后 DGF 的发生率，但肾脏原发性无功能发生率和长期评价指标未见明显改善	Ⅱ	强
13	正常成人供肾，当灌注压为 30mmHg 时，阻力系数小于 0.28mmHg/(mL·min) 且流量大于 100mL/min 供肾，临床可使用；阻力系数大于 0.5mmHg/(mL·min) 且流量小于 60mL/min 供肾，DGF 发生率增加，临床使用需谨慎	Ⅲ	强

注：1mmHg＝0.133kPa

(四) 胰腺保存修复

目前胰腺移植和胰岛移植术主要应用于 1 型糖尿病及部分 2 型糖尿病患者。胰腺对热缺血极为敏感，热缺血时间与移植后并发症呈正相关，当热缺血时间超过 30min，胰腺功能显著减低。故获取时尽量减少胰腺热缺血时间，做到迅速、细致游离，控制近远端腹主动脉和肾动脉后行插管进行体内低温、低压原位灌注。胰腺获取后保存主要采用 4℃ 左右 SCS。其冷缺血时间应短于 12h 以保证胰腺功能。器官保存液的选择种类较多，目前应用较多的是 UW 液和 HTK 液。有研究发现：HTK 液可能导致胰腺细胞水肿，且与移植后早期胰腺失去功能和移植后胰腺炎相关；保存液目前首选 UW 液，经 UW 液保存胰腺可在术后具有较好的胰岛素分泌功能。有学者采用双层法或吹入法以提高保存液携氧能力，结果表明其可改善体外胰腺功能。

体外胰腺 MP 保存与修复仍处于前临床阶段。与肝、肾相比，胰腺更易于受到灌流液的压力损伤。随着胰腺 MP 技术的研发改进，其灌注效果将逐步改善。有研究表明，采用低温、低流量与压力（灌注流量保持 20～30mL/min）进行灌注并取得较好的效果。NMP 能更好地保持体外器官的活力，但是其代谢与耗氧远高于低温灌注，对灌注液的压力与携氧能力要求较高，仍有待进一步研究。在胰腺体外灌注过程中，应动态监测血管阻力和相关生化指标来评价体外胰腺功能。低温机械灌注胰腺最长保存时间可延长到 24h 以上。胰腺机械灌注的灌注液的选择目前尚缺乏相应的对比研究报道，研究者多采用通用的静态冷保存液或者血液制品进行灌注，专用机械灌注液有待于进一步的研发。胰岛移植研究结果表明，胰岛应在 UW 液中低温 4℃ 保存。有学者认为，分离胰岛时使用含氧的氟化物可显著增加胰岛获取量，获得更好的组织功能，但依然存在争议，有待更多的研究验证。胰腺保存修复推荐共识意见见表 2-3。

表 2-3　胰腺保存修复推荐共识意见

序号	建议	证据级别	推荐强度
14	移植胰腺多采用静态冷保存，冷缺血时间一般不超过 12h，保存液目前多选用 UW 液	Ⅲ	强
15	机械灌注对改善胰腺功能具有一定价值，体外机械灌注保护胰腺目前处于前临床阶段	Ⅳ	弱
16	胰岛移植中胰岛多在 UW 液中低温 4℃ 保存	Ⅲ	强

(五) 小肠保存修复

小肠移植在欧美发达国家已经成为治疗肠衰竭最有效的方法。小肠对缺血损伤尤为敏感，缺血损伤可致肠黏膜受损，肠道细菌移位至肝脏、脾脏等肠外器官，导致全身感染，且作为一种非特异性损伤会提高移植物免疫原性，可加重急、慢性排斥反应。供器官保护在小肠移植中尤其重要。

目前低温灌注及 SCS 是小肠获取及转运中减少损伤最重要的手段。与其他实质性器官不同，由于肠腔内含有大量消化酶、细菌及毒素，小肠保存时需行血管和肠管双重灌注。小肠获取时第 1 次血管灌注是有益的，不推荐保存结束前第 2 次血管灌注。在供肠获取时应尽量缩短热缺血时间，最长一般不超过 60min。

在血管灌注液及保存液的选择上，目前 UW 液应用最广泛。近来 HTK 液的使用日益增多。HTK 液与 UW 液相比早期生存率、肠道功能、并发症发生率无明显差异。HTK 液较 UW 液低廉，并且黏度低，更利于微血管的灌注。有研究发现，HTK 液、Celsior 液和 Polysol 液保存的小肠，在能量代谢及病理上与 UW 液相比具有一定优势。但目前何种保存液更利于小肠保存仍未有定论。冷保存时间是影响小肠移植预后的重要因素，目前小肠移植冷缺血时间尽量控制在 9h 以内。临床及动物实验证实多数小肠保存液可有效保存小肠 6～8h。

体外 MP 在小肠移植领域目前仍处于前临床阶段。1979 年，Toledo-Pereyra 和 Najarian 首次报道了体外博动血管灌注应用于小肠保存。2003 年，Zhu 等开展了首例低温氧合肠腔 MP，发现与 SCS 比较能更好地保存小肠。2015 年，耶鲁大学报道了一项新型的小肠保存装置（intestinal preservation unit，IPU），首次采用了血管与肠腔双腔灌注，使供肠病理学表现得到进一步改善。小肠保存修复推荐共识意见见表 2-4。

表 2-4　小肠保存修复推荐共识意见

序号	建议	证据级别	推荐强度
17	冷保存前应常规进行血管和肠管（低压）灌注	II	强
18	静态冷保存是小肠保存最常用的方法，小肠冷保存时间一般不超过 6～9h	II	强
19	UW 液和 HTK 液是灌注及静态冷保存应用最广泛的保存液	II	强
20	体外机械灌注在小肠移植领域目前仍处于前临床阶段，有待进一步临床验证	III	弱

(六) 心脏保存修复

目前心脏移植供者主要选择 DBD 供者和心脑死亡供者（donation after brain death plus cardiac death，DBCD）（中国III类），单纯的 DCD 心脏供者多局限于动物实验阶段和个别临床报道。供心获取过程与供心质量密切相关，供者在确认为脑死亡或心脑死亡后，选择正中切口，劈开胸骨，剪开心包，阻断升主动脉后主动脉根部加压灌注 4～8℃心肌保存液 1000mL，表面置冰屑使心脏快速降温，同时迅速剪开右上肺静脉和下腔静脉，心脏减容减压，然后依次切断肺静脉、上下腔静脉、主肺动脉和主动脉，灌注压维持于 50～70mmHg 水平。如心肺联合获取，则建议心肺胸内整体获取，不离断肺静脉，获取后根据需要整体移植或在体外行心肺分离后分别使用。有研究发现，供心质量与冷缺血时间相关，冷缺血时间一般不超过 6h。循环稳定的 DCD 或 DBCD 供心热缺血相对可控，理论上热缺血时间可忽略。DCD 供心热缺血时限尚无定论。

体外供心保存与修复技术有 SCS、HMP 和 NMP 3 种。SCS 在供心保存中应用广泛，体外心脏浸泡于含 4℃保存液的容器中，在低温条件下保存并转运。HMP 保存与修复为应用机械灌注将心肌保护液以微流量灌注冠脉系统，为心肌组织供应代谢所需营养物质，带走代谢产物，给心肌提供充足的氧，有效地保护冠状动脉内皮细胞，并使心脏均匀降温。目前有研究表明，肝肾移植应用机械灌注保存能提高供者器官的质量和延长保存时间。但是 Brant 等的研究结果表明，无论经主动脉顺行持续机械灌注还是经冠状静脉窦口逆行持续机械灌注，对供心的保存效果与 Celsior 液 0～4℃ SCS 类似。此外，长时间低温灌注引起的心肌组织水肿问题限制了该方法在临床中的应用。NMP 是一种接近生理状态的保存方法，使体外供心保存时间可达到 12h。目前，进入临床试验的常温不停搏 MP 系统有美国的 The Organ Care System 和 Life Cradle System。但最新一项前瞻性随机对照试验比较了常温不停搏灌注系统和传统低温保存技术，发现在术后 30 天两组受者存活和移植物功能比较，差异无统计学意义。因此，常温不停搏灌注保存系统还需要进一步的研究和评估。

虽然国内外的供心保存液层出不穷，但应用最普遍的还是 UW 液、HTK 液以及 Celsior 液 3 种保护液。UW 液含高钾，目前临床应用广泛，组织水肿发生率在机械灌注中较 Celsior 液低，但可导致心脏血管收缩；HTK 液的特点是低钠低钙微高钾，富含的组氨酸具有较强大的缓冲能力，当长时间保存供心时，HTK 液对防止心肌细胞水肿效果更好；Celsior 液兼具 UW 液的渗透功效和 HTK 液的缓冲能力，长时间保存供心易导致心肌水肿。目前尚无一种心肌保存液有绝对的优势。近来出现的心肌保存液或改良保存液，如细胞外保存液 Somah、在 Celsior 液基础上发展起来的 CRMB 液以及 HTK 液基础上发展而来的 Custodiol-N 液，虽然从理论上有着更多的优势和心肌保护效果，但目前仍处于实验研究阶段，需进一步得到临床验证。心脏保存修复推荐共识意见见表 2-5。

表 2-5　心脏保存修复推荐共识意见

序号	建议	证据级别	推荐强度
21	供心移植多采用 DBD 供者或 DBCD 供者	I	强
22	体外供心保存多采用静态冷保存，临床保存时限一般不超过 6h	II	强
23	机械灌注与常温不停搏灌注对供心保护有一定价值，其疗效有待进一步评估	I	弱
24	供心保存液推荐 UW 液、HTK 液以及 Celsior 液，新型保存液效果有待进一步临床验证	II	强

(七) 肺脏保存修复

肺移植作为治疗终末期肺部疾病的有效手段，虽其技术已趋于成熟，但相比其他实体器官移植，临床疗效仍不理想。供肺的获取和保存直接影响供肺的质量，从而关系着移植成败，多种因素导致供肺利用率仅为供肾的 20%。近年来，随着肺移植需求日益增加，且随着相应保存与修复技术的发展，越来越多的边缘供肺应用于临床，并取得与理想供肺相似的效果。

严格的供肺质量评估有助于提高移植成功率，须判定供肺是否符合移植要求以及是否需行供肺体外修复。供者评估主要包括年龄、胸部影像、动脉血气分析、支气管镜检查、病原学及供肺切取后的直视检查，同时予以供者各系统的支持措施。此外，供者死亡原因直接影响移植预后，其中以心脏外伤死亡获取供肺预后最差。

供肺获取直接影响供肺质量。在供肺获取过程中尽量缩短热缺血时间，目前认为安全时间在 35min 内，如果心死亡供肺，在心跳完全停止后的 10～20min 之内应该开始灌注。合理的流程和熟练的技术尤其重要，在判定供者死亡后，可快速实施机械通气、胸外按压、胸腔内灌注降温等措施帮助缩短热缺血时间，可同时进行支气管镜检查，进一步评估供肺质量。

充分的肺保护液灌注可最大限度地保护供肺。肺动脉顺行灌注加肺静脉逆行灌注方便可行，肺动脉的灌注压力 10～15mmHg，灌注量 60mL/kg；若肺静脉逆行灌注，每根肺静脉灌注量 250mL，灌注液温度 4～8℃，6h 后予以再次灌注。灌注时予以呼吸机供肺通气，吸氧浓度（FiO_2）50%，呼气末正压通气（PEEP）$5cmH_2O$（$1cmH_2O=0.098kPa$），压力 $<20cmH_2O$，潮气量 6～10mL/kg，供肺体外保存时需维持约 50% 的肺充气膨胀状态。

供肺冷缺血时间影响预后，目前认为相对安全的冷缺血时间不超过 10h，个别情况可以延长至 12h，甚至更久。供肺离体时，推荐保存温度 4～8℃。

SCS 技术作为目前广泛应用的体外肺保存技术，多种保存液已经取得较满意的效果，可分为细胞内液型（如 Collins 液、UW 液）和细胞外液型（R-LPD 液、Perfadex 液、Celsior 液、EP-TU 液等）保存液。相比细胞内液型，细胞外液型保存液中低钾浓度避免了肺动脉收缩，延长冷缺血时间，有更佳的 PO_2/FiO_2 值、更短的机械通气时间及 ICU 停留时间，故目前首选细胞外液型供肺保存液，其中最常用的为 Perfadex 液。供肺体外 MP 已开始应用于临床。该技术能修复、改善供肺质量、扩大边缘供者，已显示出其广阔的应用前景。目前主要为体外常温、不含红细胞的肺灌注保存修复技术，较有代表性的有 EVLP（ex vivo lung perfusion）、OCS Lung（organ care system lung）、NRP（normothermic regional perfusion）技术。有研究表明，可以使高风险的供肺取得与理想供肺同样的效果，但仍需大样本多中心的临床数据进一步证实。此外，低温、含红细胞等其他肺保存修复技术亦有待进一步的基础及临床研究验证。肺保存修复推荐共识意见见表 2-6。

表 2-6　肺保存修复推荐共识意见

序号	建议	证据级别	推荐强度
25	供肺获取前应对供者进行包括年龄、胸部影像、动脉血气分析、支气管镜检查、病原学及获取后直视检查等供肺质量评估	III	强
26	供肺获取时，一般热缺血时间不超过 35min，其中心死亡供者的热缺血时间不超过 20min；肺动脉灌注压力 10～15mmHg，灌注量 60mL/kg，每根肺静脉逆行灌注 250mL；灌注液温度 4～8℃；获取时呼吸机 FiO₂ 50%，PEEP 5cmH₂O，压力小于 20cmH₂O，潮气量 6～10mL/kg，体外供肺需维持约 50% 的充气膨胀状态	III	强
27	体外供肺推荐 4～8℃ 下基于细胞外液的静态冷保存（Perfadex、R-LPD 液等）。其冷缺血时间一般不超过 10～12h	III	强
28	体外机械灌注技术具有修复供肺，改善供肺功能，扩大边缘供肺的功能，延长供肺冷缺血时间，推荐在有条件的中心开展	IV	强

（霍枫　陈建雄　蔡庆）

参 考 文 献

[1] Briceno J，Marchal T，Padillo J，et al. Influence of marginal donors on liver preservaion injury [J]. Transplantation，2002，74（4）：522-526.

[2] Hansson J，Mjörnstedt L，Lindnér P. The risk for graft loss 5 years after kidney transplantation is increased if cold ischaemia time exceeds 14 hours [J]. Clin Transplant，2018：e13377.

[3] Anderson C D，Pierce J，Nicoud I，et al. Modulation of mitochondrial calcium management attenuates hepatic warm ischemia-reperfusion injury [J]. Liver Transpl，2005，11（6）：663-668.

[4] Rentsch M，Post S，Palma P，et al. Anti-ICAM-1 blockade reduces postsinusoidal WBC adherence follow-

ing cold ischemia and reperfusion, but does not improve early graft function in rat liver transplantation [J]. J Hepatol, 2000, 32 (5): 821-828.

[5] Nakamitsu A, Hiyama E, Imamura Y, et al. Kupffer cell function in ischemic and nonischemic livers after hepatic partial ischemia/reperfusion [J]. Surg Today, 2001, 31 (2): 140-148.

[6] Li C, Jackson R M. Reactive species mechanisms of cellular hyoxia-reoxygenation injury [J]. Am J Physiol Cell Physiol, 2002, 282 (2): C227-C241.

[7] Saris N E, Carafoli E. A historical review of cellular calcium handling, with emphasis on mitochondria [J]. Biochemistry (Mosc), 2005, 70 (2): 187-194.

[8] Naidu B V, Krishnadasan B, Farivar A S, et al. Early activation of the alveolar macrophage is critical to the development of lung ischemia-reperfusion injury [J]. Thorac Cardiovasc Surg, 2003, 126 (1): 200-207.

[9] Henry S D, Guarrera J V. Protective effects of hypothermic ex vivo perfusion on ischemia/reperfusion injury and transplant outcomes [J]. Transplant Rev (Orlando), 2012, 26 (2): 163-175.

[10] Schlegel A, Kron P, Graf R, et al. Hypothermic Oxygenated Perfusion (HOPE) downregulates the immune response in a rat model of liver transplantation [J]. Ann Surg, 2014, 260 (5): 931-938.

[11] Hart N A, van der Plaats, Leuvenink HG, et al. Determination of an adequate perfusion pressure for continuous dual vessel hypothermic machine perfusion of the rat liver [J]. Transpl In, 2007, 20 (4): 343-352.

[12] Polyak M M, Arrington B O, Stubenbord W T, et al. The influence of pulsatile preservation on renal transplantation in the 1990s [J]. Transplantation, 2000, 69 (2): 249-258.

[13] Gallinat A, Paul A, Efferz P, et al. Role of oxygenation in hypothermic machine perfusion of kidneys from heart beating donors [J]. Transplantation, 2012, 94 (8): 809-813.

[14] Treckmann J, Nagelschmidt M, Minor T, et al. Function and quality of kidneys after cold storage, machine perfusion, or retrograde oxygen persufflation: results from a porcine autotransplantation model [J]. Cryobiology, 2009, 59 (1): 19-23.

[15] Hosgood S A, Patel M, Nieholson M L. The conditioning effect of ex vivo normothermic perfusion in an experimental kidney model [J]. J Surg Res, 2013, 182 (1): 153-160.

[16] Buchs J B, Lazeyras F, Ruttimann R, et al. Oxygenated hypothermic pulsatile perfusion versus cold static storage for kidneys from non heart-beating donors tested by in-line ATP resynthesis to establish a strategy of preservation [J]. Perfusion, 2011, 26 (2): 159-165.

[17] Thuillier R, Allain G, Celhay O, et al. Benefits of active oxygenation during hypothermic machine perfusion of kidneys in a preclinical model of deceased after cardiac death donors [J]. J Surg Res, 2013, 184 (2): 1174-1181.

[18] Koetting M, Frotscher C, Minor T, et al. Hypothermic reconditioning after cold storage improves postischemic graft function in isolated porcine kidneys [J]. Transplant International, 2010, 23 (5): 538-542.

[19] 鲁皓, 刘晓珊, 陆云杰, 等. 持续低温氧合机械灌注对小鼠心脏死亡器官捐献供肝的保护作用 [J]. 器官移植, 2013, 4 (4): 223-227.

[20] Guarrera J V, Henry S D, Samstein B, et al. Hypothermic machine preservation inhuman liver transplantation: the first clinical series [J]. Am J Transplant, 2010, 10: 372-381.

[21] Henry S D, Guarrera J V. Protective effects of hypothermic ex vivo perfusion on ischemia/reperfusion in-

jury and transplant outcomes [J]. Transplant Rev (Orlando), 2012, 26 (2): 163-175.

[22] Reinier J V, Shannon N T, Peony D B, et al. Supercooling extends preservation time of human livers [J]. Nature Biotechnology, 2019, 37: 1-6.

[23] Matsuno N, UchidaK, Furukawa H. Impact of machine perfusion preservation of liver grafts from dona-tion after cardiac death [J]. Transplantation proceedings, 2014, 46 (4): 1099-1103.

[24] Berendsen T A, Bruinsma B G, Puts C F, et al. Supercooling enables long-term transplantation survival following 4 days of liver preservation [J]. Nat Med, 2014, 20 (7): 790-793.

[25] Matias J E, Morais F A, Kato D M, et al. Prevention of normothermic hepatic ischemia during in situ liver perfusion with three different preservation solutions: experimental analysis by realtime infrared radi-ation thermography in Portuguese [J]. Rev Col Bras Cir, 2010, 37 (3): 211-217.

[26] Plauth M, Zimmermann B, Raible A, et al. Use of an artificial oxygen carrier in isolated rat liver perfu-sion: first demonstration of net glucose uptake at physiological portal glucose concentrations using a he-moglobin-free perfusate [J]. Res Exp Med (Berl), 1991, 191: 339-347

[27] Vairetti M, Ferrigno A, Carlucci F, et al. Subnormothermic machine perfusion protects steatotic livers against preservation injury: a potential for donor pool increase [J]. Liver Transpl, 2009, 15: 20-29.

[28] Vairetti M, Ferrigno A, Rizzo V, et al. Correlation between the liver temperature employed during ma-chine perfusion and reperfusion damage: Role of Ca^{2+} [J]. Liver Transpl, 2008, 14: 494-503.

[29] Gringeri E, Polacco M, D'Amico F E, et al. A new liver autotransplantation technique using subnormo-thermic machine perfusion for organ preservation in a porcine model [J]. Transplant Proc, 2011, 43 (4): 997-1000.

[30] Tolboom H, Izamis M L, Sharma N, et al. Subnormothermic machine perfusion at both 20℃ and 30℃ recovers ischemic rat livers for successful transplantation [J]. Journal of Surgical Research, 2011, 3: 149-156.

[31] Bruinsma B G, Avruch J H, Weeder P D, et al. Functional Human Liver Preservation and Recovery by Means of Subnormothermic Machine Perfusion [J]. J Vis Exp, 2015, 27 (98): e52777.

[32] Knaak J M, Spetzler V N, Goldaracena N, et al. Technique of Subnormothermic Ex Vivo Liver Perfu-sion for the Storage, Assessment, and Repair of Marginal Liver Grafts [J]. J Vis Exp, 2014, 13 (90): e51419.

[33] Vollmar B, Menger M D. The hepatic microcirculation: mechanistic contributions and therapeutic targets in liver injury and repair [J]. Physiol Rev, 2009, 89 (4): 1269-1339.

[34] Punch J D, Hayes D H, LaPorte F B, et al. Organ donation and utilization in the United States, 1996-2005 [J]. Am J Transplant, 2007, 7 (5 Pt 2): 1327-1338.

[35] Snell G I, Griffiths A, Levvey B J, et al. Availability of lungs for transplantation: exploring the real po-tential of the donor pool [J]. J Heart Lung Transplant, 2008, 27 (6): 662-667.

[36] Smits J M, Win van der B, Laufer G, et al. Maximizing utilization of reported donor lungs in Eurotrans-plant: impact of the rescue allocation policy on utilization rates [J]. ClinTranspl, 2009: 123-134.

[37] Valapour M, Paulson K, Smith J M, et al. OPTN/SRTR 2011 Annual Data Report: lung [J]. Am J Transplant, 2013, 13 Suppl 1: S149-S177.

[38] Steen S, Sjöberg T, Pierre L, et al. Transplantation of lungs from a non-heart-beating donor [J]. Lancet, 2001, 357 (9259): 825-829.

[39] Steen S, Ingemansson R, Eriksson L, et al. First human transplantation of a nonacceptable donor lung

after reconditioning ex vivo [J]. Ann Thorac Surg, 2007, 83 (6): 2191-2194.

[40] Cypel M, Yeung J C, Liu M, et al. Normothermic ex vivo lung perfusion in clinical lung transplantation [J]. N Engl J Med, 2011, 364 (15): 1431-1440.

[41] Yeung J C, Cypel M, Waddell TK, et al. Update on donor assessment, resuscitation, and acceptance criteria, including novel techniques-non-heart-beating donor lung retrieval and ex vivo donor lung perfusion [J]. Thorac Surg Clin, 2009, 19 (2): 261-274.

[42] Matsuno N, Uchida K, Furukawa H. Impact of machine perfusion preservation of liver grafts from donation after cardiac death [J]. Transplantation proceedings, 2014, 46 (4): 1099-1103.

[43] Warnecke G, Moradiellos J, Tudorache I, et al. Normothermic perfusion of donor lungs for preservation and assessment with the Organ Care System Lung before bilateral transplantation: a pilot study of 12 patients [J]. Lancet, 2012, 380 (9856): 1851-1858.

[44] Mohite P N, Sabashnikov A, García Sáez D, et al. Utilization of the Organ Care System Lung for the assessment of lungs from a donor after cardiac death (DCD) before bilateral transplantation [J]. Perfusion, 2015, 30 (5): 427-430.

[45] Luc J G, Bozso S J, Freed D H, et al. Successful repair of donation after circulatory death lungs with large pulmonary embolus using the lung organ care system for ex vivo thrombolysis and subsequent clinical transplantation [J]. Transplantation, 2015, 99 (1): e1-e2.

[46] Brasile L, Stubenitsky B M, Booster M H, et al. NOS: the underlying mechanism preserving vascular integrity and during ex vivo waInl kidney perfusion [J]. Am J Transplant, 2003, 3 (6): 674-679.

[47] Brasile L, Stubenitsky B M, Booster M H, et al. Hypothermia a limiting factorin using warm ischemically damaged kidneys [J]. Am J Transplant, 2001, 1 (4): 316-320.

[48] Hosgood S A, Patel M, Nieholson M L. The conditioning effect of ex vivo normothermic perfusion in an experimental kidney model [J]. J Surg Res, 2013, 182 (1): 153-160.

[49] Bagul A, Hosgood S A, Kanshik M, et al. Experimental renal preservation bynormothermic resuscitation perfusion with autologous blood [J]. Br J Surg, 2008, 95 (1): 111-118.

[50] van der Wijk J, Slooff M J, Rijkmans B G, et al. Successful 96-and 144-hour experimental kidney preservation: a combination of standard machine preservation and newly developed normothermic ex vivo perfusion [J]. Cryobiology, 1980, 17 (5): 473-477.

[51] Xu H, Berendsen T, Kim K, et al. Excorporeal normothermic machine perfusion resuscitates pig DCD livers with extended warm ischemia [J]. Journal of Surgical Research, 2012, 173: e83-e88.

[52] Brockmann J, Reddy S, Coussios, et al. Normothermic perfusion: a new paradigm for organ preservation [J]. Ann Surg, 2009, 250: 1-6.

[53] Dries S, Karimian N, Sutton M E, et al. Ex vivo normothermic machine perfusion and viability testing of discarded human donor livers [J]. Am J Transplant, 2013, 13 (5): 1327-1335.

[54] Reddy S P, Bhattacharjya S, Maniakin N, et al. Preservation of porcine non-heart-beating donor livers by sequential cold storage and warm perfusion [J]. Transplantation, 2004, 77 (9): 1328-1332.

[55] Brasile L, Buelow R, Stubenitsky B M, et al. Induction of hemeoxygenase-1 in kidneys during ex vivo warm perfusion [J]. Transplantation, 2003, 76 (8): 1145-1149.

[56] Cantaluppi V, Biancone L, Quercia A, et al. Rationale of mesenchymal stem cell therapy in kidney injury [J]. Am J Kidney Dis, 2013, 61 (2): 300-309.

[57] Wang Y, He J, Pei X, et al. Systematic review and meta-analysis of mesenchymal stem/stromal cells

therapy for impaired renal function in small animal models [J]. Nephrology (Carlton), 2013, 18 (3): 201-208.

[58] Hara Y, Stolk M, Ringe J, et al. In vivo effect of bone marrow-delved mesenchymal stem cells in a rat kidney transplantation model with prolonged cold ischemia [J]. Transpl Int, 2011, 24 (11): 1112-1123.

[59] Zhuo W, Liao L, Xu T, et al. Mesenchymal stem cells ameliorate ischemia reperfusion-induced renal dysfunction by improving the antioxidant/oxidant balance in the ischemic kidney [J]. UrolInt, 2011, 86 (2): 191-196.

[60] Brasile L, Stubenitsky B M, Haiseh C E, et al. Repair of damaged organs in vitro [J]. Am J Transplant, 2005, 5 (2): 300-306.

[61] Emaminia A, Lapar D J, Zhao Y, et al. Adenosine A2A agonist improves lung function during ex vivo lung perfusion [J]. Ann Thorac Surg, 2011, 92 (5): 1840-1846.

[62] Yeung J C, Wagnetz D, Cypel M, et al. Ex vivo adenoviral vector gene delivery results in decreased vector-associated inflammation pre-and post-lung transplantation in the pig [J]. Mol Ther, 2012, 20 (6): 1204-1211.

[63] Noda K, Shigemura N, Tanaka Y, et al. Hydrogen preconditioning during ex vivo lung perfusion improves the quality of lung grafts in rats [J]. Transplantation, 2014, 98 (5): 499-506.

[64] Minor T, Lüer B, Efferz P. Dopamine improves hypothermic machine preservation of the liver [J]. Cryobiology, 2011, 63 (2): 84-89.

[65] Uygun K, Tolboom H, Izamis M L, et al. Diluted blood reperfusion as a model for transplantation of ischemic rat livers: alanine aminotransferase is a direct indicator of viability [J]. Transplant Proc, 2010, 42 (7): 2463-2467.

[66] Dutkowski P, Furrer K, Tian Y, et al. Novel short-term hypothermic oxygenated perfusion (HOPE) system prevents injury in rat liver graft from non-heart beating donor [J]. Ann Surg, 2006, 244 (6): 968-977.

[67] Vekemans K, Liu Q, Pirenne J, et al. Artificial circulation of the liver: machine perfusion as a preservation method in liver transplantation [J]. Anat Rec (Hoboken), 2008, 291 (6): 735-740.

[68] Sutton M E, op den Dries S, Karimian N, et al. Criteria for viability assessment of discarded human donor livers during ex vivo normothermic machine perfusion [J]. PLoS One, 2014, 9 (11): e110642.

[69] Obara H, Matsuno N, Enosawa S, et al. Pretransplant screening and evaluation of liver graft viability using machine perfusion preservation in porcine transplantation [J]. Transplant Proc, 2012, 44 (4): 959-961.

[70] Perk S, Izamis M L, Tolboom H, et al. A metabolic index of ischemic injury for perfusion-recovery of cadaveric rat livers [J]. PLoS One, 2011, 6 (12): e28518.

[71] OBrien P J, Slaughter M R, Polley S R, et al. Advantages of glutamate dehydrogenase as a blood biomarker of acute hepatic injury in rats [J]. Lab Anim, 2002, 36 (3): 313-321.

[72] Chung W Y, Gravante G, Al-Leswas D, et al. The autologous normothermic ex vivo perfused porcine liver-kidney model: improving the circuit's biochemical and acid-base environment [J]. Am J Surg, 2012, 204 (4): 518-526.

[73] Nagrath D, Xu H, Tanimura Y, et al. Metabolic preconditioning of donor organs: defatting fatty livers by normothermic perfusion ex vivo [J]. Metab Eng, 2009, 11 (4-5): 274-283.

[74] Black S M, Whitson B A, Velayutham M. EPR spectroscopy as a predictive tool for the assessment of

marginal donor livers perfused on a normothermic ex vivo perfusion circuit [J]. Med Hypotheses，2014，82（5）：627-630.

[75] Van Smaalen T C，Hoogland E R，vanHeurn L W. Machine perfusion viability testing [J]. Curt Opin Organ Transplant，2013，18（2）：168-173.

[76] Dare A J，Pettigrew G J，Saeb-Parsy K. Preoperative assessment of the deceased-donor kidney：from macroscopic appearance to molecular biomarkers [J]. Transplantation，2014，97（8）：797-807.

[77] Patel S K，Pankewycz O G，Weber-Shrikant E. Effect of increased pressure during pulsatile pump perfusion of deceased donor kidneys in transplantation [J]. TransplantProc，2012，44（7）：2202-2206.

[78] Patel M，Hosgood S，Nicholson M L. The effects of arterial pressure during normothermic kidney perfusion [J]. J Surg Res，2014，191（2）：463-468.

[79] Hosgood S A，Barlow A D，Hunter J P，et al. Ex vivo normothermic perfusion for quality assessment of marginal donor kidney transplants [J]. Br J Surg，2015，102（11）：1433-1440.

[80] Hoogland E R，deVries E E，Christiaans M H，et al. The value of machine perfusion biomarker concentration in DCD kidney transplantations [J]. Transplantation，2013，95（4）：603-610.

[81] Noeijs M G，Pulinx B，vanDieijen-Visser M P，et al. Characterization of the perfusate proteome of human donor kidneys [J]. Ann Clin Biochem，2013，50（Pt2）：140-146.

[82] Cypel M，Yeung J C，Liu M，et al. Normothermic ex vivo lung perfusion in clinical lung transplantation [J]. N Engl J Med，2011，364（15）：1431-1440.

[83] Yeung J C，Cypel M，Waddell T K，et al. Update on donor assessment，resuscitation，and acceptance criteria，including novel techniques-non-heart-beating donor lung retrieval and ex vivo donor lung perfusion [J]. Thorac Surg Clin，2009，19（2）：261-274.

[84] Cypel M，Yeung J C，Machuca T，et al. Experience with the first 50 ex vivo lung perfusions in clinical transplantation [J]. J Thorac Cardiovasc Surg，2012，144（5）：1200-1206.

第二节　机械灌注技术与设备

一、体外膜肺氧合技术与设备

体外膜肺氧合（extracorporeal membrane oxygenation，ECMO）的装备大部分来自体外循环的观念，其组成包括替代循环系统动力部分之驱动装置（血液泵），替代呼吸系统功能之气体交换装置（一般被称为氧合器），替代循环系统回路之动静脉导管及管路，气体与氧合器混合调节器，加热器，各种血液参数监测器，各种安全监测器与其他附加装置。

（一）血液泵

目前应用在 ECMO 之血液泵可分为滚轴泵（roller pump）与离心泵（centrifugal pump）两大类。体外循环之滚轴泵在临床多年的使用中不断地改进和完善，从最简单的单向平流型血液泵发展为当今现代化的由计算机控制，亦可双向驱动以及产生搏动血流的装置。使得灌注更趋于安全、有效，但应用在 ECMO 上除了传统的滚轴泵组件，还包括泵头、泵控制面板、电气传动装置以及回馈调节血液泵装置。

1. 滚轴泵

滚轴泵的泵头（pump head）分滚轮压轴和泵槽两大部分。泵管路放入泵槽中，通过滚轮压轴对泵管路外壁的滚动方向挤压，推动管内的液体向一定的方向流动，滚轴泵通过压迫管道而推动血液。当滚轴泵推动血液向前时，其后方产生的负压将血液从储血罐吸入管道。要求泵管路有很好的弹性和抗挤压能力，一般使用硅胶管路，也可使用具有良好弹性和耐久性的 PVC 管路。在灌注过程中滚轮压轴有可调性，即快速可达每分钟 250 转，慢则每分钟 1 转。泵的流量和泵的转速成正比，泵槽半径越大，泵管道内径越大，每圈滚压灌注的流量越多。滚轴泵的输出量取决于泵管路的尺寸、泵的阻力、泵的转速和供应血液总量。使用滚轴泵必须调整泵管路的尺寸，以提供足够的输出量。使用直径较大的泵管路能降低转速、减少管路磨损。为此，新生儿、儿童和成人患者要使用不同直径的泵管路。对新生儿和体重＜14kg 的儿童，使用内径 1/4 英寸（1 英寸＝2.54cm）的泵管路，这种管路能传输约 9.7mL/rpm 的流速（使用 6 英寸泵头）。体重 15～30kg 的患者，使用内径 3/8 英寸的泵管路，传输约 22mL/rpm。体重＞30kg 的患者，使用内径 1/2 英寸的泵管路，传输约 39mL/rpm。必须根据所选管路的直径来设定流量的显示。流量的显示数值基于泵的转速。在最新的灌注系统中会自动设定，而老的系统中需手动设定。

滚轴泵在低流量的流速准确而较少发生溶血。但必须要有压力控制泵流量，以免压力过大造成爆管，或过度负压而产生小气泡。

2. 离心泵

物体在做同心圆运动时产生一向外的力，为离心力，其大小与转速和质量成正比，离心泵即是根据此原理设计的。在密闭圆形容器（泵头）的圆心和圆周部各开一孔，当其内圆锥部高速转动时，圆心中央部为负压，可将血液吸入，而圆周部为正压，可将血液甩出。

离心泵驱动由电机和泵头组成（图 2-2）。电机具有体积小、重量轻、噪音小、磨损小等优点。电机带动磁性转子高速旋转，转子磁力带动密封泵头内的磁性轴承及其上的圆锥部旋转产生离心力。早期的泵头为涡流剪切力式，分层塔状锥体形设计，利用液体剪切应力使其产生流动。为了增加液体运动，减弱转速，减少产热，中期的离心泵头内设计有转子叶片，泵效率高。目前新型离心泵头平滑，预充体积小，为了减少长期使用会产生血栓的缺点，甚至设计为没有中轴的磁悬浮

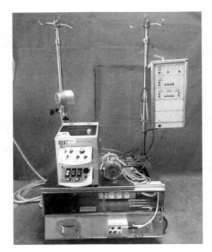

图 2-2　离心泵

结构。离心泵的转子与电机用导线连接，增加了活动性，可进行远距离操作。泵头内采用了肝素结合技术，生物兼容性好，可不用或少用肝素，更增加了离心泵的安全性。

与滚轴泵相比，离心泵的特点是驱动一定量的血液所需的能量较少，在高流量时需要的机械能较少。另外，通常不会产生过大的负压而造成血液空泡，也不会产生过大的正压。然而在高转速时，流入量突然减少会造成红细胞破坏。此外，离心泵能俘获少量气体，使其留在泵头中。

虽然离心泵不会产生过大的负压或正压，增强了它的安全性。但如希望维持设定的流量，这些限制也就是缺点。任何流出阻力增加的情况都会减少流至患者的血流量。患者体循环血管阻力或血压上升、动脉插管扭折、患者翻转时压迫胸腔都会导致泵输出量明显降低。同样地，血压或全身循环阻力降低、低血液容量、静脉回流管路扭折也会导致泵输出量降低。此外，有报道在低流量（0.3L/min）时，相比滚轴泵，使用离心泵时溶血指标显著升高。这是由于离心泵的高转速和产生的热量所造成的。

目前市场上成熟的血液泵有 Maquet Rotaflow，Sorin Revolution，Medtronic BPX-80，Levitronix Centrimag Pump，Medos Delta Stream 等型号（图 2-3 ～图 2-8），以上所有产品均经过欧洲 CE 认证，并可以在体外循环使用 6h 以上。

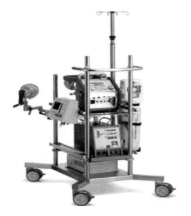

图 2-3　Maquet Rotaflow

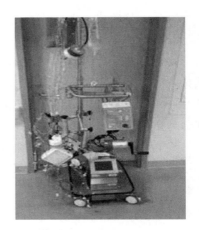

图 2-4　Sorin Revolution

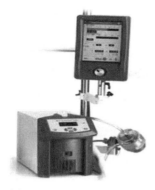

图 2-5 Medtronic BPX-80

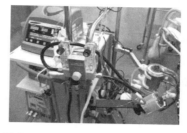

图 2-6 Levitronix Centrimag Pump

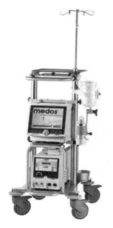

图 2-7 Medos Delta Stream Terumo
capiox sp centrifugal pump

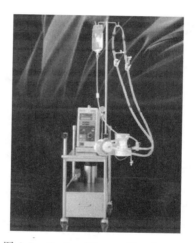

图 2-8 Capiox SP centrifugal pump

(二) 氧合器

一般目前 ECMO 所使用的气体交换装置，通常称为氧合器，有排除二氧化碳、氧气交换与血液温度调节功能。根据其制造材质可分为两大类：硅胶膜与中空纤维。

1. 硅胶膜氧合器

硅胶膜氧合器（图 2-9）目前只有一种，即美敦力生产的硅胶膜氧合器，唯一被美国 FDA 允许长期使用。硅胶膜缠绕在聚碳酸酯核心外面，装在硅胶套筒内。这样的构造使得血流从一端通过并与另一端反方向通过的气体进行交换，使气体交换最大。这种硅胶膜的气体交换效率非常高。调节二氧化碳的方法有几种。吹入的气体内添加氧气和 5% 二氧化碳的混合气或纯二氧化碳提高血液循环中的二氧化碳分压，使之达到正常生理水平。或者可以通过改变每分钟通气量或气体流量来调节。添加二氧化碳后，建议不断监测氧合后血液气体，确保血液酸碱值和二氧化碳分压在标准范围内。这种氧合器气体交换表面积的规格范围从 $0.4\sim4.5m^2$。根据患者的体型和预期需要的血流量选择氧合器的规格。最大血流量等于 1.5 倍氧合器膜表面积，最大的吹入气体流量限制在 3 倍氧合器膜表面积。例如，$0.8m^2$ 氧合器的最大血流量是 $2.4L/min$。

膜肺功能的两个基本指针是膜肺前后压差和气体交换能力。血流产生的跨氧合器压力可以提供关于患者、管路和氧合器功能的重要信息，因此膜肺前、后压力监测很重要。氧合器前、后压力均上升表明氧合器后阻力增加。可能的原因包括动脉插管扭折、患者高血压或高血容量。两个压力均降低表明泵血流减少，可能是泵头松紧度太松、低血压或低血容量。压力差增大表明氧合器阻力增加，最可能的原因是血栓形成。

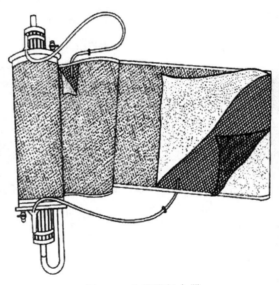

图 2-9　硅胶膜氧合器

2. 中空纤维氧合器（hollow fiber）

目前使用的中空纤维氧合器材质有两大类：聚丙烯和聚甲基戊烯。聚丙烯材质的有 Medtronic Surgical Membrane Oxygenators（经过美国 FDA 及欧洲 CE 认证，可以在心脏手术和 ECMO 使用超过 6h）；聚甲基戊烯材质的有 Maquet QUADROX-iD，Medos Hilite LT，Novalung Lung Assist Devices，Sorin Lilliput，Nipro Biocube 和 Euroset 等（图 2-10～图 2-17）。

在美国，目前没有传统聚丙烯微孔中空纤维氧合器被允许长期使用。聚丙烯微孔中空纤维氧合器在美国被批准持续使用不超过 8h，这是因为中空纤维实际上有许多微孔。气体交换就是通过毛细管的微孔进行，这种结构使得中空纤维氧合器容易产生血浆渗漏而很快失去功能。有报道这种情况在患者静脉输入脂肪类液体时会更快发生。但由于材质改善与特性，新一代聚甲基戊烯之 Plasma Tight 与 Diffusion Type 无孔型氧合器的诞生是 ECMO 气体交换装置革命性变化。

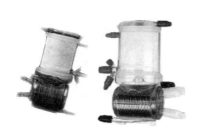

图 2-10　Medtronic Affinity oxygenator

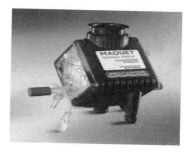

图 2-11　Maquet QUADROX-iD oxygenator

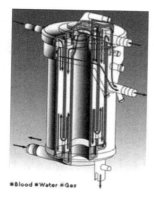

图 2-12　Medos Hilite LT oxygenator

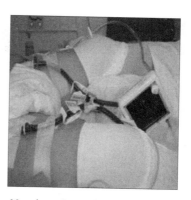

图 2-13　Novalung Lung Assist Devices oxygenator

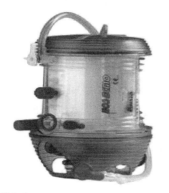

图 2-14　Sorin Lilliput oxygenator

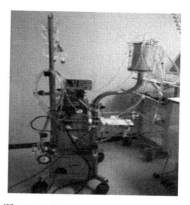

图 2-15　Nipro Biocube oxygenator

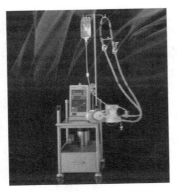

图 2-16　Terumo oxygenator

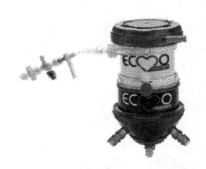

图 2-17　Euroset oxygenator

越来越多的 ECMO 中心把新一代中空纤维氧合器使用在 ECMO 系统中。经验表明中空纤维氧合器可以使用 72h 或更长时间。因为使用中空纤维氧合器有很多好处。首先，易于预充，一个有经验的操作者可以在 5min 内完成预充排气。其次，纤维表面易于涂层的优点，中空纤维氧合器涂层可以减少血液接触异物产生活化的发生率。第三，它有更小的表面积，却有更好的气体交换。减小表面积可以减少血小板活化，结合了涂层后更是如此。最后，极低的阻力又是另一个优点。一般而言，跨硅胶膜的压差往往维持在 100～150mmHg，然而跨中空纤维氧合器的压差在 10～20mmHg，阻力越低红细胞破坏越少。

(三) 管道和插管

1. ECMO 管路

ECMO 管路由 PVC 管组成。管道的尺寸从新生儿用的内径 1/4 英寸到儿童和成人用的 3/8 英寸或 1/2 英寸。每个 ECMO 中心会设计一种最符合本单位需求的 ECMO 管路。监测探头和注射孔可以放置在不同的位置。ECMO 管路设计应符合以下几条基本原则。

① 管路中的阻力与长度成正比。而且，ECMO 管路越长，血液与异物接触的表面积、增加预充液体总量和增加热量损失越大。管路应刚好够从泵到患者，能保证患者安全运送。

② 接头越少越好。管路中的接头增加了湍流的可能。这些湍流的部位就是血栓形成的部位，会使得红细胞破坏。

③ 制造商应尽可能完善每一个接头。厂商制造的接头用化学方法密封，减少高压状态下接头脱落的可能性。

管路内壁涂有涂层，人体将 ECMO 管路及其他组成部件视为异物，血液接触异物表面启动血小板、补体及其他炎症介质。一种降低此反应的技术就是白蛋白预充于管路中，白蛋白被覆于管路表面降低炎症反应。补体系统启动和炎症介质的释放造成急性呼吸窘迫症状和其他器官功能不全的发生。因此，几家厂商已生产出表面结合物质减少补体、血小板及炎症介质启动。这些物质也能减少血栓形成。最常用的是 Carmeda 涂层，肝素分子共价结合于塑料表面，抗血栓结合位点与血液接触。表面涂层标准原则为凡是接触患者血液之人工制造装置都应该为表面涂层，另外更重要的是需要某种程度的全身肝素化。有些中心使用 Carmeda 涂层管路时甚至到 12h 后才开始使用肝素，开始使用肝素时剂量也比较低。虽然并没有确凿的研究表明这能降低 ECMO 人群的病死率和并发症发生率，但许多研究者已经证明肝素能减少血小板和补体系统的启动。在 Svenmarker 等的研究中，使用肝素涂层的管路降低了平均住院时间、术后辅助通气时间、术后出血量，减少了输血、术后凝血功能障碍、神经系统并发症和心房颤动。对手术期血小板计数、术后发热和 5 年生存率无影响。

2. ECMO 插管

体外循环生命支持的建立，临床上依情况先决定静脉-静脉（V-V）ECMO 或静脉-动脉（V-A）ECMO，再决定插管的位置，以便顺利进行 ECMO。

（1）插管原则　ECMO 前对于病患的处理，是非常有挑战性的决定。可加护病房、急诊室或手术室都可进行 ECMO。患者必须要有监视器及护士看护。必须考虑病患转床移动时血流动力学如血压、心排血量是否稳定，还有呼吸机的使用、转床移动时是否方便等，还必须考虑地点是否适当，ECMO 所使用的管路、动静脉导管及手术器械，手术室护士与操作 ECMO 的人员必须能够到场。

当病患需要紧急使用 ECMO 时，必须向家属解释清楚并取得知情同意后，才能进行。另外，必须紧急备血联系血库，需要浓缩红细胞、血浆或血小板，病患在麻醉下安全有效地插入气管内管，避免病患不舒服、焦虑，一般联合应用麻醉剂（芬太尼）和肌肉松弛剂。为了避免血栓形成，插管前先给予肝素每千克体重 100 单位（units），3min 后才进行插入动静脉导管。

插管是提供理想的 ECMO 流量的主要限制因素之一。因为血流阻力随插管内径减小而增加，所以为了确保足够的血流量，要放置尽可能粗的插管。通常，泵的流量应保持在 $60 \sim 120 \text{mL}/(\text{kg} \cdot \text{min})$。管径太小会造成不能提供足够的支持。因为动脉插管端的血流是 ECMO 泵所驱动的，所以动脉端阻力不及静脉端阻力强。但还是要尽量减小阻力以减少溶血、管路破裂的发生率，并降低 ECMO 系统的后负荷，后者在使用离心泵时尤其重要。

插管规格以法制单位（F）来表示，标明了插管的外径；管壁厚度和插管的长度也必须考虑。不同厂家生产的相同规格的插管，内径可能并不相同。M 系数（M-number）根据长度、内径和侧孔位置来描述了插管的流量-压力特性，可测定各种规格插管的阻力。

静脉插管一般末端和侧面都有孔，即使末端堵塞血流也可通过。双腔 V-V 插管为 VV-ECMO 支持提供了一个简便的方法。这种插管通过颈内静脉进入右心房，确保氧气和血液有效地输入右心房。目前最大的双腔插管是 18F，更大的插管正在研发中。其位置一般在颈内静脉、上下腔静脉、右心房与股静脉。

动脉插管一般只有末端孔以防止动脉损伤。虽然插管需要薄壁、可弯曲，以尽可能减少阻力，但应不会扭折。带金属丝的插管如 Bio-Medicus（Medtronic, Min neapolis, MiN），非常有弹性不易扭折，但薄壁双腔插管比较容易扭折。其位置一般在颈动脉、升主动脉、股动脉、锁骨下动脉与腋下动脉等。

（2）支持类型 其辅助模式有两类，即静脉-静脉（V-V）模式与静脉-动脉（V-A）模式。静脉-静脉（V-V）模式，将病患缺氧血血液由循环系统之腔静脉利用静脉导管引流到体外，经由动力血液泵打入人工制造之气体交换装置氧合并移除二氧化碳后，再利用静脉导管将氧合后之含氧血血液打入人体腔静脉，以达到暂时辅助或支持人体肺脏功能。静脉-动脉（V-A）模式，将病患缺氧血血液由循环系统之腔静脉利用静脉导管引流到体外，经由动力血液泵打入人工制造之气体交换装置氧合并移除二氧化碳后，再利用动脉导管将氧合后之含氧血血液打入人体大动脉，以达到暂时辅助或支持人体心脏与肺脏功能。

（3）插管技术的选择 V-A 模式需要动脉结扎以防止血管切开引起的插管周围渗血以及血液从插管旁流过引起的远端栓塞。在婴幼儿中，颈动脉一般可以安全地在远端结扎，不会留下严重后遗症。在英国 Collaborative ECMO Trial 中，颈动脉结扎后 ECMO 存活患儿的神经系统损伤发生率与常规治疗患儿相似。Schumacher 等发现颈动脉结扎后出现脑部损害常累及右半球。但在另一项 74 例颈动脉结扎婴儿的研究中没有发现这种偏向性。V-V 模式既可以使用静脉结扎技术，也可通过经皮或半开放技术而避免血管结扎。虽然颈静脉结扎一般耐受良好，但有证据表明静脉结扎会使静脉压升高，可导致脑缺血。经皮置管使用 Seldinger 技术。因为不知道要置管的血管尺寸，有血管破裂的危险。因此，推荐使用半开放技术。该技术通过一个小切口看到静脉尺寸，帮助选择正确的插管型号。也可以通过切口看到置管过程。该技术不做血管结扎。这有几个优点：插管中的头向血流，使进入旁路循环的未氧气合血液的量增加；血管在拔管后保持开放（如有需要可再置管）；插管扭折的风险降低，因为插管和血管没有靠结扎固定在一起，插管没有扭转的支点，调整插管的深度也容易得多。

（4）插管种类 新生儿 ECMO 的血管置管特别有挑战性，因为他们的血管很细小。置管的入路依采用的方法而定。如同时需要心肺支持或 V-V 模式的置管无法进行（例如静脉太过细小），则适用 V-A 模式。在 V-A 模式中，静脉引流的推荐位置是经右颈内静脉至右心房，动脉回输的推荐位置是经右颈总动脉至主动脉弓。颈内静脉和颈动脉是新生儿相对较粗大的血管，一般容易置管。在 V-V 模式中，经右颈内静脉放置双腔导管至右心房。该方法受静脉尺寸的限制，因为目前最小号的插管是 12F。

二、器官机械灌注技术与设备

(一) 体外肝脏灌注系统

体外肝脏灌注系统根据维持温度的不同，其可以分为低温（4～6℃）、亚常温（20℃）、常温（32～37℃）灌注系统。MP 为解决边缘供体肝脏临床应用及器官短缺提供了新思路，有望提高供肝利用率、降低供肝弃用率。目前国外有多个团队致力于 MP 系统的研发，仅少数 MP 试用或应用于临床。

体外肝脏机械灌注系统的结构包括储肝容器、医用离心泵、氧合器、热交换器、压力和流量感应器、管路以及控制系统等。常温肝脏机械灌注设备，既有使用 2 个离心泵和相关组件来实现对门静脉和肝动脉的双重灌注，又有使用 1 个泵实现双重灌注（不同的压力和流速）。作为灌注系统的重要组成部分，医用离心泵是首选，因为其对红细胞的损伤较低，同时具有更稳定的压力和流速。在部分循环管路设计方面，一种为半开放式管路，即从上腔静脉引流静脉血至开放的储血器，这种设计存在液体蒸发和污染风险；另一种为封闭式管路，则无液体蒸发风险，灌注液污染的风险很小，但对设计要求较高。

国际上现有的肝脏机械灌注系统主要包括低温机械灌注系统（Lifeport Liver Transporter，Organ Recovery Systems，Itasca，IL，USA）、可调温机械灌注系统（Liver Assist Device，Organ Assist BV，Groningen，The Netherlands）、常温机械灌注系统（OrganOx metra，OrganOx Ltd.，Oxford，UK）。

1. 低温机械灌注系统

Organ Recovery Systems 公司与哥伦比亚大学 James Guarrera 团队合作，首次报道低温机械灌注应用于临床肝移植的临床病例预后，证实 Lifeport Liver Transporter 肝脏转运器应用于临床安全有效，可以显著降低术后早期移植物失去功能；2015 年他们又证实了这项技术可以用于挽救边缘供肝，临床废弃的肝脏经过低温机械灌注之后成功移植到受体，为拓展供肝来源提供了新的思路。然而这个技术还没有进行随机对照临床试验，同时还没有实施对高风险器官简单和有效的低温机械灌注技术。

2. 可调温机械灌注系统

可调温机械灌注系统（Liver Assist Device）（图 2-18）是一种压力控制的机械灌注系统，可以进行肝动脉的脉冲式灌注和门静脉的持续灌注。该设备使用一个双系统的旋转泵和中空的纤维膜肺作为核心组件。该设备的灌注温度可以根据需要进行人工调整，可选低温、亚低温、常温模式。灌注参数可通过显示屏实时显示。肝脏可通过腹腔动脉或主动脉和门静脉进行插管灌注。下腔静脉左侧开放并引流至储血器。胆囊管结扎，胆总管插管引流胆汁。该设备便携受限，供体肝脏需从获取中心通过冷保存运输至移植中心，再接入该设备进行灌注。

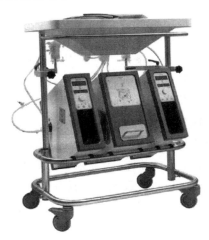

图 2-18　Liver Assist Device

3. 常温机械灌注系统

常温机械灌注系统（OrganOx metra）是第一款常温机械灌注系统，它通过肝动脉和门静脉进行持续流量灌注，通过单离心泵直接输送血液至动脉，然后经储血器运送至门静脉。该系统采用封闭式循环回路，自动调节维持生理状态的压力和流量。该系统几乎是全自动的，整合了血气分析仪，可实现动脉压力调节、气体输送、温度监测和胆汁计量。该设备可实现体外肝脏灌注长达 24h，并且可将设备运输至供体所在医院，对供体肝脏进行转运保存（图 2-19）。此设备近期完成 I 期临床试验，结果显示其在肝脏转运、保存方面安全有效，相比于 SCS 方案可以显著降低术后 7 天内肝内转氨酶水平。近期，来自牛津大学的团队使用该设备针对 220 名肝移植患者开展了首个随机试验，比较了 NMP 和 SCS 方法。试验发现与 SCS 相比，NMP 对供肝的损伤降低 50% 左右，供肝平均保存时间增加 54%（12h 和 8h），器官弃用率降低 50%（16 个和 32 个）。

冷冻技术（SCS）保存器官的局限性在于保存时间较短，且不能在保存过程中对供体器官功能进行科学评估。目前常用的评估方法（部分是主观的）包括供体病史、获取前生化检验、获取器官外观和组织病理检查等，均不能科学地预测供肝在移植后是否会发生原发性移植肝无功能或移植肝功能恢复延迟。低温或常温下体外供肝机械灌注不仅可以极大地延长供肝保存时间，而且可以提高供肝利用

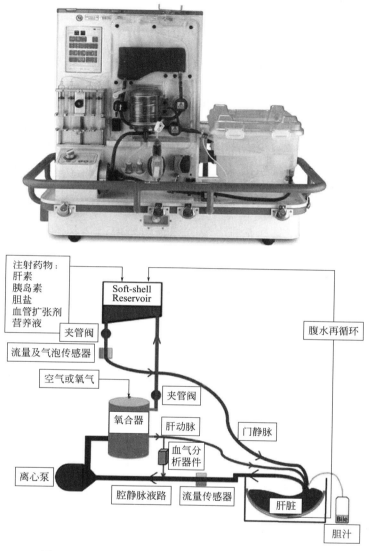

注射药物：
肝素
胰岛素
胆盐
血管扩张剂
营养液

Soft-shell Reservoir

腹水再循环

夹管阀

流量及气泡传感器

空气或氧气

夹管阀

氧合器

肝动脉

门静脉

离心泵

血气分析器件

腔静脉液路

流量传感器

肝脏

Bile

胆汁

图 2-19　OrganOX metra 移动式灌注设备图片和原理

率、降低供肝弃用率。由于肝脏在常温机械灌注过程中仍处于生理代谢状态，因此在器官灌注保存期间可以通过检测灌注液有关指标来评估供肝肝功能或活力情况，为器官功能或活力评估提供了平台。研究显示，灌注过程中乳酸、pH 值、肝脏分泌的胆汁量和肝动脉门静脉流量等指标，能很好地评估体外供肝的功能或活力。

(二) 体外肾脏灌注系统

目前临床肾脏机械灌注方案较多，不同方案之间主要区别在于机械灌注的环境温度及介入时机的选择。同时，灌注液的组分和类型也尚存争议，灌注液的选择也决定于灌注温度条件。不同的灌注温度选择主要依据细胞呼吸代谢曲线，单纯低温保存也正是基于这个原理设计，在 0～4℃ 条件下，细胞代谢率可以降低至正常生理状态的 5%，从而延长器官寿命。在低温条件下，肾脏代谢活性最低，所需氧气最少，可以最大限度使细胞进入休眠状态，从而延长器官寿命。但有学者认为低温环境并不利于细胞功能的保护，从而提出完全模拟体内状态的常温机械灌注，这样的条件下肾脏处于正常生理代谢状态，需要持续的氧气及营养物质的供应以满足需要，同时肾脏代谢产物也需要及时分离。亚低温机械灌注是近来兴起的概念，综合了低温和常温机械灌注的特点，可以保证肾脏在近似正常的生理活动的同时延长器官保存时间。器官保存包括器官获取、转运、移植前再灌注三个阶段，在这三个阶段内机械灌注都可以进行介入，可以在器官保存期全程进行灌注保存，也可以是其中一个阶段。不同灌注时机的选择及灌注时长之间的优劣目前暂无定论，但都被证实对于器官保存具有一定的作用。

(三) 体外心脏灌注系统

通过对体外心脏进行人工灌注，从而在体外为心脏提供氧气及营养。该概念最早在 1866 年由 Carl Ludwig 生理学实验室的 Elias Cyon 提出，并建立了体外蛙心脏灌流模型。1895 年，Oscar Langendorff 利用自制灌注装置建立哺乳动物体外心脏灌注模型，故称为 Langendorff 模型。该模型采用主动脉逆行灌注的方法，对升主动脉进行插管并输入含氧灌注液，使得主动脉瓣关闭，并对主动脉根部逆行灌注，灌注液进入冠状动脉网络中实现对心脏的灌注。之后，各种改良的 Langendorff 模型广泛地应用于体外心脏的生理学和药理学研究。Katz 在 1939 年对该技术进行改进，在系统中整合机械泵，并首次测定了主动脉灌注压和冠状动脉血管阻力。1967 年，Neely 首次报道体外工作心脏模型 (working heart model)，对左心房插管，灌注液经二尖瓣流入左心室，在左心室收缩时经主动脉排出并进入冠状动脉。由于工作心脏模型接近生理上的灌注方式并能进行心功能测试，所以心脏保护的实验研究中常用体外工作心脏模型。

持续机械灌注搏动供体心脏保存方式正是借鉴 Langendorff 灌注体外心脏模型原理，在供体心脏冠脉系统中利用外界机械持续灌注氧合液，保持常温与搏动状态，维持心肌细胞正常代谢活动。1998 年，Hassanein 等研发一种新型体外机械灌注保存装置，利用供体自身血经膜式氧合器氧合后灌注体外心脏保存 12h，经 Langendorff 再灌注 2h，证明氧合血持续机械灌注保存供体心脏的可行性。Garbade 等改进 Langendorff 系统利用氧合血机械灌注保存，通过研究发现供体心脏不经停搏灌注保存效果优于经停搏后灌注保存，并且灌注压保持在 40～50mmHg 可以避免持续机械灌注带来的心肌细胞水肿。

（四）体外肺脏灌注系统

最早的器官机械灌注技术由 Carrel 和 Lindbergh 在 1937 年提出，他们对大鼠和实验兔进行常温体外器官灌注实验，通过互换大鼠（或者实验兔）的甲状腺，并持续灌注了一周。

人类的第一例肺移植手术是在 1963 年，受者只存活了 18 天。此后的 20 多年间，有 40 多例肺移植手术被实施，但是这些接受移植的患者存活率都非常低，大部分患者在术前死于放弃手术、感染以及支气管吻合并发症等。1981 年，第一例成功的心肺移植手术在特发性肺动脉高压患者实施。1983 年，第一例特发性肺纤维化患者移植单肺成功，1986 年第一例肺水肿患者移植双肺成功。

随着研究的不断深入和开展，20 世纪 90 年代 EVLP 的可靠性逐渐确立，并被用于肺脏实验生理学研究。2001 年瑞典隆德大学 Steen 等首次对 EVLP 评估后的供肺进行移植，将 1 例心肌梗死后心肺复苏 190min 无效死亡患者的供肺成功移植到 1 例 54 岁慢性阻塞性肺疾病患者体内，术后 5 个月肺功能各项指标正常。2007 年，他们对 1 例严重肺挫伤、氧合指数低于 100mmHg（1mmHg＝0.133kPa）的供肺进行 EVLP 转流评估，最终将左侧供肺成功移植到 1 例 70 岁慢性阻塞性肺疾病患者体内。在这个过程中，他们研制出低钾右旋糖苷灌注液（又称"Steen液"）来进行体外肺灌注以防止肺水肿，改善移植结果。上述研究结果确立了 EVLP 技术的大体构成，之后欧洲和北美的大型肺移植中心均学习和应用 EVLP。

2011 年 Cypel 等发表了具有里程碑意义的研究结果，他们对 23 例不能直接利用的供肺进行 EVLP 转流，20 例灌注后功能改善进行了肺移植；将 116 例初评合格供肺作为对照组，两组的原发性移植物功能不全、术后机械通气时间、ICU 停留时间、气道并发症发生率和术后 30 天病死率差异均无统计学意义，证明了 EVLP 技术临床应用的安全性和有效性。

EVLP 转流改善供肺质量的主要机制包括：①利用高渗透性的灌注液改善肺水肿；②管路循环过程中利用滤过器和膜肺去除有害有毒的物质（血凝块、白细胞、炎性因子等）；③改善肺不张，达到良好的通气血流比；④可以在管路中加入药物进行相关治疗。

三、机械灌注液与灌注模式

（一）灌注液

1969 年美国 Collins 发明了最早在临床使用的一种低温保存液，命名为 Collins 液。该液简单、廉价，是一种高钾、高镁、低钠的细胞内液型灌注液。Collins 曾用该液在 4℃下成功灌洗保存肾脏达到 30h。1976 年，"欧洲移植组织"将其改进，去掉了其中的镁离子，形成 Euro-Collins 溶液（EC 液）。之后几年 EC 液在欧洲曾被广泛使用。但是，因为其采用葡萄糖维持渗透压，会导致器官明显的酸中毒从而严重影响供体质量，故以后逐渐为临床淘汰。

1987 年 Belzer 等在威斯康星大学研发出一种新保存液。此即广泛沿用至今，并被视为器官保存液"金标准"的 UW 液（University of Wisconsin）。UW 液用乳糖饵、棉籽糖和起乙基淀粉代替 Collins 液中的葡萄糖，这样不但可直接或间接抑制细胞水肿，也避免了葡萄糖刺激引起的酸中毒。UW 液含有合成能量物质 ATP 的前体腺苷，可明显减少再灌注损伤；含有磷酸盐缓冲对可以缓冲氢离子形成的组织酸化。其他成分如谷胱甘肽、别嘌呤醇、Mg^{2+} 等也能起到减少器官损伤的作用。目前，UW 液仍被广泛用于肝脏、肾脏、膜腺的保存。

另外还有其他几种常见的机械灌注液，如 KPS-1、HTK 液和 Custodiol-N 液、Celsior 液、Polysol、IGL-1 液、Vasosol、Steen 等。

（二）灌注模式

体外器官机械灌注模式包括搏动灌注与持续灌注，Amir 等研究认为搏动灌注周围血管反应性优于持续灌注；而另一些学者更新的研究结果显示搏动灌注与持续灌注的结果无差异，研究认为持续灌注装置相关发病率低于搏动灌注装置。

恒压和恒流灌注方式，是常用的两种技术。恒流一般使用 $8\sim12mL/(min \cdot g)$ 的流量。同时通过监控压力情况，一般控制在 $80\sim120mmHg$ 的压力状况。然而，恒压灌注是通过一定高度的顺应腔提供恒定的预设液体静压力，一般符合 $80\sim120mmHg$ 的生理压力范围。恒流系统可以决定灌注压力和血管阻力。恒压的缺点在于过高的压力下，会存在水肿的高风险，从而影响整体的器官组织。对灌注方式的选择，应该根据实际应用情况而决定。

（霍枫　陆树桐）

参 考 文 献

[1] Minor T，Efferz P，Fox M，et al. Controlled oxygenated rewarming of cold stored liver grafts by thermally graduated machine perfusion prior to reperfusion [J]. Am J Transplant，2013，13：1450.

[2] Nasralla D，Coussios C C，Mergental H，et al. A randomized trial of normothermic preservation in liver transplantation [J]. Nature，2018，557：50.

[3] Vekemans K，Liu Q，Pirenne J，et al. Artificial circu-lation of the liver：machine perfusion as a preservation method in liver transplantation [J]. Anat Rec（Hoboken），2008，291：735.

[4] St Peter S D，Imber C J，De Cenarruzabeitia I L，et al. Beta-galactosidase as a marker of ischemic injury and a mechanism for viability assessment in porcine liver transplantation [J]. Liver Transpl，2002，8：21.

[5] St Peter S D，Imber C J，Kay J，et al. Hepatic control of perfusate homeostasis during normothermic extrocorporeal preservation [J]. Transplant Proc，2003，35：1587.

[6] Adham M，Peyrol S，Chevallier M，et al. The isolated perfused porcine liver：assessment of viability during and after six hours of perfusion [J]. TransplInt，1997，10：299.

[7] Sutton M E，Op den Dries S，Karimian N，et al. Criteria for viability assessment of discarded human donor livers during ex vivo normothermic machine perfusion [J]. Transplant Immunology，2014，31（4）：239.

[8] Hassanein W H，Zellos L，Tyrrell T A，et al. Continuous perfusion of donor hearts in the beating state extends preservation time and improves recovery of function [J]. Journal of Thoracic & Cardiovascular Surgery，1998，116（5）：821-830.

[9] Christie J D，Carby M，Bag R，et al. Report of the ISHLT Working Group on Primary Lung Graft Dysfunction part II：definition. A consensus statement of the International Society for Heart and Lung Transplantation [J]. Journal of Heart & Lung Transplantation，2005，24（10）：1454-1459.

[10] Cypel M，Keshavjee S. Ex Vivo Lung Perfusion [J]. Operative Techniques in Thoracic and Cardiovascular Surgery，2014，19（4）：433-442.

[11] Egan T M，Haithcock J A，Nicotra WA，et al. Ex vivo evaluation of human lungs for transplant suitability [J]. Annals of Thoracic Surgery，2006，81（4）：1205.

[12] Grop T L T. Unilateral Lung Transplantation for Pulmonary Fibrosis [J]. New England Journal of Medicine，1986，314（18）：1140-1145.

[13] 张晓阳，李欣. 离体肺灌注技术的应用现状 [J]. 中国体外循环杂志，2015，（4）：245-248.

[14] Karimian N，Matton A P，Westerkamp AC，et al. Ex Situ Normothermic Machine Perfusion of Donor Livers [J]. J Vis Exp，2015，26（99）：e52688.

第三节　边缘供体器官与机械灌注

一、边缘供体器官的现状

器官移植成为终末期器官（肝脏、肾脏、肺脏等）疾病治疗最重要且有效的手段，然而有数据（表2-7）显示，美国每年在捐献肝脏可用之前，约有1500人死于等待肝移植的过程中，因此随着等待器官移植患者数量的增加，三个限制仍然存在：供体器官的数量严重短缺；捐赠机构质量下降；对处理和运输器官的时间限制，都成为制约器官移植发展的瓶颈。缩短器官需求和供应的差距，同时减少移植后并发症和缩短住院时间，是改善患者预后的重要临床目标。

表 2-7　每一年等待肝移植过程中死亡成人的数据表

患者统计清单	2015 年	2016 年	2017 年
每年的严重患者/例	14,622	14,037	13,703
每年增加患者/例	10,635	11,340	11,514

患者统计清单	2015 年	2016 年	2017 年
每年治愈患者/例	11,205	11,655	11,978
需治疗患者/例	14,052	13,722	13,239
取消移植因素			
捐赠者取消捐赠/例	6193	6903	7119
捐赠者存活/例	278	283	293
去国外移植/例	2	5	10
患者逝世/例	1692	1413	1334
拒绝移植/例	92	121	115
没有移植必要/例	776	763	850
移植物超出移植标准/例	1215	1194	1177
其他/例	957	973	1080

摘自 OPTN/SRTR 2017 Annual Data Report：Liver[J]. American Journal of Transplantation,2019.

二、LifePort Kidney Transporter 肾脏低温机械灌注转运器

Organ Recovery Systems（ORS）公司是世界领先的器官保存产品和服务提供商，支持 36 个国家的超过 238 个移植项目。肾移植的临床挑战，是对供肾的保护，低温机械灌注（HMP）是目前保存肾脏的一种有效方法。LifePort Kidney Transporter（图 2-20）是由美国 Organ Recovery System 公司研发的一款低温机械灌注肾脏转运器，是移植肾灌注保存的革命性方法，是目前使用最广泛的低温灌注设备。它是一种便携式的、绝缘的超声气泡检测灌注转运体，于 2003 获得美国食品药品监督管理局和 2004 获取欧洲监管部门的批准，现已应用于临床。

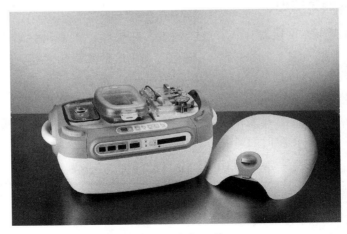

图 2-20　LifePort Kidney Transporter

LifePort 肾脏转运器提供一个密封、无菌的环境，在低温下，生理溶液被轻轻泵入肾脏，以减轻组织的损伤，同时器官被保存在体外。LifePort 肾脏转运器重量轻，方便携带，可以维持肾脏灌注直至恢复到可移植的过程。它被设计成可以安全地将肾脏在城市或国家之间运输。当肾脏被灌注时，LifePort 肾脏转运器每 10s 记录温度、流量、血管阻力和压力的数据，为临床医生提供重要的数据。

(一) LifePort Kidney Transporter 简介

机器的结构是由一个装满 3kg 碎冰和 1.5～2L 冷水的储冰盒，为供肾提供稳定、低温的灌注环境，滚压泵产生持续脉冲式灌注压力，不包括热感装置、容量评估装置、膜过滤器等一次性耗材。控制面板可以选择操作模式和设定灌注的参数。共有五个显示屏显示压力、流量、阻力指数、灌注温度等灌注信息和肾脏信息，两个操作平台，其中一个用于控制灌注的过程，可于灌注过程中添加药物，另一个是用于提取溶液的样本进行生化检测和其他的检测。

LifePort 电池模块含有充电锂电池，远距离运输无法给电池充电或交流电无法使用的情况下，电池可供 24h 使用，储存时要将 LifePort Kidney Transporter 插入电源，防止电量流失。若没有插外部电源，电池电量不足时会出现"电量不足"的提示，电池电量不足表示仅剩 4h 的电量，2h 用于灌注，2h 用于控制温度记录，充电锂电池大大提高仪器的便携性和稳定性。

(二) LifePort 临床疗效

1. 显著降低 DGF 发生率

使用静态冷保存技术（SCS），因供肾的能量耗竭、酸中毒以及氧自由基等一系列的原因，会造成肾脏损伤，从而导致肾移植后 DGF 的发生率显著增加。肾移植后 DGF 的发生导致急性排斥反应，降低移植肾的存活率，同时增加了治疗的成本，尤其是对来自边缘供体的肾脏。

2009 年，Moers 等进行国际第一个前瞻性、随机对照试验，该研究将 336 对 DCD 供肾随机分为使用 LifePort 灌注保存组和静态冷保存组，结果显示，使用 LifePort 灌注保存可降低移植物功能延迟修复（DGF）的发生率和 DGF 的持续时间，显著提高移植肾存活率。2013 年 1 月至 2013 年 8 月，华中科技大学同济医学院附属同济医院器官移植研究所使用 LifePort 转运器对 25 例中国标准 DCD 供肾进行灌注，同期使用 SCS 对 35 例中国标准 DCD 供肾进行保存，LifePort 组 DGF 发生率为 12.0%（3/25），SCS 组 DGF 发生率是 25.8%（8/31），两组间存在显著差异（$P = 0.02$）。董建辉等报道 2012 年 8 月至 2013 年 10 月期间 30 个 DCD 案例肾移植后受者，同一供体两个供肾使用随机分入 LifePort 组（$n = 30$）和 SCS 组

（$n=30$），LifePort 组受者的 DGF 发生率为 20%（6/30），而 SCS 组的 DGF 发生率为 46.7%（14/30）。

Forde 报道了 2007 年 7 月至 2009 年 7 月 93 例接受边缘供肾，又称扩大标准供体肾脏（ECD）的患者，使用 LifePort 肾脏转运器的低温机器灌注组，与使用静态冷保存的 ECD 肾脏的受者进行比较，结果显示使用低温机器灌注的肾脏 DGF 发生率为 17.2%（16/93），而使用静态冷保存的 DCF 发生率为 25.8%（24/93），因此应用低温灌注保存供肾，可降低 ECD 移植后的 DGF 发生率。

2. 提高边缘供肾的利用率

Schold 等指出，对于边缘供肾机器灌注法保存的供肾利用率明显提高，可达 70%，而采用单纯冷冻法保存的供肾利用率仅有 59%（$P<0.01$），并推论机械灌注会显著提高边缘供肾的利用率，上述研究对解决肾源数量不足具有重大的临床意义。

吉林大学第一医院移植中心在 2013 年 6 月至 2016 年 6 月，应用 LifePort 进行低温持续机械灌注维护 52 例边缘供体提供的 104 例肾脏，数据显示维护后弃用供肾 8 例，96 例行肾移植，没有 1 例出现移植肾原发性无功能（primary nonfunction，PNF）；急性排斥反应（acute rejection，AR）的发生率为 9.38%（9/96），经抗排斥反应治疗后均逆转；术后 DGF 发生率为 17.71%（17/96），患者均在 1 个月内恢复，与无 DGF 组受者相比，发生 DGF 受者的供肾灌注终末阻力平均值明显增高，差异有统计学意义（$P<0.05$）；与无 DGF 组受者相比，发生 DGF 受者的供肾终末流速平均值显著降低，差异有统计学意义（$P<0.05$）；随访 6～42 个月（中位时间为 15 个月），术后 6 个月平均血肌酐值为（113.7 ± 38.4）$\mu mol/L$，术后 1 年的人/肾存活率均为 100%。

3. 改进决策制定

全便携的 LifePort 肾脏转运器能实时获取与显示关键性能数据：患者的 ID 号、血型、温度、舒张压和收缩压、流量、阻力指数和灌注时间，车载的 GPS/GPRS 系统提供定位，WIFI 提供数据的常规传输，并可以通过 USB 端口快速下载相关的数据，为医护人员评估肾脏质量提供指标依据。

移植医生可以参考 LifePort 显示的灌注参数，作为供肾质量的部分参考依据，普遍认为灌注的流速与阻力指数呈现负相关性，在评估供肾质量中有较高的应用价值。吉林大学第一医院移植中心 LifePort 的应用经验参考如下指标数据：①灌注流速 $\geqslant90mL/min$ 且阻力指数 $\leqslant0.4mmHg/(mL\cdot min)$ 作为供肾质量良好指标，可以放心使用供肾移植；②灌注流速 $<50mL/min$ 或阻力指数 $<0.55mmHg/(mL\cdot min)$ 则作为弃肾标准，此标准的肾脏移植后肾功能恢复极低；③未达到良好的灌注指标，但灌注流速 $>60mL/min$ 且阻力指数 $<0.5mmHg/(mL\cdot min)$ 的供肾多数情况下

可以获得良好的移植效果；④未达到弃肾指标，但灌注流速＜60mL/min且阻力指数＞0.5mmHg/（mL·min）的供肾，在排除肾动脉内膜损伤、动脉起始段硬化斑块、多分支动脉等因素影响后，需要结合供者在发病、抢救和维护治疗以及病理等其他评估因素慎重选择。

4.延长肾脏保存时间

机器灌注可以显著改善供移植器官的生存能力，从而延长保存时间。采用机器搏动性灌注保存法可以使被保存的器官生存能力从原来的24h延长到41h。Burdick等研究表明，如果供肾冷缺血时间≥24h，采用单纯冷冻保存法保存的供肾移植，患者术后第1周需要透析治疗的可能性比机器灌注高2.19倍。由此可见，机器灌注可以显著延长供肾在体外的保存时间，从而有助于从更远的地方获得供肾。2005年3月18日，美国Airnet航空公司采用LifePort肾转运器成功转运首例横跨美国大陆的无需护理的供肾，此肾脏的供者来自佛罗里达州，而受者在加利福尼亚州，两地相距约4344km，机器灌注的优越性促使超远距离器官转运成功。

LifePort肾脏转运器集成了机械灌注的以下优点：有效保持肾脏组织的完整性；低温灌注，有效减少细胞能量的消耗；减轻组织水肿；提供氧和代谢所需的营养物质；减轻组织酸中毒；清除肾脏的废物，减少移植后感染，减少肾移植后DGF的发生率。结构设计紧凑，便于携带，易于操作，灌注信息清晰可读性强，灌注全自动性。在肾脏移植之前对肾脏起到妥善保存，参数监控，安全运输的作用，是肾脏低温机械灌注系统的代表，获得较多移植中心的认可。

三、LifePort Liver Transporter 肝脏低温机械灌注转运器

低温机械灌注（HMP）在肾脏移植领域广泛应用后，低温灌注开始逐步应用于肝脏移植，肝脏低温机械灌注的特点是低温、无氧合、肝动脉和门静脉同时灌注，一方面持续保持肝脏低温，另一方面通过灌注冲洗肝脏中残存血液、微小血栓以及保存期间产生的代谢产物，最常使用UW液作为肝脏机械灌注保存液。在2009年，不少学者已证实，HMP可显著减少胆管周围微小的血管硬化，增加摄氧能力。Dutkowski等则首次报道了HMP在DCD肝脏供体中的保护性。LifePort Liver Transporter 是肝脏转运体，与LifePort肾脏转运体建立在统一的机器保存技术的平台，至今全球超过10万次的临床手术中使用LifePort Liver Transport。

Organ Recovery System 也研发了一款温度可控、适用于多器官保存的 WorkStation（Organ Recovery Systems，Itasca，IL，USA）（图2-21）。它整合了 Lifeport 肝脏转运器与肾脏转运器的相关技术，能够实现器官体外温度控制在0～37℃、持续补充氧气、动态监测器官活力等。

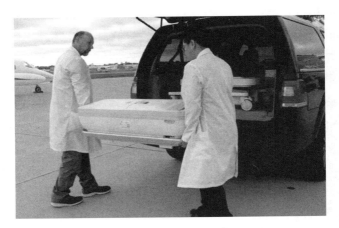

图 2-21　Organ Recovery System

2009 年，美国 Organ Recovery Systems 公司与哥伦比亚大学 James Guarrera 团队合作，首次报道了低温机械灌注应用于临床肝移植病例，证实 LifePort 肝脏转运器应用于临床安全有效，可以显著减少术后 DGF 的发生。

临床结论表明，使用 LifePort 灌注肝脏的患者胆道并发症减少 50%。20% 的静态冷保存肝脏出现早期同种异体移植物功能障碍，而使用 LifePort 灌注肝脏比例为 5%（$P=0.08$），另外，接受 LifePort 灌注肝脏的患者住院时间明显低于静态冷保存肝脏患者。

四、OrganOx metra 肝脏常温体外机械灌注仪

OrganOx 有限公司在英国成立于 2008 年，Peter Friend 教授及同事发明了常温保存技术，由 Constantin Coussios 教授在牛津大学进一步开发。从那时起，核心技术就被发展为 OrganOx metra，这是一种革命性的装置，可以将肝脏储存在正常的体温下保存一段时间。在广泛的临床前研究和临床研究成功完成之后，该产品现已在欧盟范围内上市。

肝炎感染、酗酒以及药物诱发的胆汁淤积（胆汁从肝脏处被堵塞）都会导致肝衰竭。在英国，每时每刻都有 370 名以上的患者在等待肝移植；在欧洲其他国家和美国，有约三万名患者需要肝移植，然而，在这些国家，每年只进行 12000 例肝脏移植手术，多于 15% 的患者在等待移植的期间去世，与此同时，每年有 2000 多只捐赠的肝脏由于缺氧受损而被丢弃，或在冷藏过程中没有存活下来，OrganOx metra 是一款为了应对"可供移植捐献肝脏短缺"的迫切需要而开发的设备，OrganOx 希望将可供移植的肝脏数量翻一倍。

目前，大部分用于移植的肝脏使用传统冷保存（SCS），其原理在于使肝脏逐渐冷却，减慢肝脏的新陈代谢，并通过降低能量储存分子 ATP 的水平而导致器官

组织损伤。这种改变导致有害活性氧的积累，对线粒体造成损害，最终会导致活性氧的堆积和细胞损伤，无法用于需要移植肝脏的患者。外科医生表示，肝脏冷保存超过 14h 就开始产生风险。该设备由纳菲尔德外科学系（Nuffeld Dapartment of Surgical Science）知名移植外科医生兼学术创始人 Peter Friend 教授，以及牛津大学生物医学工程研究所 Constantin Coussios 教授共同研发，它可以在人体体温条件下保存肝脏，并对其实施"常温灌注"——向它提供有氧的红细胞，以保持存活，即第一代 NMP 系统，经过广泛的临床前期研究，OrganOx 在 2012 年已经开始进行第一次临床试验，该产品现已在欧盟市场上销售。

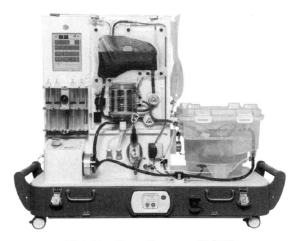

图 2-22　OrganOx metra 设备图

OrganOx metra 是一个便携式，使用正常体温的血液维持器官在体外存活的常温肝脏灌注系统（NMP），与旨在减少肝脏降解功能的 SCS 不同，NMP 是指在 37℃ 条件下进行体外机械灌注，使用一个或多个离心泵，利用管道把灌注液（一般含有血液成分，具有充分的携氧能力）同时泵入肝动脉和门静脉，并连接氧合器和加热装置的系统，NMP 不仅作为一种保存方法，而且具有修复边缘供体的作用，同时模拟重建生理环境，维持正常的生理温度 37℃ 和提供营养，因此肝脏在保存期间是有功能的，可以产生胆汁，代谢葡萄糖和维持生理的 pH 值，防止冷缺血及复温带来的组织损伤，提高供肝质量；可以在移植前，通过测量与器官功能有关的重要指标、生化参数、血气参数、氧气消耗率、胆汁生成等，客观地评估器官性能，有效降低移植后并发症的发生率并提高器官的利用率；延长保存时间有利于供肝匹配的优化，为移植受者带来更大的生存效益。

此灌注设备结构具有坚固耐用的设计，在使用的情况下便于运输和安全存储，同时它配备一个扩充的电池和一个自动调节的供氧系统，无需携带气罐（图 2-22）。Metra 包含一个简单的控制面板，预组装的无菌一次性电路，简单快速的启动功能，完全自动化灌注，灌注生理温度、流量、压力、充氧、胆汁分泌量、乳清清除率等参数会显示于内置的图形用户界面，以及通过内置 WiFi 模块，在网络环境下，可以使用智能手机远程查看数据。其直接优势是可应用于对供移植肝脏长达24h 的常温灌注，在灌注的同时提供肝脏血液动力学（血压、流量）、合成和代谢的信息，协助临床医生更加全面地了解肝脏的状态，评估器官移植的适宜性，使之对手术更有信心。

OrganOx 利用离心泵维持循环灌注，下腔静脉回流的血液经过离心泵推动至氧合器，然后分肝动脉和门静脉途径灌注肝脏；其中门静脉血流先进入储血袋后依靠重力进行灌注，通过调节离心泵转速，适时夹闭储血袋入口的阀门以及依靠储血袋内血液平面的高度调节门静脉流量和压力。

2016 年，英国牛津大学 Peter Friend 和 Constantin Coussios 等研究者进行首次 NMP 后肝移植，利用 NMP 运输保存供肝，按照标准流程获取肝脏后连接至 NMP 装置，运输至受体所在医院。该研究中，使用 SCS 肝脏和 NMP 肝脏的比例为 2∶1，20 名患者接受 NMP 运输保存后的供肝。NMP 平均保存时间是 9.3h（3.5～18.5h）；SCS 对照组平均保存时间 8.9h（4.2～11.4h）。肝移植手术后两组移植肝脏 30 天的存活率相似（40∶39，$P=1.00$），术后 7 天内 NMP 组天冬氨酸转氨酶（AST）平均峰值较对照组明显降低［417 U（84～4681U）比 902U（218～8786U），$P=0.03$］。这是国际上第一篇 NMP 保存肝脏进行肝移植的报道，显示出 NMP 的安全性和可行性，以及 NMP 技术在增加供肝的数量和提高可移植器官功能方面具有重要的价值。

OrganOx metra 在欧洲的 7 个肝脏移植中心完成了一项比较 220 个移植肝脏常温灌注和静态冷保存的对照临床研究，接受试验的 220 名患者均来自西欧，他们因肝炎、肝硬化、肝癌等疾病导致肝衰竭急需肝移植，患者随机分配供体肝脏，一组是 Metra 维护的肝脏，另一组是冷保存的肝脏。试验证明，与传统冷保存肝脏技术相比，Metra 组因含氧血液和含有营养物质以及 37℃ 保存肝脏，早期同种异体移植物功能障碍的发生率仅为 10%，而 SCS 发生率为 30%。中位总体保存时间，Metra 为 11h 54min，SCS 组则为 7h 45min。用 Metra 保存的肝脏因无法使用而被丢弃的比例显著降低，仅为 11.7%，而 SCS 为 24.1%。此外，术后胆道并发症、器官存活率和患者生存率上述两种方法无显著差异。这些数据表明，Metra 所代表的 NMP 策略的确比传统的冷藏法要更加有效。目前，OrganOx 正在美国进行一项更关键的研究，并在伯明翰伊丽莎白女王医院进一步测试边缘肝脏移植的可行性。

OrganOx 作为 NMP 的代表，灌注过程中通过不断补充营养物质和氧气来加强体外肝脏正常代谢，增强供肝再生修复，不仅可以避免冷缺血及冷保存损伤，且联合体外膜肺氧合技术甚至可以避免热缺血损伤，实时、动态监测移植物功能及代谢参数，促进移植物再生，有利于评估供器官活性及预测移植后功能，延长供器官安全保存时间并改善预后。

五、Organ Assist 肝脏辅助器

肝脏辅助器（Liver Assist）是一种压力控制的设备，可以通过肝动脉进行脉冲式灌注和门静脉持续灌注（图 2-23）。为此，其使用一个双系统的旋转泵和中空的纤维膜肺。温度设置是不固定的，可以根据需要进行调整。这些参数可通过显示屏实时显示。肝脏可通过腹腔动脉或主动脉和门静脉进行插管灌注。下腔静脉左侧开放并引流至储血器。胆囊管结扎，胆总管插管引流胆汁。由于其不是便携式，肝脏从获取中心通过冷保存运输至移植中心，然后放入设备。该设备可进行低温、亚常温、常温模式灌注。

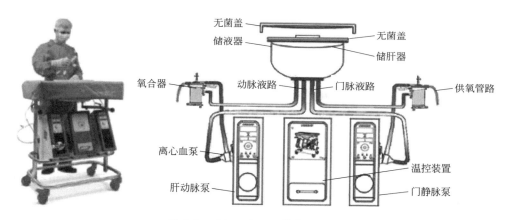

图 2-23　Liver Assist 设备和原理

在当前 Liver Assist 肝脏灌注中使用的灌注装置能够双重灌注（通过门静脉和肝动脉），使用两个离心泵提供连续的门静脉血流和肝动脉血流。该系统可以对灌注压力进行控制，通过肝内阻力自动调节流经肝脏的血量。管路中含有两个中空纤维膜氧合器，允许肝脏灌注液进行氧合作用，以及用于除去灌注液的 CO_2。该温度可根据期望的 MP 类型进行设定（最小温度设定 10℃）。可实时监控流量、压力、温度，并在灌注过程中对它们进行连续控制。一种新的一次性无菌管路、储肝器、氧合器套包可用于每个肝脏移植的灌注。

六、TransMedics 器官低温机械灌注维护系统

TransMedics 是世界领先的移植体热灌注和供移植器官的评估机构。该公司开发了器官护理系统（OCS）平台，是一种革命性的先进技术，用于提高器官质量，验证器官的可行性，并提高移植器官的利用率，用于治疗末期心、肺、肝和肾脏

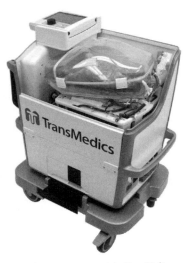

图 2-24 TransMedics 设备

疾病。这个多器官平台有可能改善移植患者的预后，并极大地增加可移植器官的数量。TransMedics 设备见图 2-24。

在欧洲、澳大利亚和加拿大，该公司的心脏和肺系统都有标记和临床应用，并在美国接受 FDA 批准的临床试验。新的肝脏灌注系统正在美国和欧洲进行临床试验，而其肾脏灌注系统正在开发中。该公司的肝脏灌注系统是一种便携式的灌注和监控系统，能在近生理状态下维持该器官。该系统使外科医生能够更完美地利用和监测捐赠者和接受者之间的器官。

Organ care system（TransMedics，Andover，MA，USA）是一款低温机械灌注设备，临床试验证实其适用于肝、肾、心、肺，可以降低体外器官代谢率、延长供器官保存时间，应用于器官复苏、脂肪肝去脂、转运等。它由两部分组成，即可移动平台加器官特异性灌注系统和可移动平台包括氧合模块、泵。最大的特色是包含一块无线显示屏，可以显示灌流过程中的各种参数及器官相关的功能指标。

英国伦敦一家医院采用一种辅助器官在体外维生的设备，可让肺、心脏等器官在体外继续运作长达 24h，让更多患者得益于器官移植。据报道，供移植的器官在运送过程中的传统保存方式是冷藏，但最多只能保存 6h。这个名为器官维护系统（Organ Care System）的便携式设备可以给从人体摘除的肺提供氧气和血液，让肺在人体外继续呼吸。据报道，此器官维护系统由美国生物医药企业 TransMedics 开发，已在美国多家医院试用。除了肺，这个设备也可以保存心脏。医学专家说，这个设备可以让肺在体外不衰竭，以及进行长途运输。专家预计，这个技术让每年进行的肺移植手术数量提高一倍，拯救数以百计的患者。心脏灌注见图 2-25，肺脏灌注见图 2-26。

七、XPS 肺脏灌注系统

体外肺脏灌注修复系统（EVLP）最初发展于 20 世纪 90 年代末，因供肺短缺开始研究无心跳供肺（donation after cardiac death，DCD），希望能够扩大临床供肺的来源。最初由瑞典隆德大学 Steen 教授等建立 EVLP 模型并成功研制出一种可以防止肺水肿形成的特殊灌注液，命名为 Steen 液。他们通过 EVLP 成功地进行了 DCD 供肺质量的评估。多伦多肺移植中心在此基础上进行了改进，目的是修复边

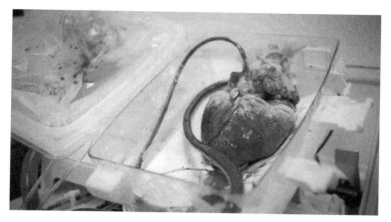

图 2-25　心脏灌注

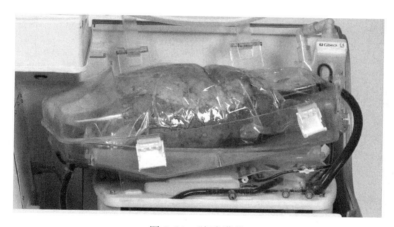

图 2-26　肺脏灌注

缘性供肺。研究取得非常好的效果，并成功应用于临床，增加了供肺使用率。EV-LP 的第一次临床应用是评估一个无心跳供肺，供体是一名 54 岁男性患者，死于心肌梗死所致的心搏骤停，移植获得成功。Steen 等学者假设 EVLP 除评估 DCD 供肺肺功能外还有其他用途，即评估边缘的供肺。2006 年一项研究表明，6 个最初被废弃的供肺，经过 EVLP 评估后肺的氧合能力得以提高。在这些边缘性供肺评估过程中，主要的发现是 EVLP 显著"改善"肺功能。

XVIVO Perfusion AB 是一家在器官移植领域深耕的医疗技术公司，专注于研究最优的移植器官、组织、细胞保存以及灌注解决方案。XPS 是 XVIVO Perfusion AB 公司推出的一款灵活的常温体外肺脏机械灌注平台。XPS 是第一个美国 FDA 通过的 EVLP 设备，同时也获得了欧盟认证（图 2-27）。XPS 是一款功能高度整合的肺脏灌注产品。XPS 不仅具有完善的管路系统（泵头、传感器、过滤器等），还集成了先进的 ICU 呼吸机（Hamilton C2）、离心泵（MAQUET Cardio-Help）以及 Hirtz 加热冷却器。除此之外，与其他设备相比，XPS 还提供了 X 线成像解决方案，可以在 EVLP 期间对肺脏进行实时的评估。XPS 从 2011 年 5 月就开始在美国进行长期的临床试验（FDA NOVEL lung trial）。

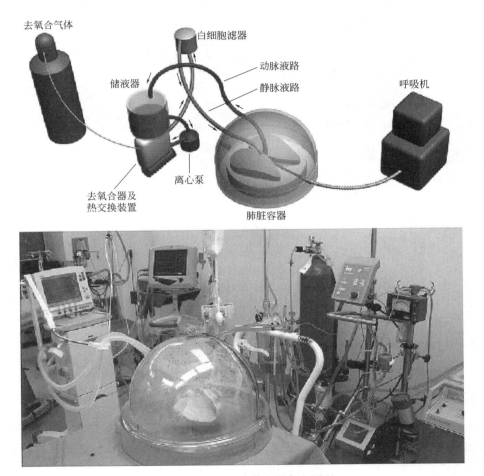

图 2-27　XPS 肺脏灌注设备和原理

八、其他在研机械灌注设备

浙江大学医学院附属第一医院肝胆胰外科卫生部多器官联合移植研究重点实验室正在研发一款改良肝脏常温机械灌注系统，系统在其他的肝脏灌注设备基础上做了以下改进。

① 肝脏容器使用硅胶网承托肝脏，避免受压变形；

② 下腔静脉插管后收集静脉血流，减少血液暴露，降低细菌感染风险；

③ 离心泵提供总的动力，蠕动泵提供肝动脉脉冲血流，可快速调节肝动脉和门静脉流量；

④ 储血罐内设过滤装置如微血栓过滤器，滤去细胞碎片、微血栓及其他固态杂质，保证灌注液的纯净，避免管路进气；

⑤ 混合氧供氧，避免纯氧中毒加重肝损伤。

实验通过使用雄性中国长白猪获取猪肝，使用自主研制的常温机械灌注系统灌注 6h，研究肝脏血流动力学、血气指标以及组织变化。猪肝经过 6h 灌注，肝动脉流量（293±23）mL/min，肝动脉压力（66.9±3.6）mmHg；门静脉流量（885±65）mL/min，门静脉压力（6.1±0.6）mmHg；胆汁分泌（10.5±1.1）mL/h；pH 7.5±0.1；血糖（6.9±0.8）mmoL/L；ALT（47.4±9.1）U/L，AST（765.1±137.6）U/L；病理显示肝小叶机构完整，无严重的细胞结构破坏，肝脏病理损伤的 Suzuki 评分 3.2±0.2，自研的改良常温机械灌注系统能维持体外肝脏的生理形态。

（霍枫　郑于剑）

参 考 文 献

[1] Wijnen R M，Booster M H，Stubenitsky B M，et al. Outcome of transplantation of non-heart-beating donor kidneys [J]. Lancet，1995，345（8957）：1067-1070.

[2] Auhea O，Kamar N，Vernerey D，et al. Long term outcomes of transplantation using kidneys from expanded criteria donors：Prospective，population based cohoa study [J]. BMJ，2015，351：h3557.

[3] Perera M，Mergental H，Stephenson B，et al. First human liver transplantation using a marginal allograft resuscitated by normothermic machine perfusion [J]. Liver Transplantation，2016，22（1）：120-124.

[4] Bagul A，Hosgood S A，Kaushik M，et al. Experimental renal preservation by normothermic resuscitation perfusion with autologous blood [J]. British Journal of Surgery，2010，95（1）：111-118.

[5] Starzl T E，Groth C G，Brettschneider L，et al. Extended survival in 3 cases of orthotopic homotransplantation of the human liver [J]. Surgery，1968，6（4）：549-563.

[6] Belzer F O，Ashby B S，Gulyassy P F，et al. Successful seventeen-hour preservation and transplantation of human-cadaver kidney [J]. N Engl J Med，1968，278（11）：608-610.

[7] 董建辉，廖吉祥，孙煦勇，等. LifePort 保存心脏死亡器官捐献供肾的临床研究 [J]. 临床泌尿外科杂志，2014（8）：697-700.

[8] Maathuis M H，Leuvenink H G，Ploeg R J. Perspectives in organ preservation [J]. Transplantation，2007，83（10）：1289.

[9] Moers C，Smiths J M，Maathuis M H，et al. Mathine perfusion or cold storage in deceased-donor kidney transplantion [J]. N Engl J Med，2009，360（1）：7-19.

[10] Sehold J D，Kaplan B，Howard R J，et al. Are we frozen in time? Analysis of the utilization and efficacy of pulsatile perfusion in renal transplantation [J]. Am J Transplant，2005，5（7）：1681-1688.

[11] Nyberg S L，Baskin-Bay E S，Kremers W，et al. Improving the prediction of donor kidney quality：de-

ceased donor score andresistive indices [J]. Transplantation，2005，80（7）：925-929.

[12] Sonnenday C J，Cooper M，Kraus E，et al. The hazards of basing acceptance of cadaveric renal allografts on pulsatile perfusionparameters alone [J]. Transplantation，2003，7（12）：2029-2033.

[13] 刘斌，马智勇，高宝山，等. LifePort 在扩大标准供者肾脏的维护与评估中的作用 [J]. 实用器官移植电子杂志，2017，5（3）：188-191.

[14] Guarrera J V，Henry S D，Samstein B，et al. Hypothermic machine preservation in human liver transplantation：The first clinicalseries [J]. Am J Transplant，2010，10（2）：372-381

[15] Carnevale M E，Balaban C L，Guibert E E，et al. Hypothermicmachine perfusion versus cold storage in the rescuing of livers fromnon-heart-beating donor rats [J]. Artif Organs，2013，37（11）：985-991.

[16] Dutkowski P，Schlegel A，de Oliveira M，et al. HOPE for humanliver grafts obtained from donors after cardiac death [J]. J Hepatol，2014，60（4）：765-772.

[17] Guarrera J V，Henry S D，Samstein B，et al. Hypothermic machine preservation in human liver transplantation：the first clinical series [J]. American Journal of Transplantation，2010，10（2）：372-381.

[18] Ravikumar R，Jassem W，Mergental H，et al. Liver transplantation after ex vivo normothermic machine preservation：a phase 1（first-in-man）clinical trial [J]. Am. J. Transplant，2016，16：1779-1787.

[19] Minor T，Efferz P，Fox M，et al. Con-trolled oxygenated rewarming of cold stored liver grafts by thermally graduated machine perfusion prior to reperfusion [J]. Am J Transplant 2013，13：1450.

[20] Karimian N，Matton A P，Westerkamp A C，et al. Ex Situ Normothermic Machine Perfusion of Donor Livers [J]. J Vis Exp. 2015，26（99）：e52688.

[21] 吴劲进，张启逸，段继轩，等. 猪肝脏常温机械灌注系统的建立和改良 [J]. 中华肝胆外科杂志，2016，22（12）：832-836.

[22] Yeung J C，Cypel M，Waddell T K，et al. Update of donor assessment，resuscitation，and acceptance criteria，including novel techniques-Non-Heart-Beating Donor Lung Retrieval and Ex Vivo Donor Lung Perfusion [J]. Thorac Surg Clin，2009，19（2）：261-274.

第三章

供肝机械灌注

第一节　肝脏低温机械灌注

一、背景简介

脑死亡（DBD）或心死亡（DCD）后不可避免地导致冷、热缺血，因此器官损伤远远早于器官获取。而在供体获取过程中，需经历冷保存液冲洗和单纯静态冷保存（SCS）来减轻以上损伤。虽然低温可以减缓代谢、延长耐受缺氧的时间并增加供体存活时间，但是在这个过程中，能源的消耗并非完全停止。相关报道称，ATP 耗竭、乳酸堆积及钙离子超载仍然在低温过程中发生。供体低温下可激发厌氧代谢并限制了目前低温保存时间的上限。这一病理过程对脂质膜磷脂、细胞骨架、微管和线粒体的有害影响将导致细胞肿胀及溶解，并进一步在供体植入过程中加重缺血再灌注损伤，如线粒体氧化应激损伤及核 DNA 损伤。

20 世纪 30 年代，Carrel 就提出动态器官保存的概念。30 年后由器官灌注保存的先驱，Blezer 等以血细胞及血浆作为灌注液的动态器官灌注保存成功实现。随后操作更为简单的冷保存成为器官保存的主流。近年来，随着 DCD 供体大量应用于移植，为了解决供体质量的问题，人们又将目光投入了低温机械灌注（HMP），并最初应用于低质量肾脏的器官保存。低温保存是基于降低代谢率和减少氧需求的原理，在此基础上低温机械灌注通过持续低温灌注，一方面可以持续保持脏器的低温环境，另一方面可以通过去除废物，冲洗脏器中的残留血液、微小血栓以及为脏器提供代谢底物，以达到保存及修复脏器的目的。

低温机械灌注设备是将灌注液以恒压的方式灌注肝动脉，维持 4～6℃ 的环境温度，持续不断地提供营养成分的同时清除代谢过程中产生的废物。近年来，有学者提出低温氧合机械灌注技术（hypothermic oxygenated perfusion，HOPE）可以有效保护和改善边缘供肝的功能，而扩大供肝来源。低温氧合机械灌注的理论依据是在低温下适度的氧气供应和合理的缓慢灌注速度，能够维持电子传递链，从而产生能量。在低温机械灌注期间，ATP 的产生能够恢复细胞的内环境。研究认为线粒体的状态是低温机械灌注的关键。在移植物再灌注时，细胞能够更好地应对超氧化作用。理论上低温机械灌注相对容易实施，不像常温机械灌注，它不需要一个热交换器或能量来源。此外，在低温下器官对氧的需要明显减少，并且灌注液也不需要氧气运载体或生理状态下的底物。

低温携氧机械灌注的保护机制至少有两点：第一，低温机械灌注本身可以独立于氧气，防止内皮损伤及炎症因子释放等。第二，在低温状态下，肝脏的生理代谢率下降，HOPE 中含氧的目的并不完全是提供足够的氧合需求，更重要的是转变代谢模式，将无氧代谢转变为有氧代谢。

二、灌注方法和途径

(一) 肝脏机械灌注系统工作原理及整体结构

1. 低温机械灌注技术及设备

低温机械灌注是在器官离体后通过带有转动泵、控温装置、控压装置、氧合装置及计算机控制装置的设备，用体外保存液或灌注液进行体外循环灌注的一项器官保存技术，设备在设计及制造上并不复杂。类似于临床上使用的血液透析设备及血浆置换设备，他们都是通过体外装置模拟人体内的循环流动，从而为体外器官供给所需的能量并清除循环废物。

利用灌注设备将灌注液以脉冲的方式灌注肝动脉，维持 0～10℃ 的环境温度，持续不断地提供营养成分的同时清除代谢过程中产生的废物，达到保存及修复供肝的目的。

2. 低温机械灌注系统的整体结构及对应功能

灌注系统根据肝脏的解剖特点，有两路管路分别连接肝动脉及门静脉系统，同时还有一路管路对胆汁进行引流。氧合装置对入路液体进行充分氧合，使足够的氧气渗透进灌注液以满足肝脏代谢；控温装置设定不同的环境温度，使体外循环稳定在恒温状态；计算机控制装置通过设定不同的温度、流速、灌注压力等参数来整体控制机械灌注的进行。

低温机械灌注系统由储水容器、微型离心泵、冷凝机组、温度传感器、控制阀、液位传感器、三通管、控制电路组成一个闭环的水循环控制系统。

为满足肝脏机械灌注的温度需求，在低温灌注时，温控系统通过内置低压直流微型冷凝机来降低去离子水温度。水路循环系统与血液间的温度传递在多通道体外膜肺氧合中以热交换的形式进行。温度检测电路和温度控制电路动态调节系统的灌注效率，使温度满足灌注要求。

冷凝机组控制储水容器里的去离子水温度，离心泵驱动水路循环通过管路流入膜肺，在膜肺内部，去离子水和血液完成热量传递而不进行物质交换。当低温静态存储时，打开冷凝机组降温制冷，然后通过热传递对血液进行降温。水箱和膜肺中分别内置铂电阻温度传感器，该传感器具有高稳定性、高精度、响应快、抗震性好等诸多优点，作为工业精密测控系统中的一种理想测温元件而被广泛使用。传感器电路动态检测去离子水和血液温度，动态调节温控单元，实现温度的闭环控制。

储水容器底部外贴超声液位传感器，当容器中液位达到一定高度时，电磁阀门开关自动关闭，从而实现容器内进水量的精确控制。储水容器左右两侧分别开一个螺纹孔，右侧通过生物软管与离心泵相连，离心泵进水口的螺纹孔比容器出水口螺纹孔高度略低，由于水位垂直高度差，去离子水可自动灌入离心泵驱动其工作，离心泵出水口与生物软管垂直连接，利用去离子水与气泡间分子密度差可以有效排除气泡。离心泵出水口连接冷凝机组的进水口，冷凝机组出水口连接三通管转接头并分别与两个膜肺的进水口连接，两个膜肺的出水口通过生物软管分别连接到三通管的入口端，出口端与储水容器左侧螺纹孔相连，由此组成一个闭合的水路循环系统。储水容器右下侧设置一个阀门开关用于释放用过的废水。

该系统采用双通道热量交换模式，即容器中去离子水通过离心泵和三通管与两个膜肺同时进行闭路循环流动，可以与双通道的血液同时进行温度传递，从而减少了温度传递时间，提高了工作效率。

(二) 肝脏低温机械灌注系统的技术参数指标

肝脏低温机械灌注即在低温保存过程中，持续向供肝泵入灌注液，以提供代谢底物，同时转移出代谢废物，从而可以减轻肝脏获取前和获取中造成的损伤以及在体外保存过程中的进一步损伤，改善供肝质量，延长体外肝脏的保存时间。

HMP 的特点是低温（4～6℃）、无氧合、肝动脉及门静脉双重灌注。一方面可以持续保持肝脏低温，另一方面可以冲洗肝脏中残存血液、微小血栓以及保存期间产生的代谢产物，同时灌注系统可以提供肝动脉及门静脉压力、流量、灌注液中生化指标等客观评价，有助于判定肝脏功能状态。

1. 灌注液

灌注液是机械灌注的关键部分。灌注液的组分决定于灌注温度、灌注时间等因素。传统的器官保存液，如 UW 液、HTK 液及 Celsior 液都是针对低温冷冻保存条件设计的，目前部分机械灌注方案中应用的灌注液都是基于上述液体改良，加入营养物质、携氧物质（血液或人造血液）、抗生素、血管活性药物等。虽然这些灌注液在不同方案下可以对肝脏起到一定保护作用，但目前仍没有最佳的解决方案。

低温机械灌注主要使用经典灌注液如威斯康星大学保存液（UW 液）、组氨酸-色氨酸-酮戊二酸盐液（HTK 液）。其中 UW 液使用乳糖钾、棉籽糖和羟乙基淀粉代替葡萄糖，直接或间接抑制细胞水肿，也避免了葡萄糖无氧代谢引起的酸中毒；含有合成能量物质 ATP 的前体腺苷，可明显减少再灌注损伤；用磷酸盐缓冲对可以缓冲氢离子形成的组织酸化。HTK 液其基本组成为组氨酸、色氨酸及酮戊二酸。组氨酸是比 UW 液中磷酸盐作用还要强大的缓冲对，色氨酸及酮戊二酸则能促进在缺血再灌注期间 ATP 的产生，保护细胞的完整性，减轻了细胞水肿。但由于 ECD 和 DCD 供者器官缺血损伤更加严重，对灌注液的要求更高，灌注液的研究也不断有新进展。

Stegemann 等通过低温机械灌注 DCD 大鼠供肝，实验证明 HTK 液的改良液 Custodiol-N 液（即在 HTK 液的基础上添加了甘氨酸和丙氨酸），抑制缺氧细胞损伤以及用新的铁螯合剂 LK614 抑制低温诱导下自由基所介导的损伤，增强肝脏的保存效果。Bessems 等研究发现，在有心搏大鼠及无心搏大鼠（NHBD）的供肝保存实验中使用含有丰富氨基酸、维生素和抗氧化剂 Polysol 液，可以降低血管阻力，减轻肝细胞损伤，维护线粒体的完整性和功能，机械灌注效果优于用 UW 液冷保存及用 UW-G（UW-Gluconate）液进行机械灌注。黄汉飞等通过实验证明血红素氧合酶-1（HO-1）能有效预防胆道缺血再灌注损伤，减少炎症细胞在胆管周围聚集和炎症反应，这提示在机械灌注液中添加 HO-1 可能减轻移植肝的缺血再灌注损伤。

2. 灌注途径

肝动脉与门静脉血液汇集于肝窦，当肝动脉内流量增大时，门静脉内的流量就降低，这种流量竞争只出现在肝脏内，有实验证明，通过肝动脉与门静脉双重灌注会增加肝血窦的压力。单独灌注肝动脉，可以保存完整的微循环，包括胆管周围血管丛。但也有研究认为，这样会损伤动脉内膜，进而影响血管吻合。单独灌注门静脉，可以给肝细胞提供营养，确保比肝动脉灌注更加理想的流量，但是这并不是给氧的生理途径，有可能影响胆道的血液供应。各种不同的灌注途径在供肝的组织学形态上没有明显的差异。总之，目前还没有明确灌注的最佳途径，仍然需要进一步的研究探讨。

3. 灌注压力及流速

合理的灌注压力及流速对于低温机械灌注过程至关重要，压力过低时肝脏灌注不充分，影响肝脏功能，压力过高时机械力则会导致肝窦内皮细胞受损。Hart等使用不同压力灌注小鼠肝动脉及门静脉，发现25%生理压力既能较充分灌注肝脏，又能避免肝窦内皮细胞受损。此外，在低温机械灌注猪的肝脏中发现快的流速也会导致肝窦内皮细胞的损伤。因此，实验中门静脉压一般控制在 $3\sim5mmHg$，肝动脉压一般控制在 $20\sim30mmHg$，流速则一般控制在 $0.14\sim3.8mL/min$。

4. 温度

从供体心脏停止泵血开始，肝脏缺血损伤随之开始，取肝过程中，细胞及组织的缺血及缺氧是不可避免的。目前标准的操作是使用冷保存液经肝动脉灌注，是否同时经门静脉灌注意见尚不统一。已有研究证明低温是所有有效保护和保存细胞和组织的基础，低温可以有效对抗缺血性损伤，但是降温不仅仅有益，同样有其害处，降温与否取决于两种效果的平衡，目前大部分认可的仍是低温保存，低温已经被应用于降低移植器官的损伤几十年了，目前临床标准供肝保存仍是低温保存。同样有人致力于亚低温或者常温保存，而且已经有动物实验证明，亚低温机械灌注保存与持续低温保存相比能够更好地保存肝脏。Tolboom 等通过大鼠实验证明 DCD 供肝经历了单纯低温保存之后，再接受常温机械灌注保存，能够有效地改造 DCD 供肝。常温机械灌注潜在的器官修复能力引起了许多人的关注。

5. 氧气

尽管在低温条件下组织对于氧气需求是很低的，但是仍有许多人认为持续的氧气和腺苷供应能够使保存组织维持较高的 ATP 水平，降低组织氧化损伤和代谢反应。最近的氧合机械灌注保存研究也表明，恢复需氧组织的自稳态能够增加低温机械灌注保存器官的完整性。Lüer 等通过大鼠实验表明，使用100%氧平衡灌注液能够明显降低灌注期间转氨酶的释放，而且能够明显增加腺苷酸活化蛋白激酶（AMPK）补救合成通路和上游蛋白激酶 A 的激活。而 Hart 等则提出20%氧合的UW 液能提供最佳的保存效果。目前的研究普遍认为，氧合灌注可以明显提高肝脏保存的功能和结构的完整性，而灌注液的氧合程度以及低温条件下氧能否得到有效利用仍有待进一步研究。

(三) 评估指标

目前，在低温机械灌注保存供肝的实验中，可以通过检测灌注液中的丙氨酸转氨酶（ALT）、谷草转氨酶（AST）、乳酸脱氢酶（LDH）、肝脂肪酸结合蛋白（L-FABP）等评估肝脏损伤程度及保存效果。目前还没有特定的指标明确反映肝脏的损伤程度，迫切需要提出和建立一些生物指标以有效评价肝脏功能，保证使用供肝移植的疗效。

用于评估机械灌注保存应用效果的指标，在动物模型中，一是通过评估缺血再灌注损伤的程度来反映机械灌注保存的效果，二是测定肝移植术后肝功能及并发症的发生情况来评估机械灌注保存效果。目前还没有特定的检查可以明确肝移植术中及术后肝脏的损伤，需要通过多种指标共同评估肝脏的损伤程度。

在低温机械灌注（hypother micmachine perfusion，HMP）过程中可以通过记录灌注过程中肝动脉和门静脉压力、流量的变化，对灌注前后的肝脏进行穿刺活检，观察灌注后供肝移植后的肝功能恢复情况。

1. 生化指标

生化指标主要包括丙氨酸转氨酶（ALT）、天冬氨酸转氨酶（AST）、乳酸脱氢酶（LDH）、乳酸等，通过测定灌注保存开始、保存之后和再灌注之后的指标变化情况来评估保存效果。也有学者使用谷氨酸脱氢酶（GLDH）作为评估指标，并通过测定氧的利用来评估肝脏的代谢活动。血清中 AST、ALT、LDH 的活性是监测肝功能最直接的指标。Uygun 等通过缺血再灌注大鼠模型指出，仅仅根据再灌注期间 ALT 的定量能够预测受体的存活情况；该实验同时指出，AST 同样可以预测肝脏的可用性，但是，由于 AST 的释放也主要是肝细胞损伤引起的，所以 AST 和 ALT 是可以相互交换的指标，而且他们指出特定时间点的检测指标对于移植物的可用性提供了更好的指示作用。

2. 胆汁

正常情况下，胆汁中仅含有少量葡萄糖。当胆管上皮损伤时，重吸收减少，胆汁中葡萄糖含量相应升高。另外，γ-谷氨酰转肽酶（GGT）是胆管的标志性酶，且大部分酶分布在胆管上皮细胞腔面的胞膜上。当胆管细胞受损伤时，进入胆道的 GGT 必然增加。故胆汁中的葡萄糖含量及 GGT 水平可反映胆管上皮受损情况。肝移植后大鼠胆汁分泌量的多少是评价肝脏移植术后肝功能好坏的一个重要指标，胆汁分泌量的减少可能预示着肝功能损害，大部分实验都将胆汁的测定作为评估肝脏再灌注损伤过程中肝功能及细胞损伤程度的指标。

3. 肝组织活检

在动物实验中肝组织活检可以更直观地观察到肝组织的损伤程度，肝组织活检虽然是一种有效的评估方法，但其评价不够全面和及时。

(四) 应用效果

肝脏低温机械灌注的大部分研究成果都是通过建立动物实验模型获得的。在动物模型中已经证实，低温机械灌注比冷保存具有更好的保存效果，能够明显降低天冬氨酸转移酶（AST）水平，增加胆汁的分泌量。也有研究者主张在低温机械灌注系统中安装氧合装置，通过持续不断提供氧气来减轻组织损伤。Rougemont 等将 DCD 猪肝脏热缺血 60min 和 6h 静态冷保存后，实验组采用低温氧合机械灌注 1h，对照组继续静态冷保存 1h。结果发现，实验组肝细胞坏死明显减少，血小板黏附减少，血清损伤标志物水平低，胆汁分泌量增加，能够生成足量的 ATP 以及谷胱甘肽，最终证实了静态冷保存后，短时间低温氧合机械灌注的效果优于单纯静态冷保存。

目前低温机械灌注已经广泛应用于肝脏保存，但是氧气的作用效果则有待于进一步研究。HOPE 技术的一个吸引人的特征是在常规冷冲洗和器官运输（局部缺血灌注）之后易于应用，从而避免了灌注设备烦琐的运输。与正常体温灌注策略相反，HOPE 技术可以在生理条件下预先输送氧合血液可逆地抑制冷冻保存后的线粒体氧化代谢，减少再灌注后活性氧物质的释放。

低温携氧机械灌注的保护机制至少有两点：第一，低温机械灌注本身，可以独立于氧气，防止内皮损伤及炎症因子释放等。第二，在低温状态下，肝脏的生理代谢率下降，HOPE 中含氧的目的并不完全是提供足够的氧合需求，更重要的是转变代谢模式，将无氧代谢转变为有氧代谢。

文献表明无论是小动物模型还是大动物模型，均证明机械灌注保存对于边缘供肝尤其是 DCD 供肝具有更好的保存效果，氧合机械灌注对于边缘供肝具有更好的修复及保存作用。Maneller 等将心源性死亡的 Wistar 大鼠肝脏在死亡 30min 后取出，一部分用 HTK 液进行单纯低温保存 18h，另一部分保存 16h 后进行 2h 氧合机械灌注保存，使用 HTK 液，或是混有腺苷、磷酸盐和葡萄糖的 HTK 液，或者 Williams-E 液灌注，再灌注之后发现，单纯使用 HTK 液灌注效果最佳，因此他们提出，通过短时间低温氧合机械灌注可以逆转已经受损的肝脏，并且不依赖于能量的支持或者营养的供给。Rougemont 等在猪实验模型中同样证明了低温氧合机械灌注能够有效挽救经历严重缺血损伤等打击的 DCD 供肝。目前，低温氧合机械灌注保存仍然处于动物实验阶段，仍需要大量的临床试验研究证明其实用性及可靠性。

三、临床应用进展

早在 1935 年，Carrel 就在实验室完成了近 900 例机械灌注实验，设计了第一台器官机械灌注设备，并且成功实施了常温灌注，这套灌注系统由压力泵、再循环系统、过滤器以及经氧合的灌注液组成。尽管大部分都是比较小的人体组织，但其所采用的方法已经与当代所用机械灌注方法类似：循环灌注、氧合渗透及压力控制。原始 Lindbergh-Carrel 灌注泵实物见图 3-1。在 1968 年，Belzer 首次使用低温机械灌注设备成功将人类肾脏保存期延长至 17h。

1960 年，随着肝移植技术逐渐应用于临床，生理学家和解剖学家意识到保证体外器官的质量和功能的重要性。

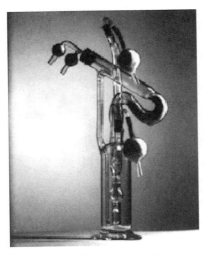

图 3-1　原始 Lindbergh-Carrel
灌注泵实物

1967 年，Starzl 等在有效地预处理肝脏后，获取肝脏并使用含氧、稀释的自体血液，低流量机械灌注肝脏，成功地完成了人体肝移植。然而，1969 年，由于 Collins 液和静态冷保存的成功应用以及机械灌注对技术要求较高等原因，临床上对于机械灌注的关注度下降。

在 2000 年之前，机械灌注并未引起人们太多重视，一方面因为机械灌注对于设备技术要求较高，单纯低温冷冻保存器官保存液的发展日渐成熟，也相对便宜；另一方面，脑死亡供体（DBD）取代心脏死亡供体（DCD）成为供体的主要来源，而低温保存液对于 DBD 供体保存效果相对较好。

近年来，边缘供体特别是 DCD 供体更多应用于器官移植，机械灌注技术再次受到人们的关注。目前肝脏低温机械灌注装置主要有 Life Port 肝脏转运器（Organ Recovery Systems，Des Plaines，IL，USA）和 Liver Assist 设备（Organ Assist，Groningen，The Nether-lands）两种。这些产品均处于临床前研究阶段，还未在市场上销售。此外，在维也纳召开的 2015 年国际肝病会议上，有研究报道可携带机械灌注仪器 Airdrive（荷兰 INDES 公司）能有效维持心脏死亡器官捐献（DCD）供肝的质量及活力；在大动物实验中验证其效果，发现使用 Airdrive 保存供肝 5 天生存率达 100%，但该研究结果尚无文献发表。

美国 Organ Recovery Systems 公司与哥伦比亚大学 James Guarrera 团队合作，首次报道了低温机械灌注应用于临床肝移植的病例预后，证实 Life Port 肝脏转运器应用于临床安全有效，可以显著降低术后早期移植物失功。2015 年，他们又证实了这项技术可以用于挽救边缘供肝，废弃的供肝经过低温机械灌注之后成功移植给受者，为拓展供肝来源提供了新的思路。另外，基于体外器官获取系统（Extra-Corporal Organ Procurement System，ECOPS）设备（荷兰 Organ Assist 公司）的低温携氧灌注系统（hypothermic oxygenated perfusion，HOPE）应用于临床肝移植的报道证实，HOPE 对 DCD 供肝有保护作用，可减轻再灌注损伤。OrganOx 系统是第一款常温机械灌注系统，该产品近期完成的 I 期临床试验结果显示，其在肝脏转运、保存方面安全有效，与静态冷保存相比可显著降低术后 7 天内 AST 水平。UW 液是肝脏机械灌注系统最常用的保存液。Life Port 肾脏器官保存转运系统和肝脏机械灌注系统原型机见图 3-2。

2009 年 Guarrera 等首次完成了低温机械灌注保存供肝的临床试验。该研究对

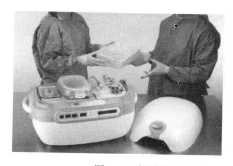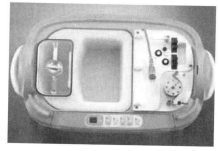

图 3-2 肾脏器官保存转运系统和肝脏机械灌注系统

20 例接受低温机械灌注保存肝移植的受者与 20 例采用静态低温保存肝移植的受者进行对比，低温机械灌注组采用 Vasosol 液在 4～6℃ 条件下灌注 3～7h，结果显示：低温机械灌注组中无血管并发症的发生，胆道并发症发生率较低，早期移植物功能丧失发生率更低，血清损伤标志物水平更低，住院时间更短，提示低温机械灌注与单纯低温保存相比，是一种更加安全、可靠的保存供肝方式。Henry 等在标准供肝低温机械灌注的试验中，与单纯冷保存组相比，低温机械灌注组明显降低了促炎细胞因子如白细胞介素（IL）1β、IL-8、肿瘤坏死因子 α（TNF-α），趋化因子如巨噬细胞炎症蛋白-3α（MIP-3α）、巨噬细胞炎症蛋白-1β（MIP-1β）的表达，进而减轻了黏附分子如单核细胞趋化因子-1（MCP-1）、细胞间黏附分子-1（ICAM-1）、基质细胞衍生因子-1α（SDF-1α）、P-选择素等的激活以及白细胞如库普弗细胞和中性粒细胞的迁移，减轻了炎症反应，减轻肝脏的 IRI。2014 年 Dutkowski 等完成了低温携氧机械灌注（HOPE）保存供肝的研究。该研究为 8 例 DCD 供肝移植，经门静脉在温度为 10℃，氧分压为 60kPa 条件下行 HOPE 1～2h，对照组行 8 例 DBD 供肝移植，单纯冷保存。结果显示：DCD 供肝组移植术后受者肝功能、肾功能、住院天数与 DBD 供者组相当，在随访的 8.5 个月中，DCD 供肝组无患者发生胆道并发症，表明低温携氧机械灌注可以改善 DCD 供肝质量。但低温机械灌注对于 DCD 和 ECD 肝脏的保存效果仍需要大量临床试验来证实。

DCD 和 ECD 常伴有更长时间的热缺血损伤，对冷缺血损伤更敏感，IRI 更严重，这是导致移植术后并发症明显增高的主要原因。以下是目前有关文献报道的低温机械灌注对体外 DCD 以及 ECD 肝脏的保护机制。

1. 减轻移植过程中的 IRI

肝脏 IRI 是一个复杂的病理生理反应，其引起的炎症反应是致使肝细胞损伤的主要机制。再灌注时，肝细胞产生活性氧自由基（ROS），引起细胞核损伤，释放高迁移率族蛋白-1（HMGB-1）、ATP 等损伤相关分子模式（DAMP）到细胞间隙或血液，作用于 TOLL 样受体 4（TLR4）等模式识别受体，活化库普弗细胞，导致 ROS 以及 HMGB-1、TNF-α、IL-1β、IL-6 等促炎因子大量释放，这种正反馈调节对炎症反应的发生起着重要作用，同时引起肝窦内皮细胞的活化，表达 ICAM-1、VCAM-1 等黏附分子，中性粒细胞黏附至肝窦内皮细胞表面，外渗到肝血窦以及窦后微静脉，表现为以中性粒细胞浸润为主的肝损伤。低温氧合机械灌注能够通过降低线粒体内的氧化还原反应来减少线粒体释放 ROS，继而减少 DAMP 的释放以及肝窦内皮细胞的活化，最终减轻肝脏损伤。

2. 减轻肝窦内皮细胞的损伤

研究表明，供肝冷保存过程中，肝窦内皮细胞损伤明显早于并重于肝细胞损伤。肝窦内皮细胞损伤，其细胞间黏附分子如 ICAM-1、血管内皮细胞黏附分子-1（VCAM-1）等表达增高，白细胞与内皮细胞间黏附导致局部炎症反应，同时损伤的肝窦内皮细胞释放 ROS，最终导致肝窦内皮细胞失活，一氧化氮（NO）生物利用度的降低，加剧血管活性物质内皮素以及血栓素 A2（TXA2）的生成，引起肝窦阻塞、狭窄，微循环障碍。有研究表明，血管内血液的层流刺激可以促进转录因子 KLF2（Kruppel-like factor 2）的表达，进而下调黏附分子的表达，减少白细胞的浸润，减轻炎症反应，激活 NO 合成酶（eNOS）以及血栓调节蛋白（TM）的释放减轻血栓形成，改善微循环，同时促进抗氧化应激转录因子 Nrf2（Nuclear factor erythroid 2）生成，低温机械灌注可能通过促进肝窦内皮细胞的 KLF2 表达，从而减轻肝窦内皮细胞损伤。此外，灌注压力及流速对肝窦内皮细胞也有影响。Fondevila 等在低温氧合机械灌注 DCD 猪肝的实验中，观察到由于使用较高的门脉流速 [0.47～0.60mL/（min•g）]，并且采用肝动脉与门静脉双重灌注系统，增加了肝窦内皮细胞的剪切力，增加了肝窦内皮细胞的损伤风险。Shigeta 等在实验中，采用较低的门脉流速 [0.60～0.08mL/（min•g）]，只灌注门静脉，灌注压力在不大于 3mmHg 时，可以避免肝窦内皮细胞的损伤。

3. 提高保存器官的 ATP 水平

研究表明，DCD 肝脏在热缺血期间细胞进行无氧代谢，能量物质 ATP 消耗。低温时，器官能量代谢及其他酶活性也下降。线粒体不能发挥正常功能，储存的能量物质很快被消耗，ATP 减少，其代谢产物 ADP、AMP 会增加，刺激 ROS 的前体次黄嘌呤大量生成，钙离子内流，细胞内磷酸酶激活，造成肝细胞的肿胀和损伤。因此 ATP 对于维护不同程度缺血损伤以及 ATP 持续消耗的边缘供肝的功能具有重要作用，同时 ATP 在供肝的功能修复方面也起着重要作用。特别指出的是该技术对脂肪肝有较好的保存效果，ATP 损耗是引起脂肪肝损伤最主要的因素，低温氧合机械灌注条件下，通过持续提供氧气和腺苷使 ATP 水平明显升高，进而降低肝组织的损伤。

4. 灌注系统能持续不断地提供营养成分

胆道病变是移植术后最严重的并发症之一，被认为是肝移植的"阿喀琉斯之踵"。胆道并发症发生的病因很多，器官保存期缺乏对于胆道系统上皮细胞再生能力的保护是其主要原因之一。已有研究表明，机械灌注技术可以对胆管周围血管丛及胆管周围腺体进行有效保护，从而保存了胆管细胞的再生能力。Porte 教授团队通过对 9 对猪 DCD 供肝模型进行氧合 HMP 研究，结果表明氧合 HMP 可以有效保护胆管周围血管束，避免小动脉坏死，再灌注后 HMP 组具有明显较高的动脉血流。Dutkowski 则应用 HOPE 方案于大鼠，同样证实机械灌注可以避免胆道损伤。在 Guarrera 团队的临床研究中证实，HMP 条件下保存的 ECD 供体术后胆道并发症发病率明显低于 SCS 组。

脂肪肝在边缘供体中占有很大比例，很多脂肪肝供体因为担心术后移植物丢失而被弃用。Van Gulik 教授团队将 HMP 应用于脂肪肝供体中，取得了令人满意的结果。机械灌注技术可以同时引入治疗性药物是其很大的优势。通过在灌注时注入细胞保护物质可以很大程度上保护供体稳态。间充质干细胞（Mesenchymal Stem Cell，MSC）被认为具有抗炎及促进再生的作用，机械灌注为间充质干细胞在肝移植的应用提供了一个良好的途径。

目前临床普遍使用的是低温保存的方法，其存在以下缺点：①无热缺血肝脏保存时间 24h，在某些情况下保存时间仍不能完全满足临床要求；②术后原发性肝无功能及微循环障碍等并发症的发生率较高。

低温机器灌注保存方法具有以下优点。

① 更大的保存范围：无热缺血肝、心脏停搏肝、脂肪肝等，尤其是对于心脏停搏供肝的保存显示了较好的保存效果；

② 更长的保存时间：保存时间可达几天；

③ 更好的肝功能及微循环状况：术后原发性肝无功能及微循环障碍等并发症的发生率较低；

④ 机器灌注保存对于微循环的改善更佳：在灌注过程中可以给予供氧、能量供给、ATP 的补充，并可以及时进行有毒物质的清除，及时评估肝脏的可用性等。

目前国外尚无大规模商业化临床应用的肝脏机械灌注设备，国内也还尚处动物研究阶段，这是国内器官保存研究的机遇与挑战。

"时间"一直是器官移植手术中的决定性因素，很多术后并发症的发生都与血管吻合时间有关。快速吻合重建一直是外科研究的热点，近年来磁吻合或无缝线血管重建技术在血管外科领域已有不错进展。将磁吻合技术与器官移植进行巧妙结合，也是一个值得研究的方向。这不但缩短了血管、胆道吻合时间，也减少了缝线吻合对于血管内皮的损伤。通过设计一种磁吻合机械灌注设备，将磁环与供受体侧及灌注设备进行串联，可以最大程度实现快速重建。

个体化治疗是临床医学发展的方向，对于肝移植而言，肝脏离体前环境条件的不同对于保存期的要求也不同。目前临床肝移植机械灌注争论的焦点也在于灌注参数的设定。不同的灌注方案或许对于不同类型条件下的器官具备保护作用，所以设计一个多环境机械灌注设备是必要的。通过灌注参数及环境的调节设计可以最大程度保护供体。

供肝的持续缺乏导致了边缘供体的广泛应用，迫使人们不断地改进供肝的保存方式。低温机械灌注是目前研究的热点，其在器官保存，尤其是对于 ECD 和 DCD 供者的器官保存方面展现出了优势。但是，仍然存在许多问题需要解决，如灌注途径、灌注流速及压力、氧合程度、温度等主要参数，目前尚未达成共识。随着生物医学、工程学及移植技术的不断进步，机械灌注设备必将更加简易、方便携带、稳定有效，从而更好地服务于临床，造福病患。

（蒋文涛　郭庆军）

参 考 文 献

[1] Henry M J，Guarrera J V. Protective effects of hypot-hermit ex vivo perfusion on ischemia/reperfusion injury nd transplant outcomes [J]. J Transplant Rev (Orlando)，2012，26：163-175.

[2] Selten J，Schlegel A，De Jonge J，et al. Hypo-and normothermic perfusion of the liver：Which way to go? [J]. Best Pract Res Clin Gastroenterol，2017，31 (2)：171-179.

[3] Heseheimer A J，Fondevila C，Gareia-valdecasas J C. Extracorpo-real machine liver perfusion are we warming up? [J]. Curr Opin Organ Transplant，2012，17 (2)：143-147.

[4] Fondevila C，Hessheimer A J，Maathuis Mi，et al. Hypothermic oxygenated machine perfusion in porcine donation after circulatory determination of death liver transplant [J]. Transplantation，2012，94 (1)：2229.

[5] Stegemann J Hirner A，Rauen U，et al. Use of a new modified HTK solution for machine preservation of marginal liver grafts [J]. J Surg Res，2010，160 (1)：155-162.

[6] Bessems M，Doorschodt B M，Hooijschuur O，et al. Optimization of a new preservation solution for machine perfusion of the liver：which is the preferred colloid? [J]. Transplant Proc，2005，37 (1)：329-331.

[7] J Gurusamy K S，Gonzalez H D，Davidson BR. Current protective strategies in liver surgery [J]. World J Gastroenterol，2010，16 (48)：6098-6103.

[8] Taylor M J，Baicu S C. Current state of hypothermic machine perfusion preservation of organs：the clinical perspective [J]. Cryobiology，2010，60 (3)：S20-S35.

[9] Fuller B J，Lee C Y. Hypothermic perfusion preservation：the future of organ preservation revisited? [J]. Cryobiology，2007，54 (2)：129.

[10] Vairetti M，Ferrigno A，Rizzo V，et al. Subnormothermic machine perfusion protects against rat liver preservation injury a comparative evaluation with conventional cold storage [J]. Transplant Pro，2007，39 (6)：1765-1767.

[11] Tolboom H，Milwid J M，Izamis M L，et al. Sequential cold storage and normothermic perfusion of the ischemic rat liver [J]. Transplant Proc，2008，40 (5)：1306-1309.

[12] Luer B，Koetting M，Efferz P，et al. Role of oxygen during hypothermic machine perfusion preservation

of the liver [J]. Transpl Int, 2010, 23 (9): 944-950.

[13] Hart N A, van der Plaats A, Faber A, et al. Oxygenation during hypothermic rat liver preservation: an in vitro slice study demonstrate beneficial or toxic oxygenation effects [J]. Liver Transpl 2005, 11 (11): 1403-1411.

[14] 朱健康, 姜旭生, 王可新, 等. 持续低温灌注对大鼠移植肝脏的保护作用 [J]. 中华肝胆外科杂志, 2008, 14 (10): 711-713.

[15] Dutkowski P, de Rougemont O, Clavien P A. Machine perfusion for 'marginal' liver grafts [J]. Am J Transplant, 2008, 8 (5): 917-924.

[16] Uygun K, Tolboom H, Izamis M L, et al. Diluted blood reperfusion as a model for transplantation of ischemic rat livers: alanine aminotransferase is a direct indicator of viability [J]. Transplant Proc, 2010, 42 (7): 2463-2467.

[17] owski P, Furrer K, Tian Y, et al. Novel short-term hypothermic oxygenated perfusion (HOPE) system prevents injury in rat liver graft from non-heart beating donor [J]. Ann Surg, 2006, 244 (6): 968-977.

[18] 龚瑾, 王西墨, 龙刚, 等. 体外持续肝脏灌注常温保存和 HTK 液低温保存无心跳供肝效果的比较 [J]. 中华器官移植学杂志, 2008, 29 (8): 456-459.

[19] Manekeller S, Minor T. Possibility of conditioning predamaged grafts after cold storage: influences of oxygen and nutritive stimulation [J]. Transpl Int, 2006, 19 (8): 667-674.

[20] de Rougemont O, Breitenstein S, Leskosek B, et al. One hour hypothermic oxygenated perfusion (HOPE) protects nonviable liver allografts donated after cardiac death [J]. Ann Surg, 2009, 250 (5): 674-683.

[21] Belzer F O, Ashby B S, Gulyassy P F, et al. Successful seventeen-hour preservation and transplantation of human-cadaver kidney [J]. N Engl J Med, 1968, 278 (11): 608-610.

[22] Starzl T E, Groth C G, Brettschneider L, et al. Extended survival in 3 cases of orthotopic homotransplantation of the human liver [J]. Surgery, 1968, 6 (4): 549-563.

[23] Guarrera J V, Henry S D, SamsteinB, et al. Hypothermic machine preservation inhuman liver transplantation: the first clinical series [J]. Am J Transplant, 2010, 10: 372-381.

[24] Fondevila C, Hessheimer A J, Maathuis Mi, et al. Hypothermic oxygenated machine perfusion in porcine donation after circulatory determination of death liver transplant [J]. Transplantation, 2012, 94 (1): 2229.

[25] Schlegel A, Graf R, ClavienP A, et al. Hypothermic oxygenated perfusion (HOPE) protects from biliary injury in a rodent model of DCD liver transplantation [J]. J Hepatol, 2013, 59 (5): 984-991.

[26] 任冯刚, 朱皓阳, 严小鹏等. 机械灌注在临床肝移植的应用 [J]. 中国医疗器械杂志, 2015, 39 (6): 427-431.

[27] 魏晓磊, 任晓龙, 方碧云. 一种维持肝脏灌注血液温度平衡的新型热交换系统 [J]. 电脑知识与技术, 2018, 23 (14): 262-264.

[28] Schneeberger Stefan. Life of a liver awaiting transplantation [J]. Nature, 2018, 557 (7703): 40-41.

[29] Knaak J M, Spetzler V N, Goldaracena N, et al. Technique of Subnormothermic Ex Vivo Liver Perfusion for the Storage, Assessment, and Repair of Marginal Liver Grafts [J]. J Vis Exp, 2014, 13 (90): e51419.

第二节 肝脏的亚常温机械灌注

一、背景简介

20世纪60年代，Folker O. Belzer教授首次报道应用持续低温机械灌注（HMP）保存肾脏并成功实行肾移植的案例；20世纪70年代低温机械灌注（HMP）主要用于美国、欧洲移植中心，用于肾脏保护和转运；随后不同的机械灌注模式被研制，用于临床。虽然低温机械灌注（HMP）利用低温作用降低肝脏代谢，维持供肝能量储备和功能，并通过灌注带走肝脏代谢废物，但是仍然避免不了低温下供肝的肝细胞、库普弗细胞以及内皮细胞损伤的负面影响。1976年，Starzl教授用常温机械灌注（NMP）保存的供肝进行肝脏移植，常温机械灌注（NMP）有改善细胞能量代谢，减少组织损伤，改善移植后肝脏功能的优势，因此受到大量研究者的青睐，并纷纷展开相关实验研究。常温机械灌注（NMP）虽被证明比静态冷保存（SCS）有更好的保存效果，但是常温机械灌注（NMP）技术并未成熟且其相对复杂，使用过程需要温度控制和携氧载体，成本较高，因此并没有被普遍应用于临床。因此，基于NMP和SCS的优缺点，亚常温机械灌注（subnormothermic machine perfusion，SNMP）的概念被提出来，其是一种既能维持肝脏一定生理功能，又能避免温度控制和携氧载体的肝脏保存方式。

亚常温机械灌注（SNMP）的温度介于低温和常温之间（环境温度为20～30℃），对肝脏进行机械灌注3～6h，为器官提供充分的营养物质和所需的氧气，并实时监测其活性指标，保证肝细胞在体外情况下仍能够合成三磷酸腺苷（ATP）和促进器官功能恢复，以显著提高肝移植疗效的方法。亚常温机械灌注（SNMP）系统主要由动力单元、循环单元、器官单元、温控单元、氧合单元组成。动力单元指的是离心泵或者蠕动泵；循环单元包括了连接各个设备的管道、灌注液、微泵；器官单元指的是盛放器官的容器；温控和氧合器单元则可稳定及提供充足的氧气。通常1套亚常温机械灌注系统包括1个灌注泵、1个蠕动泵、1个膜式氧合器和1个除泡器。目前应用较多的亚常温机械灌注液主要有KPS-1、HTK液、Polysol液、Vasosol液及高渗枸橼酸嘌呤液（HCA和HCA-Ⅱ）。灌注液的组成包括传统的UW液、Williams Medium E溶液、Vasosol液、组氨酸-色氨酸-酮戊二酸盐液（HTK液）和Celsior溶液等，尽管它们各有优劣，但是在亚常温下且含有营养物质的灌注液中，一般均需添加抗生素来预防感染。另外，灌注液中需要添加的主要成分还有胰岛素、L-谷氨酰胺、氢化可的松和肝素。因实验需要，有时添加红细胞或者血红蛋白等载氧物质，或者添加碳酸酐酶来保护脂肪肝，以对抗冷缺血损伤。

亚常温机械灌注（SNMP）的提出，综合了传统静态冷保存和常温机械灌注的优缺点。其基于简便性和肝脏保存及修复的有效性，且接近于室温的试验条件避免了温度的调控需要和对携氧载体的依赖，既可维持肝脏一定的生理功能，又较NMP降低了耗材和费用，有望通过系列干预措施逆转边缘性供肝，进而扩大供肝来源。

二、灌注方法和途径

（一）灌注液

（1）制备含有 2000mL Steen 溶液、400mL 洗涤红细胞、550mg 丙酮酸钠、100mL 氨基酸的灌注液（10％曲拉索）、10mg 葡萄糖酸钙、1000IU 快速作用胰岛素、1g 头孢唑林、500mg 甲硝唑和 10000IU 肝素的灌注液。添加其他分子用于血管扩张、免疫抑制、清除活性氧，或基于特别研究。

（2）透析成分，使用标准透析液，含有 3.5mmol/L 钾、25mmol/L 碳酸氢盐、27mmol/L 葡萄糖以及 275mg/L 的丙酮酸盐。

（二）肝脏的亚常温机械灌注设备原理

亚常温灌注系统采用肝动脉和门静脉两条通路进行灌注保存肝脏。以储肝器为起点和终点，灌注液由离心泵驱动流经氧合器进行氧合和恒温水箱，随后分为两路，较小一路流向一个透析器用于过滤电解质使内环境处于稳态，其经过透析器后继续往下流回到储肝器；较大一路流向白细胞过滤器过滤残留的白细胞，流过白细胞过滤器后，再次分为两路，一路流入高压流（约 60mmHg）后经肝动脉进入肝，另一路流入储液器，再从储液器经门静脉流进肝脏。门静脉的灌注压力取决于储层溶液水平的能量（2～6mmHg）。最后所有灌注液通过肝下腔和肝上腔回流到储肝器的主储液池中。由于重力减少和灌注液混合均匀后，肝脏处于一个充满温控水的容器中，这个容器通过一个不可渗透的薄膜将肝脏和水分离开，让肝脏浸泡在灌注液中，如图 3-3 所示。

机械灌注操作流程如下。

（1）填充满 3L 主储液池，并用夹子夹紧出液口。

（2）将主储液池的出液口连接到离心泵上，然后连接到一个膜式氧合器上。

（3）管路从氧合器出来后分两路，一路连接到透析器上，然后回到储肝器上；另一路连接到白细胞过滤器上。

（4）从白细胞过滤器出来以后，分为两路，一路通过为肝动脉提供灌注液的

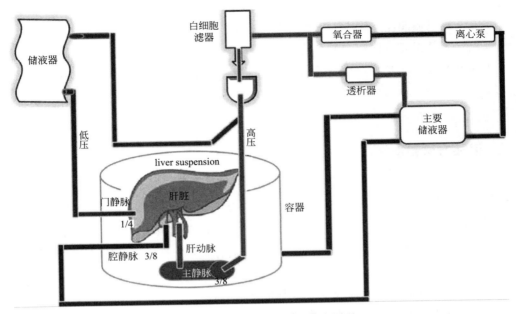

图 3-3　肝脏的亚常温机械灌注原理

动脉管路进入肝动脉；另一路进入副储液池，然后通过重力作用进入为门静脉提供灌注液的管路进入门静脉，此时关闭入液口夹子。

（5）将动脉管路和静脉管路通过一个三通接头汇聚为一路，最后流回主储液器中。

（6）为了收集腹水或从肝脏中渗出的灌注溶液，准备一条连接到主储液器的抽吸管线。

（7）打开主储液池的出液夹让灌注液填充满管路，启动离心泵，转速设置为 1500r/min，灌注液将通过动脉管路进入到静脉管路回流到主储液池中，以保证管路中的空气被完全排出。

（8）打开氧气气阀。

（9）把肝脏从冰上取下来，用生理盐水冲走 UW 液。

（10）放置肝脏，将其凸面朝下，便于接血管，尽量将它放置于一个少受重力反作用力的环境中，避免肝脏的表面被压迫。使用热水和冷水的水浴，将管路的起始温度和水的起始温度设置为 20℃。用一层不透水的膜盖住水浴，然后把肝脏放置于膜上，将肝脏浸泡在灌注液中以减少肝脏重力压迫膜所带来的压力。

（11）将离心泵的转速降低到 1000r/min，并在动脉管路和门静脉管路的连接处放置两个夹子，然后将管子夹在夹子之间。使用一个三通连接头，连接两个腔室管路的出口，并连接到腔静脉管路上。

（12）打开动脉管路的管夹，让灌注液充满动脉管路以排除气泡，并将管线连接到插管上。把离心泵转速增加至 1500r/min，然后打开静脉管路的管夹。

（13）将门静脉的管夹打开，灌注液填满静脉管路，让灌注液灌注到门静脉插管并将其连接起来，对主储液池中的稳定液面采取特殊处理。

（14）将压力线连接到动脉、门静脉和下腔静脉管路的鲁尔接头上。

（15）模拟生理条件，将治疗方法应用于血管，将葡萄糖注入门静脉而不进入动脉管路，为了建立一个梯度模拟增加葡萄糖量促进糖原合成。

（16）将肝脏连接到管路后，在 60min 内将温度升高到 33℃。

（17）肝动脉的起始目标流量为 40mmHg，250mL/min，在灌注期间，当压力增加时流量将达到 70mmHg，700mL/min。

（18）在起始温度，门静脉目标流量为在 3～5mmHg，500～600mL/min，温度升高后，监测门静脉流量，将升高到 4～6mmHg，1100mL/min。防止门静脉压力超过生理压力值（约 8mmHg）以保护窦状小管开口，防止超过总流量超过 2000mL/min，以免损坏器官。通过将流量设置为 2mmHg，降低主储液池流量，防止功能性流出道阻塞性肝充血。

（19）将透析成分添加到管路中，以便将灌注溶液平衡到预期定值，将透析液流量设定为 500mL/h，特别注意调整透析流量使灌注液既不稀释也不浓缩。在灌注时第一时间观察主储液池。

（20）为确保组织的均匀氧合以恢复和维持器官功能，使用以 O_2（95%～98%）和 CO_2（2%～5%）为主的气体混合物组分。根据肝脏在灌注期间改变其代谢和其 pH 需求，在灌注期间使用可变气体。

（21）在灌注开始时保持低 pH 值，运用相对的 pH 概念以保护器官，并防止组织严重损伤，这可以使得在氧合下与生理 pH 的快速连接，因为在 UW 液中储存后，器官的 pH 值低于 7，将 CO_2 的分压连续调节至 25～30mmHg，使 pH 值在 1h 内达到生理水平。

（22）向回路中加入碳酸氢钠或碳酸氢钾，以达到灌注液中标准碳酸氢钠的生理浓度。在重复的血液气体和电解质控制下，小心注射。

（三）肝脏的亚常温机械灌注设备模式及参数

亚常温灌注系统的主要技术参数指标包括离心泵以及机械模拟灌注系统；肝动脉和门静脉灌注压力和流速；以及温度控制系统。

1. 离心泵以及机械模拟灌注系统

亚常温灌注系统的实现，主要依靠离心泵以及机械模拟灌注模式相结合的方式。机体的生理环境是复杂、稳定且多变的，冰冷的机器如何模拟输出这样"智能"的环境，是工程技术人员和医学工作者探索的重要方向。如何将机器控制转换为机体的生理环境是比较难的课题，目前，国内外专家、学者都在为此积极努力。

2. 肝动脉和门静脉灌注压力和流速

DCD供肝的理想机械灌注，是以生理器官正常的压力和血液的流动速度为参照，以闭环控制为主导的自动控制技术。根据压力和流速，选择不同的控制模型及不同数学模型参与，这都会对灌注系统的效果有很大的影响。目前，个别在临床前期试验中建立对DCD边缘供体器官灌注技术的评价体系下，亚常温灌注系统的临床实验比较有限，可以参考的数据比较少。

3. 温度控制系统

之所以称为"亚常温灌注系统"，其温度要精准的控制在 $20 \sim 30$℃，不能因为环境温度的不同，有明显的温度变化。目前，国内外的技术应用方法，都是利用高精度的温度传感器，建立准确的数学模型，利用算法不断修正采集的温度指标，达到对系统温度进行闭环控制的效果。

三、临床应用进展

亚常温机械灌注一方面可避免低温机械灌注对器官的损伤，另一方面其装置相对于常温机械灌注更加简单，对温度和氧气供应不需严格控制，便于推广应用。但目前关于亚常温机械灌注的研究较少，其临床效果仍需进一步的探究。以下为亚常温机械灌注部分临床应用进展总结。

(一) 在心脏死亡供者供肝中的应用

心脏死亡后供者（donation after cardiac death，DCD）是指公民在心脏死亡之后进行器官捐献，也叫无心跳器官捐献。根据 2014 年修订的 Maastricht 分类标准，可以分为 5 类：Ⅰ类，入院前已死亡，包括突然死亡，不管是否有外伤，发生在医院内或医院外，是否有明显原因，都没有进行心肺复苏（属于"不可控制类型"）；Ⅱ类，心肺复苏不成功，患者在医院内或医院外出现心搏骤停，并且由专业急救人员立即行心肺复苏，但是不成功（属于"不可控制类型"）；Ⅲ类，等待心搏停止，在患者家属或监护人和专业医生的同意下，撤除患者现在使用的生命支持治疗（属于"可控制类型"）；Ⅳ类，脑死亡患者心搏骤停，脑死亡供者突发心搏骤停（属于"可控制类型"）；Ⅴ类，安乐死，患者获得医学上的同意进行循环死亡（属于"可控制类型"）。心脏死亡后供者供肝经历一段时间的热缺血期后对器官和细胞的代谢及能量产生负面影响，移植后并发症显著增加，并降低术后存活率，仅提供器官保存功能的单纯冷储存显然已经不能解决上述问题，需要对器官进行一定的组织和能量的恢复，以提高移植疗效。至今为止心脏死亡后供者肝脏进行 SNMP 的动物和临床试验如下。

1. 动物肝移植实验

Gringeri 等将 5 只 Landrace 猪行肝脏切除术后，在 20℃ 下使用氧合的 Krebs 溶液进行机械灌注 2h，后进行自体肝移植，病理学检查显示，肝组织无坏死和充血。之后，在 20℃ 下将心脏死亡的 10 只 Landrace 猪平均分成两组，分别进行 SNMP 和 SCS，发现再灌注期间 SNMP 组灌注液中的天冬氨酸转氨酶（AST）、乳酸脱氢酶（LDH）和乳酸水平明显低于 SCS 组，SNMP 组的组织病理学检查也显示出很少的肝细胞损伤。Berendsen 等将心脏死亡后供肝热缺血 1h 的 Lewis 大鼠肝脏经过 6h 亚常温机械灌注之后移植给健康大鼠，显示出与新鲜供肝相近的移植后 1 个月存活率，机械灌注期间肝细胞的 ATP 水平不断升高，并且在 2.5h 后超过了正常新鲜肝脏中 ATP 水平，胆汁产生量为体内正常分泌的一半，组织学检查显示出与新鲜肝脏相似的结构，生化指标结果均优于 SCS 对照组。Vairetti 等将 Wistar 大鼠使用 Krebs-Henseleit（KH）溶液进行机械灌注，跟冷储存做对比，显示出再灌注期间肝脏损伤生化指标较低，而胆汁、ATP 生成明显高于冷储存组。他们认为，在 20℃ 下的机械灌注可以减轻低温导致的氧化应激对肝脏的损伤，并且可以减少肝脏脉管系统的压力。Izamis 等对热缺血 1h 的 Lewis 大鼠肝脏在室温下进行机械灌注 3h，结果显示 SNMP 治疗后的肝脏与新鲜肝脏和热缺血后未治疗的肝脏相比较，有活性的肝细胞数量更多，而且组织 ATP 含量也显著高于没有机械灌注的肝脏，说明 SNMP 可以显著增加功能性肝细胞的产量。Westerkamp 等将心脏死亡之后的 Lewis 大鼠肝脏先在低温进行保存，然后分别在低温、亚常温和常温下进行氧合机械灌注，显示氧合机械灌注可以很好地保护胆管上皮细胞。一些学者提出，在溶液中添加红细胞或者血红蛋白，这样可以提高灌注液的氧含量，更加有利于细胞灌注期间功能的恢复。Fontes 等在 21℃ 下使用一种新型的血红蛋白为基础的载氧溶液对冷缺血 9h 的 Landrace 猪肝脏分别进行 SNMP 和 SCS，这种溶液中不含红细胞，而是第二代牛源性血红蛋白和羟乙基淀粉的混合物。结果显示，SNMP 组术后 5 天存活率更高，更好的移植物功能和产生更多亲水性胆汁，并且原来受损的肝细胞在灌注期间产生再生和修复，血清学检查显示肝脏损伤生化指标更低，组织病理学检查显示完整线粒体更多。Ishikawa 等使用新型 3D 低温血液灌注培养系统，分别比较不同灌注温度下使用不同浓度的红细胞对于肝脏功能恢复的效果，结果显示 22℃ 下红细胞浓度为 5.0×10^{11}/L 时效果最佳。

2. 人类肝移植临床应用

Bruinsma 等将 18 例人类心脏死亡后供肝和 3 例人类脑死亡后供肝进行 3h 的 SNMP，并在灌注期间和之后进行动态代谢物质的检测，观察机械灌注对损伤肝脏功能的恢复作用，发现 SNMP 可以改善辅酶因子的活性和氧化还原反应的转化，而且可以逆转缺血诱导的选择通路的改变，其中包括乳酸代谢和增加三羧酸循环的中间产物。

Bruinsma 等在亚常温下机械灌注心脏死亡后供肝 3h，发现灌注期间电解质水平正常，pH 开始下降，在 2h 后恢复正常，葡萄糖和乳酸水平在灌注过程中也恢复正常，丙氨酸转氨酶（ALT）、LDH、碱性磷酸酶（ALP）水平在 20min 内显著增加，之后维持稳定。尿素、胆红素、胆汁的产生稳定，ATP 恢复稳定，组织学检查显示肝脏内皮细胞无明显损伤。用 SNMP 处理后的肝移植受者术后 28 天均存活，SCS 组和没处理的肝移植受者术后 24h 内全部死亡。SNMP 组在灌注 1h 后出现胆汁分泌，相比于其他组都要早 1h，并且再灌注期间的分泌量与新鲜肝脏无明显差异；AST 和 ALT 水平低于非灌注组；组织学显示机械灌注组的组织结构与新鲜肝脏相似，没有明显小叶中央坏死，并且相比较于 37℃机械灌注组没有细胞水肿。而且 20℃机械灌注组的氧气消耗明显低于 37℃机械灌注组，移植效果都很满意，改善肝脏功能并且改善大部分肝脏缺血后损伤的指标。

(二) 在脂肪肝供肝中的应用

脂肪肝是指肝细胞内脂肪（主要是甘油三酯）含量增加超过 5% 肝重量。根据是否摄入乙醇可划分为酒精性脂肪性肝病和非酒精性脂肪性肝病，其中以后一种占绝大多数。脂肪肝供者也属于扩大标准的供者，由于原本就有线粒体功能和肝窦内皮细胞的严重损伤，所以脂肪肝细胞对于冷缺血之后进行机械灌注更加敏感，单纯冷储存和低温灌注显然不能满足器官保存的要求。

Vairetti 等先将鼠的脂肪肝和正常肝脏分别进行冷储存和 20℃机械灌注，结果显示 SNMP 可以减少肝细胞死亡，尤其对肝窦细胞有效，从而减少微循环的阻塞，并可以降低门静脉压力。之后使用 KH 溶液对肥胖大鼠分别进行 SCS、HMP（4℃，8℃）和 SNMP（20℃），结果显示 SNMP 组有更好的肝脏保存效果，释放的酶量与健康大鼠肝脏相同。SNMP 组较 SCS 和 HMP 组有更高的 ATP/ADP 比例和更低的氧化应激、胆汁酶、肿瘤坏死因子和半胱氨酸激活。形态学方面显示 SNMP 组实质细胞脂滴和肝细胞空泡变性更低。Tarantola 等对脂肪肝进行亚常温机械灌注和冷储存对比，二酰肽酰酶-Ⅳ 对于肠促胰岛素和神经肽的灭活有作用，它的激活和表达显示脂肪肝内胆管树的损伤，结果显示在 SNMP 组的肝细胞和毛细胆管与正常肝脏相同，SCS 组则出现实质细胞和毛细胆管损伤。

(三) 在复温机械灌注中的应用

近年来一些学者认为单纯的冷储存或者机械灌注对于肝脏的保存效果均未达到理想的效果，所以对其进行了改良。传统机械灌注中器官取出之后一般先经历很短时间的冷储存，然后再进行机械灌注，由于温度的迅速变化，对于这些已经损伤的肝细胞可能造成再次打击，影响移植效果，所以他们提议在冷储存之后，逐渐复温至室温下进行机械灌注，并且取得了较好的疗效，这种方法就叫作复温机械灌注（rewarming machine perfusion，RMP）。

Obara 等报道将热缺血 1h 之后的肝脏先经过 2h SCS，之后逐渐复温至室温下进行机械灌注，结果显示 SNMP 组灌注液中的 ALT、AST 和 LDH 低于 HMP 组。这样不仅可以用于器官保存，还可以及时进行肝脏功能评估。Matsuno 等对于心脏死亡之后 1h 的猪肝脏分别进行 HMP、SCS 之后再 HMP，SCS 2h 之后再逐渐复温至 25℃进行 SNMP。结果显示，RMP 组在再灌注 2h 的 ALT 和 AST 水平均低于低温机械灌注组，组织学活检显示肝脏坏死细胞更少，其中 RMP 组 50％术后出现自主呼吸和清醒，而其余两组全部死亡。所以复温机械灌注对于改善心脏死亡后供肝的移植功能是有效的。Shigeta 等将热缺血 1h 的肝脏先冷储存 2h，之后分别进行 HMP（8℃）、SNMP（25℃）和 RMP（25℃）。结果显示，RMP 在再灌注期间 LDH 和 HA 水平显著降低，并且组织学检查显示坏死和水肿明显轻于其他两组。

(四) 在超低温联合再灌注中的应用

一些学者并认为，仅仅关注怎样改善器官质量是不够的，还应去研究增加器官的储存时间，这样可以实现不同地区间的器官共享。他们观察到，使用常规冷储存联合亚常温机械灌注来延长肝脏保存时间有限，如果在 0℃以下保存器官，之后复温到室温进行机械灌注，可取得更好的移植效果，这样就大大增加了器官的保存时间。

Bruinsma 等探讨经过冷储存之后的肝脏，再使用亚常温机械灌注，观察是否可以改善存活率。现在认为血管阻力和 ATP 恢复情况代表了肝脏活性，与移植后存活率有关。结果显示，冷储存时间少于 48h 的肝脏，之后再使用 SNMP 可以改善存活率，而延长到 72h 则无效。Berendsen 等在 −4℃ 的超低温情况下对 Lewis 大鼠肝脏进行保存 4 天，然后复温至亚常温下进行机械灌注，移植后取得了很好的存活率。超低温可以造成细胞内冰晶形成，肝窦内皮细胞对于低温极其敏感，冷储存和复温均可造成损伤。为了防止细胞冻伤，他们使用相对分子质量为 35000 的聚乙二醇和葡萄糖衍生物（3-OMG）分别作为细胞外、内抗冻剂，发现术后血清白蛋白、胆红素、碱性磷酸酶和尿素水平均正常，只有一例出现胆道并发症；ATP 水平在经过亚常温灌注之后恢复到正常肝脏的 50％，组织学检查显示肝脏结构正常，移植之后典型肝细胞再生。上述研究并不单纯是提高扩大标准供者肝脏的保存质量，更注重的是增加保存时间，有利于肝脏在各地区之间的共享。

(五) 在标准供者供肝中的应用

Spetzler 等将猪的肝脏离体之后进行 SNMP 3h 与使用 UW 液进行 SCS 3h 的对照组相比较，之后进行原位肝移植。其中 SNMP 组，灌注期间 AST 水平保持稳定且低于对照组；移植之后 AST 和 ALP 水平低于对照组，胆汁中胆红素水平一直稳定在生理水平，对照组中则出现较大的波动。病理检查结果显示，移植早期 SNMP 组透明质酸水平明显改善，说明肝窦内皮细胞功能得到改善。被裂解的半胱天冬酶免疫组化显示对照组的肝窦内皮细胞凋亡更多。结果显示 SNMP 对于标准供者是安全的，并且可以减少肝窦内皮细胞和胆管细胞损伤。

（霍枫　梁铭炬）

参 考 文 献

[1] 邓斐文，朱晓峰.心脏死亡供体肝移植的临床应用进展 [J].国际外科学杂志，2012，39（6）：420-423.

[2] 焦兴元，何晓顺.器官捐献与肝移植 [J].国际外科学杂志，2014，41（4）：228-230.

[3] Evrard P. Belgian modifiedclassification of Maastricht for donors after circulatory death [J]. Transplant Proc，2014，46（9）：3138-3142.

[4] Gringeri E，Polacco M D，Amico F E，et al. A new liver autotransplantation technique using subnormo-thermic machineperfusion for organ preservation in a porcine model [J]. Transplant Proc，2011，43（4）：997-1000.

[5] Gringeri E，Bonsignore P，Bassi D，et al. Subnormothermic machineper-fusionfornon-heart-heating donor-livergrafts preservation in a Swine model：a new strategy to increase the donor pool? [J]. Transplant Proc，2012，44（7）：2026-2028.

[6] Berendsen T A，Bruinsma B G，Lee J，et al. A simplified subnormothermic machine perfusion system restoresis chemically damaged liver grafts in a rat model of orthotopic liver transplantation [J]. Transplant Res，2012，1（1）：6.

[7] Vairetti M，Ferrigno A，Rizzo V，et al. Subnormothermic machine perfusion protects againstrat liver preservation injury：a comparative evaluation with conventional cold storage [J]. Transplant Proc，2007，39（6）：1765-1767.

[8] Izamis M L，Perk S，Calhoun C，et al. Machine perfusion enhances hepatocyte isolation yields from isehemic livers [J]. Cryobiology，2015，71（2）：244-255.

[9] Westerkamp A C，Mahboub P，Meyer S L，et al. End-ischemic machine perfusion reduces bile duct injury in donation aftercirculatory deathrat donor livers independent of the machine perfusion temperature [J]. Liver Transpl，2015，21（10）：1300-1311.

[10] Fontes P，Lopez R，van der Plaats A，et al. Liver preservation with machine perfusion and a newly developedcell-free oxygen carrier solution under subnormothe-rmic conditions [J]. Am J Transplant，2015，15（2）：381-394.

[11] Ishikawa J，Oshima M，Lwasaki F，et al. Hypothermic temperature effects on organ survival and restorationl [J]. Sei Rep，2015，5：9563.

[12] Bruinsma B G，Sridharan G V，Weeder P D，et al. Metabolic profiling during ex vivo machine perfusion of the human liver [J]. Sei Rep，2016，6：22415.

[13] Bruinsma B G，Yeh H，Ozer S，et al. Subnormothermic machine perfusion for ex vivo preservation and recovery of the human liver for transplantation [J]. Am J Transplant，2014，14 (6)：1400-1409.

[14] 曹海洋，吴晓峰，林栋栋. 脂肪肝供体临床应用的研究进展 [J]. 临床肝胆病杂志，2015，31 (7)：1140-1143.

[15] Vairetti M，Ferrigno A，Rizzo V，et al. Subnormothermic machineperfusion protects again stratl iver preservation injury：a comparative evaluation with conventional cold storage [J]. Transplant Proc，2007，39 (6)：1765-1767.

[16] Vairetti M，Ferrigno A，Carlucci F，et al. Subnormothermic machine perfusion protects steatotic livers against preservation injury：a potential for donor pool increase? [J]. Liver Transpl，2009，15 (1)：20-29.

[17] Tarantola E，Begone V，Milanesi G，et al. Dipeptidylpeptidase-IV activity and expression reveal decreaseddamage to the intrahepatic biliary tree in fatty livers submittedto subnormothermic machine-perfusion respect to conventional cold storage [J]. Eur J Histochem，2014，58 (3)：2414.

[18] Obara H，Matsuno N，Shigeta T，et al. Temperature controlled machine perfusion system for liver [J]. Transplant Proc，2013，45 (5)：1690-1692.

[19] Matsuno N，Obara H，Watanabe R，et al. Rewarming preservation by organ perfusion systemfor donation aftercardiac death livergrafts in pigs [J]. Transplant Proc，2014，46 (4)：1095-1098.

[20] Shigeta T，Matsuno N，Obara H，et al. Impact of rewarming preservation by continuous machine perfusion：improved post-transplant recovery in pigs [J]. Transplant Proc，2013，45 (5)：1684-1689.

[21] Berendsen T A，Bruinsma B G，Puts C F，et al. Supercooling enables long-term transplantation survival following 4 days of liver preservation [J]. Nat Med，2014，20 (7)：790-793.

[22] Bruinsma B G，Berendsen T A，Izamis M L，et al. Determination and extension of the limits to static cold storage using subnormothermic machine perfusion [J]. Int J Artif Organs，2013，36 (11)：775-780.

[23] Spetzler V N，Goldaraeena N，Echiverri J，et al. Subnormothermic ex vivo liver perfusion is a safe alternative tocold staticstorage for preserving standard criteria grafts [J]. Liver Transpl，2016，22 (1)：111-119.

第三节　肝脏的常温机械灌注

一、背景简介

离体后的肝很难长时间地保持生命力，在这一科研领域，近30年以来一直都没有迅速的研究突破。目前使用最广泛的仍然是"单纯冷保存（static cold storage，SCS）"，原理是用冰和保存液在低温下保存供体肝脏，通过降低温度使肝细胞的新陈代谢减缓，尽可能减少损伤。但单纯冷保存效果并不能让人非常满意，即使供体肝脏的各项指标参数都很好，肝脏最多也只能保存12h。如果供体肝脏质量稍差，保存时间甚至会更短（图 3-4）。此外，这种方法无法在移植手术前对肝脏状态进行测试和评估，医生只能凭经验判断供体肝脏的质量。这种情况下，肝脏移植后有增加失败率的风险，有的肝脏在保存过程中便已经失活，只能丢弃。由于当前器官短缺的问题，为了确保捐献器官利用最大化，以及肝脏移植成功后的护理工作和护理研究都在取得进一步发展。肝脏机械灌注系统可在体外模拟人体的机制，为器官提供血液，从而保护器官功能，实现器官在"体外状态"下保存功能和活力。

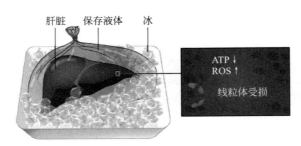

图 3-4　静态冷藏法容易造成肝脏受损

为了解决这一问题，研究人员想到了科幻电影里常见的"超低温保存（cryo-preservation）"，即在超低温下［−（160～196）℃］，生物样本被冷却至无冰的玻璃态，可以长久地保存下去。可实现起来，模型没那么简单理想，这种方法的"弊端"在于：如何让器官从超低温状态毫发无损地复苏。目前成功的例子不多，要么是实验室中组织层面的尝试，要么是小体积的动物器官，还没有哪个研究团队将其成功用于人类器官的学术报道。

既然超低温保存实现困难，能不能反其道而行之？不用降低温度，在体外模拟人内部的生理环境，会不会让肝脏"保鲜"更久？

近些年，机械灌注（machine perfusion，MP）是新兴的供肝保存与修复技术，它是指在器官离体后通过带有转动泵、控温装置、挤压装置、氧合装置及计算机控制装置的设备，用体外保存液或灌注液进行体外循环的一项器官保存技术。不同于传统的 SCS 等其他灌注方式，它利用器官固有的血管系统，予以插管进行连续动态灌注，保证养分供给，同时实现器官的保存和修复。

自从 1963 年 Thomas Starzl 实施人类第一例肝移植术以来，经过几十年的发展和实验研究使肝移植成为挽救终末期肝病的有效手段。随着肝移植技术的不断发展，肝移植适应证扩大及等待肝移植的患者数量增加，供体短缺问题日渐严重，亟待解决。供肝标准也不断扩大，其中包含了曾经不适合移植而放弃的肝脏，即边缘肝脏，包括脂肪供肝、肝炎供肝、老年供肝及 DCD 供肝。但其移植后显著提高了移植物原发性无功能、功能恢复延迟与缺血性胆道发生的风险。

由于传统 SCS 种种局限，使人们不断研究并改进新的保存方法。目前研究推荐常温机械灌注作为一种更先进的器官保存方式，它能够使边缘器官最大限度减轻损伤。因此，扩大边缘肝脏接受标准成为可能。2009 年，Brockmann 等在猪肝移植模型中，将热缺血 40min 的供猪肝脏进行常温灌注保存 20h 后成功移植的报道。大量动物试验证明，持续灌注对比传统的 SCS 模式更能提高供肝保存的重量。机械灌注的本质是持续提供代谢物质，防止并修复器官损伤。

当前，SCS 是器官的普遍保存方法，但其在保存过程中不可不免地发生 IRI，其低温、缺氧所致内皮细胞水肿和酸中毒以及灌注后释放大量的氧自由基导致脂质过氧化反应，从而引起移植物功能障碍。大量研究证实，脂肪肝供肝与肝移植术后移植物原发无功能密切相关，故许多脂肪肝供肝被废弃，从而进一步加重了器官的短缺。然而，大部分脂肪肝供肝在获取之前呈现出接近正常的生物化学功能，表明供肝经历冷缺血是导致脂肪肝供肝不能存活的关键因素。各种发病机制也阐明了脂肪肝供肝对冷缺血损伤更敏感。

另外，脂肪肝在冷保存过程中线粒体氧化磷酸化途径损伤引起的能量代谢障碍致使移植物衰竭，受损的微循环以及不断下降的 ATP 也是可能导致脂肪肝供肝预后不良的因素。

常温机械灌注，是根据灌注的温度不同进行区分的一种类型。一般肝脏机械灌注可以分为常温机械灌注（32～37℃）、低温机械灌注（4～6℃）以及亚常温机械灌注（20℃）。"常温机械灌注（normothermic machine perfusion，NMP）"逐渐引起了医生和科学家的关注。与 SCS 和超低温保存原理不同，NMP 过程中，体外肝脏在正常体温下用含氧血液、药物和营养物质灌注以维持生理环境。

常温机械灌注（normothermic machine perfusion，NMP）最大的特点就是灌注温度与机体温度一致。模拟生理环境，维持系统环境温度 32～37℃，主要通过灌注液持续补充营养物质，逆转热缺血过程中 ATP 供应中断引起的损伤，以恢复器官能量储备，维持器官的正常代谢。

常温机械灌注主要涉及的系统参数包括温度、压力、流量等。温度参数，常温机械灌注系统中，根据肝脏所处的机体生理温度而定。压力参数，在常温机械灌注系统有两种：门静脉压力和肝动脉压力。利用离心泵管路系统，分别模拟产生和机体生理值相符的压力。压力过高会造成内皮细胞受损，压力过低则会导致灌注不充分或者不足。流量参数，是肝脏系统比较复杂的一个参数，它根据灌注的情况，依据医生的经验，在正常的范围内进行有效的小范围调整，确保灌注充分，其原理见图 3-5。

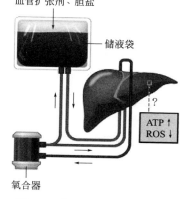

图 3-5　常温机械灌注原理

目前，许多学者认为常温机械灌注的灌注液需要以全血为基础，稀释并增加肝素，pH 平衡，灌注液中加入红细胞后可提高运输氧气的功能，且最大化模仿生理状态下灌注液的特点，可以延缓机械灌注过程中肝水肿的发生。

细胞学、组织学研究以及动物实验都证明这一策略能更好地保存肝脏。但众所周知，很多在细胞和动物实验层面号称"重大突破"的生物医学成就，都过不了人体试验这一关。NMP 的命运如何呢？2016 年，英国牛津大学 Peter Friend 和 Constantin Coussios 等进行了首次 NMP 后肝移植的 I 期临床试验，成功证明 NMP 的安全性和可行性。最近，牛津大学的研究者与多国科学家合作，以常规的冷藏法为对照，进行了首个 NMP 在肝移植中功效的随机对照临床试验，并在《自然》（《Nature》）上报道了振奋人心的试验结果——该方法可显著延长肝脏的保存时间并降低损伤，有希望用于挽救无数生命。

常温机械灌注最大限度地模拟了肝脏生理状态，其能有效扩大供肝池，挽救边缘供肝，是较有前景的器官保存技术，但仍然存在一些不足：①灌注液血源的紧缺；②保存中感染的控制；③设备复杂笨重，不容易携带；④主要技术参数没有"放之四海皆适用"的标准；⑤尚无大量临床证据等的数据支持。相信随着科技的发展，常温机械灌注在器官保存方面将会发挥更大的作用。

目前常温携氧机械灌注有 OrganOx（OrganOx Ltd.，Oxford，英国）系统及其多功能机械灌注 Liver Assist 系统（Organ Assist BV，Groningen，荷兰），都处于前临床阶段，国内相关设备尚处于研发阶段。

二、灌注方法和途径

(一) 灌注模式

常温机械灌注主要是通过灌注液持续补充代谢底物及供应氧气，模拟生理状态下肝脏的灌注过程，尽量减少温度变化对组织造成的损伤。临床和动物实验研究表明，肝脏缺血再灌注损伤最严重的阶段不是发生在缺血和缺氧期间，而是在复温以及再灌注时期。

常温机械灌注的模型主要分三种：①门静脉和肝动脉双重灌注模型；②单独经门静脉灌注模型；③腔静脉逆行灌注模型。常温肝脏灌注的具体方法，围绕人体器官的试验，目前存在这样的争论。在进行常温机械灌注时，采用肝动脉和门静脉的双重灌注相比门静脉单独灌注，哪种效果会更好一些。常温机械灌注一般采用双路形式，这样会有利于胆道功能和上皮活力。本文重点阐述双重灌注模型的灌注原理以及方法。

常温机械灌注（双重灌注模型）系统包括 2 个血液系统的循环回路——门静脉

循环和肝动脉循环，其原理见图 3-6。

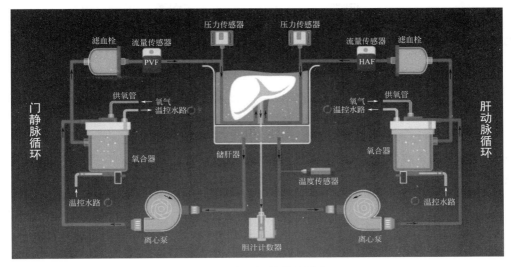

图 3-6　常温机械灌注原理

常温机械灌注系灌注方式：肝动脉循环系统和门静脉循环系统组成两个独立的含氧灌注回路。分别建立体外肝脏肝动脉、门静脉半开放的管路循环，即利用管路建立储肝容器-膜式氧合器-肝动脉/门静脉-储肝容器的循环；通过离心泵、蠕动泵驱动储肝容器中的器官保存液或血液在管路中循环，利用流速探测传感器、压力传感器对灌注过程肝动脉/门静脉的流量和压力进行监控；温控水箱将储肝容器和管路中的器官保存液或血液的温度控制在 32～37℃。灌注过程中通过仪器显示屏能够同时监控肝动脉和门静脉的灌注模式及物理参数。

(二) 灌注参数及灌注控制

使用不同仪器的常温机械灌注的方法按流程都是相似的。开始灌注之前灌注管路内用灌注保存液预充，排除管路中的气泡，通过预设操作，设定计划系统温度数值，使温度控制在 32～37℃之间。肝脏切取之后快速连接灌注管路，开始常温机械灌注，氧气控制流量在 1～2L/min 之间，通过泵等控制系统调节门静脉灌注压力在 4～8mmHg 之间，肝动脉灌注压力在 60～80mmHg。选择不同的微量注射方式，向灌注液中泵入抗凝血的肝素 1000U/h 等药物，确保抗炎、抗凝血。每小时检测血气以及电解质水平，根据结果调节酸碱平衡及电解质紊乱。观察记录每小时胆汁分泌量并检测灌注液中丙氨酸转氨酶（ALT）、天冬氨酸转氨酶（AST）以及乳酸脱氢酶（LDH）水平。

常温机械灌注系统机构的主要技术参数指标包括 3 个：离心泵以及机械模拟灌注；肝动脉和门静脉灌注压力和流速；温度控制系统。

1. 离心泵以及机械模拟灌注

常温机械灌注系统的实现，主要依靠离心泵以及机械模拟灌注模式相结合的方式。机体的生理环境是复杂、稳定且多变的，冰冷的机器如何模拟输出这样的"智能"的环境？这是工程技术人员和医学工作者探索的重要方向。如何将机器控制转换为机体的生理环境是比较难的课题，目前，国内外专家、学者都在为此积极努力。

2. 肝动脉和门静脉灌注压力和流速

DCD 供肝的理想机械灌注的肝动脉和门静脉灌注压力和流速，是以生理器官正常的压力和血液的流动速度为参照，以闭环控制为主导的自动控制技术。根据压力和流速，选择不同的控制模型及不同数学模型；这都会对灌注系统的效果有很大的影响。目前，个别在临床前期试验中建立对 DCD 边缘供体器官灌注技术的评价体系下，常温机械灌注系统的临床试验比较有限，可以参考的数据比较少。

3. 温度控制系统

之所以称呼为"常温机械灌注系统"，其温度要精准的控制在 $32\sim37℃$，不能因为环境温度的不同，有明显的不一致的温度特性。目前，国内外的技术应用方法，都是利用高精度的温度传感器，建立准确的数学模型，利用算法不断修正采集的温度指标，达到对系统温度进行闭环控制的效果。

除以上技术参数以外，在灌注液、氧合的选择与控制方法等方面，对常温灌注系统的效果，都有很大影响。

4. 灌注液

目前常用的灌注液虽然能较好地保存正常供体肝脏，但是由于边缘供肝缺血损伤比较严重，对于保存液的要求也更高。对于保存液的研究也有不少新的进展，但具体哪种保存液效果更好，并没有统一可靠的标准。许多研究也是在此基础上，进行适当加减。对于常温机械灌注保存，有学者尝试应用血液进行灌注，认为其可能起到更好的保存效果，甚至达到修复器官的目的。在灌注液中，适当添加抗凝血药物、抗炎药物等，能更好地修复边缘肝脏。

关于理想的灌注液，目前仍需要反复多次试验，进行探讨研究实践。

在常温机械灌注期间，肝脏在正常体温下灌注含氧血、药物和营养物质以维持生理环境。来自 DBD 和 DCD 肝移植的动物模型的证据表明，这提高了肝移植后的存活率，并且有可能在保存过程中评估器官的存活能力。这些修复机制至少部分与在生理条件下保存器官的新陈代谢复苏有关。这已经通过 ATP 水平的恢复得到证明，ATP 水平恢复将有助于减少在移植后经历的缺血再灌注损伤的严重程度。

5. 温度

从供体心脏停止泵血开始，肝脏缺血性损伤也随之开始，取肝过程中，细胞及组织的缺血、缺氧是不可避免的。目前，标准的操作是使用冷保存液经肝动脉灌注，是否同时经门静脉灌注意见尚不统一。Tolboom 等通过大鼠实验证明 DCD 供肝经历了单纯低温保存之后，再接受常温机械灌注保存，能有效地改造 DCD 供肝的质量，提高"活性"。

6. 氧气

常温机械灌注，组织对氧的需求相对低温的条件下要大很多，持续的氧气和腺苷的供应能够使组织维持较高的 ATP 水平，降低组织的氧化损伤和代谢应激。最近的氧合机械灌注保存研究也表明，恢复需氧组织的自稳态能够增加常温灌注的完整性。Luer 等通过大鼠实验表明，使用 100％氧平衡灌注液能够明显降低灌注期间转氨酶的释放，而且能够明显增加腺苷酸活化蛋白激酶（AMPK）补救合成通路和上游蛋白激酶 A 的激活。而 Hart 等则提出 20％氧合的 UW 液能提供最佳的保存效果。目前的研究普遍认为，氧合灌注可以明显提高肝脏保存的功能和结构的完整性。

7. 胆汁

正常情况下，胆汁中含有少量葡萄糖。当胆管上皮损伤时，重吸收减少，胆汁中葡萄糖含量相对升高。另外，γ-谷氨酰转肽酶（GGT）是胆管的标志性酶，大部分酶分布在胆管上皮细胞面的胞膜上。当胆管细胞受损时，进入胆道的 GGT 必然增加。故胆汁中的葡萄糖含量及 GGT 水平可以反映胆管上皮受损的情况。肝移植后，胆汁分泌量是评价肝移植术后肝功能好坏的一个重要指标，胆汁分泌量的减少，可能预示着肝功能损害，大部分试验都将胆汁的测定作为评估肝脏再灌注损伤过程中肝功能及细胞损伤程度的指标。

（三）肝脏常温机械灌注优势

1. 避免冷缺血损伤

供肝缺血过程可分为热缺血、冷缺血以及复温缺血，冷缺血发生于供肝获取后 SCS 期间。冷缺血更易损伤肝窦内皮细胞，影响细胞骨架肌动担保以及激活基质金属蛋白酶。长时间冷缺血更容易对扩大标准供肝功能产生影响，常温机械灌注可避免冷缺血损伤。另外，在 Jamieson 等的研究中，对重度脂肪变性供肝使用不含葡萄糖的灌注液体外连续灌注后，可以明显降低干细胞脂肪变性程度，从而减轻再灌注损伤，可能作为一种脂肪肝的有效保护方式。

胆道并发症是肝移植术后导致移植肝功能丧失的主要原因之一，其发生可能与缺血过程中 ATP 储备减少导致 Na/K 泵失活，再灌注后胆道上皮细胞的大量坏死以及胆道上皮细胞再生的失代偿等原因有关。

2. 延长保存时间

大动物试验研究表明，常温机械灌注装置具有良好的稳定性与安全性，因此，常温机械灌注可以对肝脏进行较长时间的保存。延长供肝保存的时间，受者在等待肝脏匹配的过程中，可以争取时间，带来更大的生存机会。同时，可以将肝移植手术变成择期手术，更好地完善术前评估以及术前准备，同样长时间保存可使供肝在不同地区、不同移植中心之间转运。另外，在体外肝移植的常温机械灌注的研究中，携带血红素加氧酶-1（HO-1）基因转染表达至少需要 24 小时，因此常温机械灌注长时间保存为此提供了可能。低温保存扩大了标准供肝，但是，相比于常温机械灌注在保存过程中随着保存时间的延长，更容易引起肝窦内皮细胞的损伤。另外，由于低温时肝细胞的代谢活动被抑制，因此不利于肝功能的恢复。

3. 肝脏活性评估

与 SCS 比较，常温机械灌注保存过程中可以检测一些指标，对供肝的肝功能进行有效评估。肝动脉和门静脉的流量、压力参数可以反映肝脏微循环的状态，胆汁分泌量、耗氧率、尿酸氮与 V 因子的合成，则直接反映了肝脏的生理活性。血液中的 ALT、AST、β-半乳糖苷酶、透明质酸可以反映肝细胞的破坏程度，IL-6、IL-8 与肝脏缺血再灌注损伤存在着明显的相关性。Net 等指出，灌注液中黄嘌呤在预测受者存活率方面特异性为 60%，且敏感性高达 80%，肝脂肪酸结合蛋白（L-FABP）也可以作为判断肝细胞损害程度的指标之一。肝脏缺血再灌注损伤过程中产生大量 ROS，在体外供肝修复过程中可以通过电子顺磁共振（ERP）波谱法实时定量测定供肝中 ROS 含量，从而作为判断供肝损伤程度的标准之一。

常温机械灌注过程中可以测定胆汁中的碳酸氢根、胆汁酸、总磷脂的含量，判断胆道上皮细胞的功能活性。另外，也可以通过测定胆汁中乳酸脱氢酶（LDH）、GGT 含量判断胆道上皮细胞的受损程度。

4. 保存期间的干预

在肝脏体外灌注过程中，可以通过向灌注液中加入一些药物或者通过基因干预等手段改善供肝功能。体外器官的基因干预更有利于目的基因转染，另外可降低病毒载体对人潜在的风险。常温机械灌注通过模拟生理条件保存肝脏，更有利于保护性基因的转染和表达。Balogun 等认为，温度为 37℃时，更有利于 HO-1 基因的转染和表达。

三、临床应用进展

近几年，体外机械灌注作为器官保存的一种新途径，成为器官移植基础和临床研究的热点。机械灌注这种保存方式，在肾移植中已投入临床使用，但是由于肝脏本身的复杂性，肝脏灌注系统还处于临床前期试验阶段。机械灌注从最初低温机械灌注开始发展到常温机械灌注，一直在摸索哪种方式更佳。但是常温携氧灌注被认为是最有可能带来肝脏移植突破性发展的关键点之一。

OrganOx系统是第一款常温机械灌注系统，它通过肝动脉和门静脉进行持续流量灌注，通过单离心泵直接输送血液至肝动脉，然后经储血器运送至门静脉。该系统采用封闭式循环回路，自动调节维持生理状态的压力和流量。该系统几乎是全自动的，整合了血气分析仪，可实现动脉压力调节、气体输送、温度监测和胆汁计量。该设备可实现体外肝脏灌注长达24h，并且可将设备运输至供体所在医院，对供体肝脏进行转运保存。此设备近期完成I期临床试验，结果显示其在肝脏转运、保存方面安全有效，相比于SCS方案可以显著降低术后7天内转氨酶水平。近期，来自牛津大学的团队使用该设备针对220名肝移植患者开展了首个随机试验，比较了NMP和SCS方法。试验发现与SCS相比，NMP对供肝的损伤降低50%左右，供肝平均保存时间增加54%（12h比8h），器官弃用率降低50%（16比32），该成果发表在《自然》（Nature）杂志上。

此外，Dries等对4例废弃的供肝进行了6h的常温机械灌注，30min后肝动脉和门静脉的灌注基本恢复正常，代谢乳酸值下降至正常水平，提示肝脏活性恢复，灌注前后的肝脏组织无退化表现。Perera等完成了首例边缘供肝体外常温机械灌注后移植的临床试验，获取过程中供体出现心脏停搏109min，导致肝脏灌注不佳，对供肝行常温机械灌注2h后乳酸下降、胆汁产出，常温机械灌注6.5h后进行移植，术后恢复较顺利，随访期间无胆道并发症发生。Ravikumar等报道了20例供肝接受常温机械灌注后的肝移植试验，供肝在移植术前接受常温机械灌注9h，灌注期间肝功能、血气结果基本正常，为这种器官保存技术的有效利用提供了更多临床证据。

Liver Assist肝脏灌注机由格罗宁根大学医学中心研发（Medisch Ethische Toetsingscommissie，荷兰）。采用的灌注液体如表3-1所示。

表 3-1　Liver Assist 肝脏灌注机的灌注液成分

序号	组成	数量
1	聚集的红血细胞（白细胞比容60%）	840mL
2	新鲜冰冻血浆	930mL
3	人白蛋白为200g/L（Albuman，Sanquin）	100mL
4	修改肠外营养（Clinimix N17G35E，百特国际公司）	$7.35\mu L$
5	多种维生素输液（Cernevit，百特国际公司）	$7\mu L$
6	集中微量元素输液（Nutrtrace，贝郎Melsungen的AG）	7.35mL
7	甲硝唑用于静脉给药（5mg/mL）（灭滴灵，赛诺菲-安万特）	40mL
8	头孢唑林1000毫克瓶5毫升粉用于静脉内给药（Servazolin，山德士）	2mL

序号	组成	数量
9	速效胰岛素（100 IU/ml）的（Actrapid®，诺和诺德公司）	20mL
10	葡乳醛酸钙，静脉内溶液 10%，137.5mg/mL（Sandoz 公司）	40mL
11	无菌水	51.3mL
12	0.9% NaCl 溶液	160mL
13	8.4%碳酸氢钠溶液	31mL
14	肝素 5000IE/mL 静脉给药	4mL
15	总计	2233mL

2015 年发表如下研究成果，对 12 例边缘供肝进行灌注修复，并统计肝脏移植者的健康情况，见表 3-2。

表 3-2　肝脏移植者的健康情况列表

序号	捐赠者的特征（N＝12）	数（%）或中值（IQR）
1	年龄（岁）	61（50～64）
2	性别（男）	8（67%）
3	捐赠者类型 DCD DBD	
4	身体质量指数（BMI）	27（25～35）
5	拒绝理由 DCD＋年龄＞60 岁 DCD＋高体重指数 DCD＋种种原因 严重的脂肪变性	5（41%） 3（25%） 2（17%）/＞2（17%）
6	保存液 UW 液 HTK 液	6（50%） 6（50%）
7	在 DHD 供体热缺血时间（min）	14（17～20）
8	冷缺血时间（min）	389（458～585）
9	供体风险指数（DRI）	2.35（2.01～2.54）

上述技术具有超过 SCS 常规保存方法的几个优点：①灌注设备提供保持供体肝脏在不同温度下保存的手段，低温携氧灌注可以提供更好的灌注和冲洗微血栓，刺激三磷酸腺苷（ATP）的再生，恢复细胞内的能量含量。②在亚常温或常温下，提供移植物存活的全面评估。③同时随着连续的灌注，肝脏代谢更活跃，并开始

产生胆汁。有研究表明，胆汁为肝功能的重要指标。这项研究表明，胆汁产生与相关的肝组织 ATP 水平和肝损伤的组织学有密切关系。这种技术具有的潜力可以允许移植前移植物的预处理，从而减少了移植后的损伤或复发基础疾病。

迄今为止，静态冷保存技术仍是体外肝脏保存的"推荐"标准。然而，随着不断增长的供肝需求以及扩大标准的边缘肝脏的利用，传统的静态冷保存局限性越来越明显。常温机械灌注想要取代静态冷保存全面应用于临床，仍面临许多挑战：①血源紧缺，费用昂贵。②保存中感染风险控制。③常温机械灌注中许多参数，尚处于实验探索研究阶段，仍未取得标准的共识。④机械装置运转问题，应使其更便捷、稳定。目前人体机构器官分配与共享计算机系统的稳定运行，供体的长途保存及转运安全问题成为关键。研究表明，冷缺血时间是肝移植术后预后不良的独立危险因素。机械灌注前，冷缺血时间的延长不利于受体预后，故将 NMP 装置运转至供体医院仍然是一个技术上的难题。我们有理由相信，随着科技的发展，全世界研究者的不懈努力，常温机械灌注的研究和技术水平将越来越趋于成熟。

（谭晓宇　张琳）

参 考 文 献

[1] Matsuno N，Uchida K，Furukawa H. Impact of machine perfusion preservation of liver grafts from donation after cardiac death [J]. Transplantation Proceedings，2014，46（4）：1099-1103.

[2] 中国医师协会器官移植医师分会. 中国移植器官保护专家共识（2016 版）[J]. 实用器官移植电子杂志，2017，54（3）：161-171.

[3] Starzl T E，Marchioro T L，Kaulla K N V，et al. Homotransplantation of the liver in humans [J]. Surgery Gynecology & Obstetrics，1963，117（117）：659.

[4] Jay C L，Skaro A I，Ladner D P，et al. Comparative effectiveness of donation after cardiac death versus donation after brain death liver transplantation：Recognizing who can benefit [J]. Liver Transplantation，2012，18（6）：630-640.

[5] Op den D S，Sutton M E，Lisman T，et al. Protection of bile ducts in liver transplantation：looking beyond ischemia [J]. Transplantation，2011，92（4）：373.

[6] Brockmann J，Reddy S，Coussios C，et al. Normothermic perfusion：a new paradigm for organ preservation [J]. Annals of Surgery，2009，250（1）：1.

[7] Brook N R，White S A，Waller J R，et al. Non-heart beating donor kidneys with delayed graft function have superior graft survival compared with conventional heart-beating donor kidneys that develop delayed graft function [J]. American Journal of Transplantation，2015，3（5）：614-618.

[8] Kapoor S. Hepatic is chaemia-repeffusion injury from bench to beside [J]. Br J Surg，2011，98（3）：459-460.

[9] Hori T，Uemoto S，Chen F，et al. Oxidative stress and extracellular matrices after hepatectomy and liver transplantation in rats.[J]. World Journal of Hepatology，2014，6（2）：72-84.

[10] Taneja C，Prescott L，Koneru B. Critical preservation injury in rat fatty liver is to hepatocytes，not sinusoidal lining cells [J]. Transplantation，1998，65（2）：167-172.

[11] Caraceni P，Bianchi C，Domenicali M，et al. Impairment of mitochondrial oxidative phosphorylation in rat fatty liver exposed to preservation-reperfusion injury [J]. Journal of Hepatology，2004，41（1）：82-88.

[12] Teramoto K，Bowers J L，Kruskal J B，et al. Hepatic microcirculatory changes after reperfusion in fatty and normal liver transplantation in the rat [J]. Transplantation，1993，56（5）：1076-1082.

[13] Fukumori T，Ohkohchi N，Tsukamoto S，et al. Why is Fatty Liver Unsuitable for Transplantation? Deterioration of Mitochondrial ATP Synthesis and Sinusoidal Structure During Cold Preservation of a Liver With Steatosis [J]. Transplant Proc，1997，29（1-2）：412-415.

[14] 贾俊君，李建辉，姜骊，等.肝移植供肝保存新途径：机械灌注 [J].中华移植杂志（电子版），2014，8（3）：44-48.

[15] Tolboom H，Milwid J M，Izamis M L，et al. Sequential cold storage and normothermic perfusion of the ischemic rat liver [J]. Transplantation Proceedings，2008，40（5）：1306-1309.

[16] Xu H，Berendsen T，Kim K，et al. Excorporeal Normothermic Machine Perfusion Resuscitates Pig DCD Livers with Extended Warm Ischemia [J]. Journal of Surgical Research，2012，173（2）：e83-e88.

[17] Chouchani E T，Pell V R，Gaude E，et al. Ischaemic accumulation of succinate controls reperfusion injury through mitochondrial ROS [J]. Nature，2014，515（7527）：431.

[18] Gurusamy K S，Gonxalez H D，Davidson B R. Current protective strategies in liver surgery [J]. World J Gastroenterol，2010，16（48）：6098-6103.

[19] Fuller B J，Lee C Y. Hypothermic perfusion preservation：the future of organ presevation revisited? [J]. Cryobiology，2007，54（2）：129-145.

[20] Taylor M J，Baicu S C. Current state of hypothermic machine perfusion preservation of organs：the clinical perspective [J]. Cryobiology，2010，60（3 Suppl）：20-35.

[21] Lüer B，Koetting M，Efferz P，et al. Role of oxygen during hypothermic perfusion preservation of the liver [J]. Transplant，2010，23（9）：944-950

[22] Har N A，van der Plaats A，Faber A，el al. Oxygenation during hypothermic rat liver preservation：an in vitro slice study to demonstrate beneficial or toxic oxygenation effects. Liver Transplant，2005，11（11）：1403-1411.

[23] Gao W，Bentley R C，Madden J F，et al. Apopyosis of sinusoidal endothelial cells is a critical mechanism of preservation injury in liver transplantation [J]. Hepatology，1998，27（6）：1652-1660.

[24] Jamicson R W，Zilvetti M，Roy D，et al. Hepatic steatosis and normothermic perfusion-preliminary experiments in a porcine model [J]. Tranaplanation，2011，92（3）：289-295.

[25] Foley D P，Fernandez L A，Leverson G，et al. Biliary Complication after liver transplantation from donation after cardiac death donors：an analysis of risk factora and long-term outcomes from a single center [J]. Ann Surg，2011，253（4）：817-825.

[26] Net M，valero R，Almenara R，et al. Hepatic xanthine levels as viability perdictor of livers procured from mone-heart-beating donor pigs [J]. Transplantation，2001，71（9）：1232-1237.

[27] Nassar A，Liu Q，Farias K，et al. Role of vasodilation during normothermic machine perfusin of DCD porcine livera [J]. Int J Artif organs，2014，37（2）：165-172.

[28] Minor T，Efferz P，Fox M，et al. Con-trolled oxygenated rewarming of cold stored liver grafts by ther-

mally graduated machine perfusion prior to reperfusion [J]. Am J Transplant，2013，13：1450.

[29] Nsralla D，Coussios C C，Mergental H，et al. A randomized trial of normothermic preservation in liver transplantation [J]. Nature，2018，557（7703）：50-56.

[30] Vekemans K，Liu Q，Pirenne J，et al. Artificial circu-lation of the liver：machine perfusion as a preser-vation method in liver transplantation [J]. Anat Rec（Hoboken）2008，291：735.

[31] Op den Dries S，Karimian N，Sutton M E，et al. Ex vivo normothermic machine perfusion and viability testing of discarded human donor livers [J]. Am J Transplant，2013，13（5）：1327-1335.

[32] Perera T，Mergental H，Stephenson B，et al. First human liver transplantation using a marginal allograft resuscitated by normothermic machine perfusion [J]. Liver Transpl，2016，22（1）：120-124.

[33] Ravikumar R，Jassem W，Mergental H，et al. Liver transplantation after ex vivo normothermic machine preservation：a phase1（first-in-man）clinical trial [J]. Am J Transplant，2016，16（6）：1779-1787.

[34] Reddy S，Greenwood J，Maniakin N，et al. Non-heart-beat-ing donor porcine livers：the adverse effect of cooling [J]. Liver Transpl，2005，11：35.

[35] Friend P J，Imber C，St Peter S，et al. Normothermic perfusion of the isolated liver [J]. Transplant Procm，2001，33：3436.

[36] 郑飞波，蒋文淘，张骊等. 脂肪变相供肝对人体肝移植早期预后的影响 [J]. 中外华普通外科杂志，2016，31（3）：201-203.

[37] Ravikumar R，Leuvenink H，Rriend P J. Normothermic liver preservation：a new paradigm？[J]. Transpl Int，2015，28（6）：690-699.

第四章 ▶▶

供肾机械灌注

第一节　肾脏的低温机械灌注

一、背景简介

2012 年著名医学杂志《柳叶刀》发表了首个中国慢性肾疾病的横断面调查研究结果，数据显示我国慢性肾疾病总患病率为 10.8%，预计有 1.195 亿患者，随着年龄增长，慢性肾病患病率逐渐升高。肾移植是终末期肾病的治疗手段。尽管肾移植优于透析，能提供更好的生存质量、延长患者生存时间和降低医疗费用，但是移植肾脏短缺是一个很重要的限制因素。

低温机械灌注（HMP）是早期肾脏保存的方法之一，肾脏 HMP 最早由 Humphries 在 1964 年报道。在肾移植发展初期，HMP 被认为是肾脏保存的较佳方法，特别是对于长时间保存和其他保存方法对肾脏产生损害时。HMP 的目的是优化肾脏保存，同时改善并预测肾功能，但是由于保存操作简单和花费便宜，静态冷保存逐渐取代 HMP 成为肾脏保存的主要方法，静态冷保存也可以取得不错的移植效果。但是边缘供肾，包括心死亡供体和扩大标准供体的肾脏，不能耐受静态冷保存，加剧了损伤。另外，心死亡供体和扩大标准供体的肾脏高发原发性无功、肾功能延迟恢复和移植物丢失，限制了此类型肾脏的临床应用，同时冷缺血损伤是引起以上肾移植结局的高危因素。随着体制改革、法律完善及人民群众素质提升等原因，死囚供体器官渐渐退出我国历史舞台。在国家相关部门的领导和推动下，中国于 2013 年全面启动了公民逝世后器官捐献工作，该举措对我国器官移植事业的发展起到重要的推动作用，同时扩大边缘供体肾脏将会越来越多，因此有必要研发出更佳的保存技术，用于心死亡供体和扩大标准供体肾脏的保存，让更多等待肾移植的患者受益。由于上述情况，最近 10 年 HMP 有复苏的迹象，主要是要为扩大标准供体和心死亡供体的肾脏提供一种更佳的保存方法。随着技术的更新和简单化，HMP 是目前最为成熟的机械灌注方案，并已在肾移植领域广泛应用。

研究显示在复流时，HMP 有助于提高肾脏微血管的稳定性、减低氧化应激和提高三磷酸腺苷的利用率。另外，有学者指出保护和维持内皮细胞功能和降低炎症反应，从而减轻缺血再灌注损伤是 HMP 的两大优势。缺血再灌注损伤是影响早期和长期移植物生存率的重要因素，缺血再灌注可以活化固有免疫，从而促进间质纤维化。研究发现与静态冷保存相比，1h 和 4h 的 HMP 可以提高肾脏中 Krüppel 样因子 2（Krüppel-like transcription factor 2，KLF2）和内皮型一氧化氮合酶（endothelial nitric oxide synthase，eNOS）的表达，同时降低内皮素的表达。研究表明 KLF2 可以增强内皮细胞抗氧化能力和调节血管张力。一氧化氮是一种内源性血管舒张因子，可调节血管张力，eNOS 在一氧化氮的合成中起着重要作用。内皮素具有强大的收缩血管和促血管平滑肌增殖的作用。也有研究表明，HMP 可以通过舒张血管改善再灌注时早期肾脏皮质的微循环。研究表明与冷保存相比，HMP 可以通过改变缺氧诱导因子-1、埃兹蛋白等基因的表达来减少缺血再灌注损伤造成的肾细胞凋亡，同时也能够降低肿瘤坏死因子-α（tumor necrosis factor-α，TNF-α）、白介素-2（interleukin-2，IL-2）、白介素-1β（interleukin-1β，IL-1β）、可溶性细胞间黏附分子-1（soluble intercellular adhesion molecule 1，sICAM-1）等炎症因子的表达以减轻炎症反应。另外，也有研究表明 HMP 可以维持能量平衡和控制酸化。但是，也有研究指出设置较低灌注压力导致肾脏灌注不足，特别是皮质，进而导致更高的肾功能延迟恢复发生率，而压力过高会增加剪应力和损害内皮，因此有学者指出，在增加内皮细胞损伤、对血管造成创伤的风险以及价格成本上，HMP 仍需要不断地进行研究去证明其较之于静态冷保存的优越性。

二、灌注方法和途径

肾是人体主要的排泄器官，以形成尿液的方式排除体内的代谢废物，对人体的水盐代谢和离子平衡起调节作用，以维持机体内环境稳定。肾是实质性器官，肾门位于内侧缘的中部，为肾的血管、神经、淋巴管及肾盂出入的门户。肾脏由肾动脉提供氧气和营养物质，肾静脉排出血液，尿液经过肾盂流入尿道。因此，肾脏在接受体外灌注时，一管道连接肾动脉，将灌注液从肾动脉灌入，由肾静脉流出，灌注液在仪器设计的管道中循环，另一管道连接肾盂，接收肾脏在灌注过程中产生的尿液。HMP 灌注设备包括器官储存器、冰盒、气泡过滤器、压力传感器、泵、温度传感器、显示屏以及循环管路，管路需要加入一个采样口，如果需要供氧，则需要在动脉管路中增加一个氧合器以及供氧的气瓶，如图 4-1 所示。

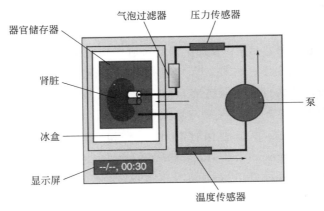

气泡过滤器　　压力传感器

器官储存器

肾脏

冰盒

显示屏　　--/--, 00:30

泵

温度传感器

图 4-1　肾脏低温机械灌注仪器的结构

(一) 氧合和非氧合

研究表明，低温可以降低肾脏代谢率 $90\%\sim95\%$，表明肾脏在低温仍存在代谢，细胞并不是完全处于一个静止的状态，有能量和氧气的消耗。在器官冷保存过程中，持续的供氧能够很好地满足低温下的代谢需求。Hoyer 等利用 30min 热缺血的猪肾脏，比较了无氧合 HMP、空气氧合的 HMP 和纯氧氧合的 HMP，使用 HMP 灌注 21h，随后利用体外模型再灌注 2h 来评价灌注结果，数据表明与无氧合 HMP 相比，再灌注时纯氧氧合的 HMP 可以增加血流和提高肌酐清除率，数据差异具有统计学意义，空气氧合的 HMP 结果则在两者之间。同时纯氧氧合的 HMP 可以降低细胞损伤、肾小管损伤和管状扩张，差异具有统计学意义，空气氧合的 HMP 的数据则在两者之间。Thuillier 等利用移植模型评价氧合和非氧合 HMP 对 DCD 供体肾脏的影响，结果发现移植后 2 周，与非氧合 HMP 相比，氧合 HMP 的肌酐水平、尿中性粒细胞明胶酶相关性脂质运载蛋白、血清天门冬氨酸转氨酶水平（AKT）更低。长期的观察表明，氧合 HMP 能够减轻肾脏的慢性损伤，如降低血肌酐，减少蛋白尿，减轻肾脏纤维化。有研究对比了有氧 HMP 和无氧 HMP，发现有氧 HMP 可以在复流时显著改善肾功能，肌酐清除率和尿素清除率均是无氧 HMP 的 3 倍多，同时可以提高尿流率和抑制半胱天冬酶的活化。有研究证明对于 DCD 肾脏，有氧 HMP 可以恢复器官的 ATP 水平，但是对于正常肾脏，有氧 HMP 与静态冷保存的效果是相同的。有的研究也在正常肾脏中对比了有氧 HMP 和无氧 HMP 的差异，肾脏共灌注 21h，结果发现灌注过程中，有氧 HMP 可以降低血管抵抗，但是移植后，两组的肾功能指标无明显差异，提示正常肾脏无必要使用氧合。氧合 HMP 是符合生理的方法，能够为肾脏提供必要的代谢需求，从而减轻缺血再灌注损伤，同时临床前研究也表明，其能够改善高损伤 DCD

模型的长期预后。未来需要进一步开展临床试验证明氧合 HMP 能够用于高风险的供体肾脏，并证明其获益。一个系统性综述分析了 25 个动物实验，发现对于 DCD 肾脏、受到低血压影响的肾脏、热缺血肾脏或灌注不良肾脏，氧合 HMP 的应用价值更大。

目前研究表明，低温下供氧的方式有 Retrograde Oxygen Persufflation（ROP）、高压氧和直接氧合灌注液。Treckmann 等利用猪移植模型探究 ROP 用于热缺血损伤肾脏的价值，肾脏热缺血 60min、90min、120min，然后接受 ROP 4h，对照组为冷保存，随后进行肾移植，发现只有 60min 热缺血肾脏接受 ROP 后的猪可以存活，其余动物均因为无尿死亡，提示对于 60min 热缺血，ROP 优于冷保存。Treckmann 等进一步比较了 ROP、HMP 和静态冷保存，发现 ROP 可以维持血肌酐在正常水平，但是丙二醛在移植第 7 天大幅度升高，而 HMP 和静态冷保存则可以维持在正常水平，表明三种方法各有优劣。Ladaga 等探究了低温联合高压氧对肾脏保存的影响，研究使用该方法保存肾脏 24h，对比单用 HMP 或者高压氧，两者联合使用可以提高肾移植后的动物生存率，一年后，血压维持正常，肾功能不停地改善。

与 ROP 和高压氧相比，氧合灌注液是一种在 HMP 中供应氧气的主要方式。有研究对比了氧合 HMP 与静态冷保存对于 DCD 肾脏的影响，发现氧合 HMP 可以保护血管上皮细胞和管状上皮细胞的完整性，升高 ATP 浓度，改善皮质血流，移植后氧合 HMP 的肾脏每天产生尿量>500mL，同时可以降低血肌酐和尿素的水平。氧合 HMP 可以更好地保护结构完整性。Kidney Assist machine（由荷兰 Organ Assist 生产）的灌注模式是氧合灌注液。有的研究氧合器供应 100% 的纯氧，流量为 100mL/min。

(二) 搏动性灌注和非搏动性灌注

搏动性灌注模仿生理状态下的肾脏灌注，是 HMP 在内皮细胞保护作用方面更优于静态冷保存的关键因素。一项研究比较了在 18h 冷保存后，搏动性灌注（30/20mmHg）、非搏动性灌注（30mmHg）与冷保存在肾脏保存的差异，结果发现与冷保存相比，搏动性灌注可以显著改善肾脏灌注流量、尿量和钠排泄分数，同时肌酐、尿素水平显著降低。另外，脂肪酸结合蛋白（肾小管细胞损伤的标志）也明显下降，而非搏动性灌注与冷保存相比未出现具有统计学意义的改善。另外，搏动性灌注提高 KLF2 和 eNOS 的表达。在移植模型中，搏动性灌注的肌酐清除率是冷保存的 3 倍。Sellers 等比较了搏动性 HMP 与冷保存对死亡供体肾脏的影响，HMP 的搏动频率为 60 次/min，灌注液为 UW 液，仪器为 MOX-100（由 Waters Instruments 公司生产），接受 HMP 灌注的肾脏为 568 个，冷保存的肾脏为 268 个，结果发现，HMP 组的 DGF 发生率为 8.8%，而冷保存组为 20.2%，差异具有统计学意义。

1. 添加内皮保护剂

早期的缺血再灌注损伤表现在对内皮多糖的损伤，研究表明 HMP 可以保护肾脏微循环的完整性。研究表明一种肝素的聚合物（corline heparin conjugate，CHC）可以增强 HMP 的微循环保护作用，其可以覆盖在肾动脉表面，恢复肾脏血管受损的多糖层，既不影响血管抵抗，也不影响肾脏组织。

2. 灌注时间

与静态冷保存相比，HMP 运输要求比较高。因此，有学者建议在运输过程中使用静态冷保存，到达移植中心后再开始灌注。在猪的动物模型上，研究表明与 18h 的冷保存相比，18h 的冷保存＋1h HMP 或者 18h 的冷保存＋4h HMP 能够在常温复流时提高肾流量、清除率和钠的重吸收率，同时增加灌注液中一氧化氮和 KLF2 的表达，降低内皮素-1 的浓度。此项研究表明即使冷保存结合 HMP 也能够发挥肾脏保护作用，没有必要在获取肾脏时就立即 HMP，这能够让物流更加便捷，同时让 HMP 成本更低。有的研究表明 18h 冷保存结合 2h HMP，同样可以改善肾功能。最佳的 HMP 灌注时间仍然需要进一步探讨。

3. 流量驱动和压力驱动

机器向肾脏进行灌注有两种模式，分别是流量驱动和压力驱动。一项随机临床试验比较目前已上市的两种不同驱动模式的仪器，RM3（由 Waters Medical Inc 生产）为流量驱动，LifePort（由 Organ Recovery Systems 生产）为压力驱动，RM3 的流量设定为 1Hz（60 搏动/min），以维持初始的收缩压在 45mmHg，灌注过程中，根据仪器的推荐来调整流量以保持收缩压在 45mmHg 左右。专家建议 LifePort 的收缩压设定在 30mmHg，灌注过程中，流量由压力驱动处理器自动调节以维持收缩压在 30mmHg。本次试验从 25 名供体上获取 50 个肾脏，肾脏随机分配到流量驱动组和压力驱动组。移植 1 年后发现，两组的肾功能延迟恢复的发生率均为 32％，流量驱动组的平均血液透析次数为 4.66 次，压力驱动组的平均血液透析次数为 2.65 次，差异有统计学意义。一年的移植物存活率分别为 80％ 和 96％，而扩大标准肾脏的一年存活率分别为 66％ 和 92％，病理检测显示间隙纤维化和肾小管萎缩在流量驱动组更为常见，而且发生率具有统计学意义。肌酐水平无差异。研究的结论是压力驱动比流量驱动产生更低的搏动压力，有利于肾脏保存，而流量驱动引起的高平均灌注压可能造成内皮细胞的损伤。

4. 灌注液

HMP 最常用的灌注液是 UW 机械灌注液。RM3（由 Waters Medical Inc 生产）和 LifePort（由 Organ Recovery Systems 生产）所采用的灌注液均为 University of Wisconsin（UW）机械灌注液。UW 液是肾脏 HMP 的经典灌注液，商品名为 KPS-1（kidney preservation solution-1）或 Belzer 氏液。目前也有不少研究灌注 UW 液的等同产品，如 Ecosol 和 Custodiol-N。不过，目前尚缺乏足够的证据以上灌注液比 UW 液更有优势。

5. 灌注压力

目前，HMP 在肾脏上最佳的灌注压力仍无定论。Maathuis 等比较不同灌注压力 HMP 对于肾脏的影响，对照组为静态冷保存，压力分别为 30/20mmHg 和 60/40mmHg，发现 30/20mmHg 能够更好地保护肾脏活性，表现为皮质微循环改善、近端小管损伤更轻、减轻活性氧损伤、炎症因子表达水平减低和移植后更快的功能恢复，60/40mmHg 的肾脏高表达血管假性血友病因子和单核细胞趋化蛋白-1，而且有 2 个肾脏出现了血栓，提示低压力的 HMP 有助于提高肾脏活性。Doorschodt 等利用猪自体移植模型对比了两种灌注压力对肾脏的影响，研究分为两组，一组灌注压力为 25mmHg，另一组灌注压力为 30mmHg，一共灌注 20h，灌注后移植猪体内。在灌注过程中，肾脏的流量和血管内阻力均无统计学差异。移植后，与 30mmHg 相比，25mmHg 可以降低血肌酐值和血尿素值，而在病理学方面，25mmHg 明显改善了肾小球萎缩、肾小管损伤、炎症浸润、水肿和坏死，提示 25mmHg 可能为较佳的 HMP 灌注压力。

6. 灌注温度

HMP 常规的灌注温度为 4～6℃。有的研究平均灌注温度为 7.0℃±0.47℃。有的临床试验的灌注温度为 1～8℃。LifePort 的说明书要求仪器在 8℃ 以下运行，如果高于 8℃，仪器会发出加冰警报，红色警报警示需要立即处理，否则仪器会停止运作。

7. 指标分析

肾脏保存的一个关键问题是如何预测肾脏移植物恢复功能的概率。目前，已经有不少研究分析灌注液，希望可以找出能够预测肾脏存活的生物指标。核磁共振光谱检测（nuclear magnetic resonance spectroscopy，NMR spectroscopy）有望成一种可靠的分析方法。核磁共振光谱检测可以进行代谢组学分析，以确认灌注过程中代谢物的变化水平，从中找出预测移植物存活的生物标记物。一项研究利用 NMR 光谱检测灌注液中缬氨酸、丙氨酸、甘氨酸、谷氨酸盐与移植 3 个月后的血肌酐呈正相关，谷胱甘肽则呈负相关。另一项研究利用 NMR 光谱检测发现葡萄糖、肌苷、亮氨酸和葡萄糖酸盐也能作为预测肾功能的标志物。Hall 等分析了 428 个移植的肾脏，发现灌注结束时的 π 谷胱甘肽 S 移换酶（pi-glutathione S-transferase，π-GST）水平与肾功能延迟恢复（delayed graft function，DGF）独立相关。

灌注过程中的参数如血管内阻力、肾血流和氧消耗量，都可以作为间接指标来评估血管和内皮功能。在 HMP 中，血管内阻力亦可以作为评价或预测肾脏质量的指标。LifePort 阻力指数也称阻力系数，为实时平均灌注压力与灌注流量的比值，反映供肾血管阻力，其阻力指数范围为 $0.00\sim1.99\,mmHg/(mL\cdot min)$，阻力指数是一个动态参数，与仪器工作模式无关，能更好地反映供肾微循环起始状态和动态变化。有研究分析了血管内阻力与 DCD 肾脏移植后功能的联系，研究共分析了 440 个移植的人肾脏，发现开始灌注时的血管内阻力与 PNG、DGF 相关，而且相关性具有统计学意义，统计分析得出血管内阻力的预测性为中等。一项研究分析了 302 个 HMP 灌注肾脏，分析了肾血管阻力与 DGF、1 年移植物存活率的相关性，结果发现灌注结束时的血管阻力是 DGF 和 1 年移植物存活的一个独立危险因素，但是其预测值较低。也有研究指出不能仅仅依据灌注的参数来评价肾脏是否适于移植，该研究收集了 14 个由于灌注参数不佳而被器官获取中心废弃的肾脏，平均流量为 $103\,mL/(min\cdot100g)$，平均血管阻力为 $0.321\,mmHg/(mL\cdot min\cdot100g)$，在该中心重新灌注后，流量和血管阻力均得到了改善，随后进行肾脏移植，随访 12 个月后，平均肌酐水平为 $1.6\,mg/dL$，提示肾功能在可接受范围内。氧消耗也是肾脏质量的评价指标之一。袁小鹏等探讨机器脉冲灌注保存供肾在评估无心搏供体肾脏质量中的作用，肾脏来源于 20 例无心搏供体，用 HMP 灌注每个供体的其中一只肾脏，对侧肾脏采用静态冷保存。灌注液为 KPS-1，每升灌注液中常规加入前列腺素 E1 $10\mu g$。如果灌注进行 1h 后发现阻力系数 $>0.4\,mmHg/(mL\cdot min)$，则选择性在灌注通路中加入维拉帕米 10mg、罂粟碱 10mg 或酚妥拉明 5mg。灌注温度 $4\sim8℃$，设定灌注收缩压为 30mmHg（平均灌注压 $24\sim27\,mmHg$）。灌注时间，如阻力系数 $<0.4\,mmHg/(mL\cdot min)$ 时，则手术需要随时中断灌注；阻力系数 $>0.4\,mmHg/(mL\cdot min)$，一般要求灌注至少 6h。12 例机器灌注供肾用于移植，阻力系数为 $0.15\sim0.80\,mmHg/(mL\cdot min)$，灌注流量为 $32\sim168\,mL/min$，所有供肾移植后功能立即恢复；12 例对侧供肾移植后中 9 例立即恢复，3 例发生 DGF。8 例供体丢弃供肾，灌注阻力系数为 $0.44\sim0.88\,mmHg/(mL\cdot min)$，灌注流量为 $28\sim55\,mL/min$。8 例丢弃供肾病理分析显示，4 例 Remuzzi 评分 $\leqslant3$ 分，其中 1 例为血栓形成，3 例仅为急性肾小管坏死。采用阻力系数 $<0.4\,mmHg/(mL\cdot min)$ 的标准判断供肾质量安全性良好，但是部分阻力系数 $>0.5\,mmHg/(mL\cdot min)$ 的供肾仍然可供移植，需根据穿刺病理分析综合判断。一项研究利用啮齿动物的肾脏分别进行 24h 的氧合 HMP 和静态冷保存，24h 后将肾脏复温并连接与体外灌注机器上，检测肾小球滤过率，发现 HMP 氧气消耗量与肾小球滤过率密切相关，氧气消耗量越高，肾小球滤过率越好。

其他的评价指标包括病理学评价、死亡供体质量评分（deceased donor score，DDS）、扩大标准供体定义、血管抵抗指数（Resistive Index，RI）。

DGF 的发生和移植物的存活受到不同因素的影响，需要综合多个指标进行预测。所以 HMP 的肾脏需要综合评价。

三、动物实验进展

（一）正常肾脏

肾脏低温体外灌注的动物研究最早起始于 20 世纪 60 年代。在 1964 年，Humphries 等对犬肾脏进行了 48h 的 HMP，并对肾脏进行了移植。在 1967 年，Belzer 等成功对犬体外肾脏进行了 24h 灌注和 72h 灌注，并通过移植手术证明了肾脏能够在受体中存活，他们提出了成功灌注的几个重要特征：①一个搏动泵；②中度低温（8～12℃）；③添加了硫酸镁、右旋糖苷、胰岛素、青霉素和氢化可的松的血浆；④灌注液在使用前经过微孔过滤；⑤使用膜式氧合器进行氧合以减少气液界面；⑥控制灌注过程中的 pH、温度、PO_2、PCO_2。He 等利用猪的肾脏，证明与静态冷保存相比，HMP 可以抑制有毒代谢物的聚积、减轻氧化损伤和凋亡，其机制可能与上调 Akt 与 Erk 信号通路相关。

（二）扩大标准供体肾脏

由于肾脏供应已满足不了临床的需求，因此扩大标准供体肾脏将被更多地应用于移植，而扩大标准供体肾脏的保存条件要求比标准供体肾脏高，HMP 有望取代静态冷保存成为扩大标准供体肾脏保存的首选方式。Hosgood 等对比了静态冷保存与 HMP，肾脏分为冷保存组和 HMP 组，其中冷保存分别使用高渗枸橼酸盐溶液、HTK 液和 UW 液，两组的保存时间均为 18h，最后使用体外再灌注模型来评价肾功能。再灌注过程中，对于血流量和氧消耗量，两组无统计学差异，但是 HMP 组的血管内阻力比冷保存组（高渗枸橼酸盐溶液和 UW 液）低。在肾功能方面，HMP 能够降低血肌酐水平和改善肾小管功能。病理检查结果显示，HMP 出现中度的肾小管扩张和内皮水肿。有的研究比较了 18h 静态冷保存、18h HMP 和 14h 静态冷保存加上 4h HMP，然后利用体外氧合全血复流模型对肾功能和损伤进行评价，发现 4h HMP 组的肾内阻力，较 18h 静态冷保存和 18h HMP 高，差异具有统计学意义；在肌酐清除率上，18h HMP 较 4h HMP 和 18h 静态冷保存高，差异具有统计学意义；4h HMP 和 18h 静态冷保存的内皮素 1 水平更高。病理学检查结果显示，冷保存后，在内皮水肿、空泡、管状碎屑、基底膜缺失、肾小管上皮丢失和肾小球萎缩上，4h HMP 组均比其他两组高，而在复流后，对于管状碎屑、基地膜缺失以及肾小管上皮丢失，4h HMP 组均最高，18h HMP 组更能避免刷状缘丢失和内皮水肿，18h 冷保存组的肾小管扩张和肾小球萎缩更为严重，提示冷保存和 HMP 的最佳配合时间仍需进一步探讨，而 18h HMP 与 18h 冷保存相比具有优势，能够减轻肾脏损伤。有研究建立家兔 DCD 肾脏模型，热缺血时间为 35min，并使用 LifePort 进行低温机械灌注模型，灌注压力为 20mmHg，灌注时间为 4h，结果发现 HMP 可降低移植术后血清中 CRE、BUN、IL-6 水平，减少 NF-κB 与 ICAM-1 蛋白的表达，提示机械灌注相比静态冷保存能够更好地保护肾功能。机械灌注可能通过其对肾脏的微循环机械疏通作用，而改善移植肾脏的滤过功能。机械灌注可能通过去除肾脏低温保存时所产生的代谢物，从而减轻移植术后的非特异性炎性损伤。

有研究证明与静态冷保存相比，HMP 未能有效保存 DCD 肾脏，该研究将肾脏的热缺血时间设置为 0～30min，随后肾脏分别进行 24h 静态冷保存和 18h 静态冷保存＋6h HMP，然后进行自体肾移植，并观察 14 天。对于热缺血时间为 0min 的肾脏，肌酐曲线提示 HMP 可以改善肾脏，但是对于热缺血时间为 30min 的肾脏，HMP 与冷保存相比，未能改善肾功能，提示有必要进一步优化 HMP 在 DCD 肾脏应用的条件。

近期的研究主要是通过改善灌注液的成分、灌注温度、灌注时间和灌注参数来提高内皮细胞的完整性。灌注液中可以增加氧气和添加内皮细胞保护药物。另外，寻找合适的生物标志物和灌注参数来预测移植后肾脏的功能亦是研究的重点。评价功能指标包括灌注液分析、血管抵抗和氧消耗。

四、临床应用进展

(一) 肾 HMP 仪器

HMP 的临床应用始于 20 世纪 60 年代。在 1968 年，Belzer 等进行了 1 例应用低温机械灌注技术的肾移植手术，供体来源于一名 44 岁的男性，供肾的热缺血时间为 25min，供肾在 10℃下进行灌注，灌注液为含有硫酸镁、右旋糖苷、胰岛素、青霉素和氢化可的松的血浆，灌注压为 110/40mmHg，流量为 200mL/min，pH 控制在 7.5～7.6 之间，灌注 30min 后，肾脏开始产生尿液，灌注时间为 15.5h，一名 47 岁肾功能不全男性患者成功地接受了肾移植，术后肾功能良好。

根据美国器官获取及移植网络 (Organ Procurement and Transplantation Network，OPTN) 的数据，2005 年美国的肾脏 HMP 使用率仅为 26%，2006 年的使用率数据为 20%，而在 2015 年，使用率已经增加至 45%。目前最常用的 HMP 仪器是由美国公司 Organ Recovery Systems 生产的 LifePort Kidney Transporter，其可以提供一个密闭无菌的环境，让肾脏在 4℃ 30mmHg 下使用 Belzer MPS 溶液进行搏动性灌注，该仪器便携，能够为肾脏提供连续灌注直至移植手术，在灌注过程中，仪器每 10s 记录温度、流量、血管阻力和压力。目前，LifePort Kidney Transporter 已经发展了两代机器，分别是 LifePort Kidney Transporter 1.0 和 LifePort Kidney Transporter 1.1。LifePort Kidney Transporter 1.0 的外观如图 4-2 所示，仪器包含独立的管路，能够为肾脏灌注低温生理溶液，定制的一次插管位于可调节的支架上，能够迅速地连接到仪器上，还有一次性的器官储存盒、压力传感器和保存液均可以通过简单地操作组合或添加进仪器内，大小为 61cm× 36cm×36cm，另外仪器可以通过显示屏实时显示压力、流量、肾内阻力和肾脏的温度，而且仪器能够装进一个便于外包装袋中，包装袋携带有轮子，方便仪器运输。该仪器在 2003 年获得美国食品与药品监督局的批准上市，在 2004 年获得欧盟的批准上市，将维持器官活性的时间从 24h 延长至 41h。LifePort Kidney Transporter 1.1 比 1.0 代仪器增加了 GPS/GPRS 系统，能够准确定位仪器的位置和提供关键的灌注数据，灌注数据可以通过 USB 端口快速下载。

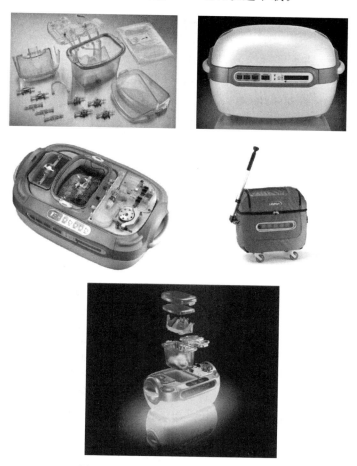

图 4-2　LifePort Kidney Transporter

目前其他 HMP 的仪器包括由荷兰 Organ Assist 公司研制的 Kidney Assist、美国 Waters Medical Systems 公司研制的 RM3 和 WAVES 以及荷兰 QRS International 公司研制的 Airdrive。Kidney Assist 由一次性的器官储存室、微型磁力旋转泵（可以提供搏动性流量）、氧合器、氧气瓶、电池包以及测试和控制单元组成，氧流量为 100mL/min，旋转泵可以在 60bpm 的速率下提供 30/20mmHg 或 60/40mmHg 的肾内灌注压。Kidney Assist 置于一个聚乙烯盒子里，里面装满冰，可以维持低温 24h。另外，它可以提供不同温度下的灌注，从 10℃ 至 38℃，不过 38℃ 的灌注仪器不属于便携式。RM3 仪器包括两个部分，一个是控制单元，提供灌注和监测功能，另一个是一次性的无菌储存盒，用于放置肾脏并实施灌注，仪器的长宽高分别为 54.0cm、40.0cm 和 27.5cm，盒子的高度为 26.7cm，仪器可以为 1～2 个肾脏提供低温搏动灌注，在灌注过程中维持压力、流量和温度，也实时提供流量、温度、压力和肾内阻力的数据，该机主要特点是可以利用空气进行双肾有氧灌注，不可移动，采用冰水浴进行制冷，该设备在 21℃ 环境下，可以保持灌注温度 7℃，维持 4h，保存更长时间需要人工换冰，核心技术为流量控制模式，脉动模式生理脉搏波，已用于临床。该公司还有一款用于肾脏转运的冷灌注设备 Waves，该机用于单肾转运，该设备可以利用空气或外接氧气瓶进行有氧灌注，利用冰水进行制冷，可在 21℃ 环境下，保持灌注温度 10℃ 以下 12h；大小 648mm×413mm×337mm，重 26kg，灌注一个肾需要 1L 灌注液，已用于临床。Airdrive 可以提供 (8±4)℃ 下的有氧灌注，肾脏保存最长的时间为 14h。

下面将对 HMP 给肾移植患者带来的临床获益展开论述。

(二) HMP 的临床受益

1. 降低 DGF 的发生率

研究表明 DGF 的发生率严重影响移植肾脏的存活率，特别是对于来自边缘供体的肾脏，另外，DGF 的发生也增加急性排斥的风险、医疗支出和影响患者的预后，因此 DGF 的发生率是评价 HMP 应用于临床的重要指标之一。Moers 等开展了一项大型的临床随机对照试验，对比了静态冷保存和 LifePort Kidney Transporter 的 HMP，分别评价 336 例移植患者，HMP 的灌注温度为 1～8℃，灌注液为 UW 机械灌注液，灌注的收缩压维持在 30mmHg，研究的主要指标是移植后 1 周 DGF 的发生率，结果发现 HMP 可以降低 DGF 的发生率，同时缩短 DGF 的天数，而且能够改善一年移植肾脏的存活率。随后，他们对受试者进行了 3 年的观察，HMP 的 3 年移植肾脏存活率比冷保存高，亚组分析发现，HMP 可以改善脑死亡供体肾脏的存活率，但在 DCD 肾脏上未见改善。我国研究者开展的一项 DCD 肾脏移植的临床研究表明，与静态冷保存相比，HMP 可以降低 DGF 的发生率，促进肾移植患者的恢复。Wang 等在 2014 年 6 月至 2015 年 6 收集了 24 对 DCD 肾脏，来自同一供体的肾脏随机分为 2 组，一个肾脏为冷保存，另一个肾脏使用 LifePort 仪器进行 HMP，冷保存的时间为 1～8h，HMP 的时间为（5.8±2.8）h，对比 DGF 发生率、肾功能和病理学改变等指标，发现 HMP 的 DGF 发生率为 16.7%，而静态冷保存为 37.5%，差异具有统计学意义，同时 HMP 能够降低出院时的血肌酐水平和住院时间，提高术后 1 周的平均尿量，随访 6 个月，两组患者的生存率均为 100%，血肌酐水平无统计学差异。一项脑死亡供体的肾移植随机对照试验比对了 HMP 与冷保存，结果显示 HMP 可以降低 DGF 发生的风险。另一项随机对照试验在 DCD 肾脏上对了 HMP 与静态冷保存，研究共纳入 82 对肾脏，发现 HMP 可以降低 DGF 的发生率。

有研究者回顾性分析吉林大学第一医院器官移植中心 52 例扩大标准供体（Expanded criteria donors，ECD）肾脏应用 LifePort 进行低温持续机械灌注维护的参数指标及实施肾移植的临床资料，低温持续机械灌注设定灌注压为 35mmHg，灌注通路中常规注入尿激酶 20 万～30 万单位，对供肾 LifePort 灌注情况及 DGF 的发生率、排斥反应、血肌酐水平、1 年人/肾存活率等情况进行总结和分析，52 例 ECD 供者成功捐献供肾 104 例，全部应用 LifePort 进行灌注维护，评估后弃用供肾 8 例，共完成 96 例肾移植，未出现移植肾原发性无功能；急性排斥反应的发生率为 9.38%（9/96），经抗排斥反应治疗后均逆转；术后 DGF 的发生率为 17.71%（17/96），患者均在 1 个月内恢复；与无 DGF 组受者相比，发生 DGF 受者的供肾灌注终末阻力平均值明显增高，差异有统计学意义（$P<0.05$）；与无 DGF 组受者相比，发生 DGF 受者的供肾终末流速平均值显著降低，差异有统计学意义（$P<0.05$）；随访 6～42 个月（中位时间为 15 个月），术后 6 个月平均血肌酐值为（113.7±38.4）μmol/L，1 年的人/肾存活率均为 100%。

有学者回顾性分析武汉大学中南医院 2010 年 3 月至 2012 年 11 月期间 44 例 DCD 供肾移植受者的临床资料，根据其供肾保存方式不同，分为机械灌注组（$n=$ 10 例）和静态冷储组（$n=34$ 例），比较两组受者 DGF 发生情况和早期移植物功能，械灌注组的灌注液为 4℃ KPS1，灌注压设置为 30mmHg。两组供、受者一般资料具有可比性，术后 1 周，机械灌注组无受者发生功能性 DGF，而静态冷储组功能性 DGF 发生率为 32.4%（11/34），差别有统计学意义；机械灌注组 DGF 发生率为 10%（1/10），静态冷储组 DGF 发生率为 29.4%（10/34），差异无统计学意义。机械灌注过程中肾动脉流量小于 60ml/min 和阻力系数大于 0.5mmHg/（mL·min）时，受者发生 DGF 的概率明显增高，提示 HMP 能有效降低 DCD 供肾移植受者功能性 DGF 发生率，是临床维持和修复 DCD 供肾的重要方法；机械灌注阻力系数和流量可以作为临床评估 DCD 供肾质量的重要参数，也是判断预后的有益指标。

2013 年 5—10 月，中国人民解放军第一八一医院肾脏科采用机械灌注保存供肾共 36 例。采用 LKT-100 型 LifePort 器官灌注运输器及其配套专用的相关软件进行机械灌注保存、运输、灌注供肾。分析患者术后一般情况，机械灌注过程中阻力系数和流速与 DGF 发生的关系。36 例受者均未发生移植肾丢失。其中 30 例（83%）未发生 DGF，移植肾功能恢复良好；6 例出现 DGF，经治疗术后 3～18 天逐渐恢复正常。36 例供肾进行机械灌注 1h，阻力系数≤0.3mmHg/（mL·min）28 例，受者术后均未发生 DGF；阻力系数＞0.3mmHg/（mL·min）8 例，其中 6 例受者术后发生 DGF。8 例流速＞100mL/min，受者均未发生 DGF；21 例流速 60～100mL/min，其中有 1 例受者发生 DGF；7 例流速＜60mL/min，其中 5 例发生DGF，提示 HMP 保存供肾能改善供肾质量，降低受者的 DGF 发生率。项和立等回顾性分析西安交通大学第一附属医院 2011 年 12 月至 2015 年 4 月间 183 例 DCD供肾移植的临床资料，其中 145 例 DCD 供肾采用 HMP 方法，286 个供肾用于移植（HMP 组）；28 例 DCD 供肾采用单纯低温静态冷保存运输，其中 54 个供肾用于移植（单纯冷保存组）。机械灌注组 286 个供肾用于移植，其供肾灌注时间为（2.9±1.6）h，灌注压为（26.9±8.7）mmHg，灌注阻力系数为（0.24±0.17）mmHg/（mL·min），灌注流量为（91.2±35.6）mL/min；4 个供肾弃用，其灌注阻力系数为（0.62±0.27）mmHg/（mL·min），灌注流量为（46.2±8.7）mL/min。共有 45 例受者术后发生 DGF，发生率为 13.2%，其中机械灌注组 DGF 发生率为 11.2%（32/286），单纯冷保存组发生率为 24.1%（13/54），差异有统计学意义。机械灌注组血清肌酐恢复正常的时间为（4.8±1.5）天，单纯冷保存组血清肌酐恢复正常的时间为（8.7±2.6）天，机械灌注组移植肾功能恢复正常时间短于对照组，提示 HMP 能够促进移植术后肾功恢复，减少 DGF 发生具有一定作用。

对于各种死亡供体（标准供体、扩大标准供体和心死亡供体）的肾脏保存，三个 Meta 分析的结果显示与静态冷保存相比，HMP 可以降低 DGF 的发生率。另一项 Meta 分析对 7 个随机对照临床试验的数据进行了汇总，共包括 1353 名肾移植患者，发现 HMP 可以显著降低 DGF 的发生率。多项 Meta 分析的结果表明，与冷保存相比 HMP 能够降低 DGF 的发生率。

Gallinat 等对比了 HMP 与静态冷保存在 65 岁以上供体肾脏的应用效果，供体肾脏均来源于非心脏停搏供体，肾脏经过 HMP 或静态冷保存后移植给 65 岁以上的患者，观察 DGF 发生率、PNF 发生率、1 年患者生存率和 1 年移植物存活率，HMP 组的冷缺血时间为 11h，静态冷保存组为 10.5h，结果发现与静态冷保存相比，HMP 组未能改善 DGF 发生率以及 1 年患者生存率。Forde 等对 93 例ECD 供肾肾移植患者进行回顾性研究，93 例肾脏均使用 HMP 灌注，平均灌注时间为 15.6h，对照组为年龄配对的肾移植患者，其肾脏使用 UW 液进行冷保存，平均保存时间为 17.9h，在 DGF 发生率和移植物一年存活率上，两者无明显差异。

对于 DCD 肾脏，有研究表明 HMP 未能改善 DGF 发生率。一项在英国进行的随机临床试验亦比较了 HMP 与冷保存对 DCD 肾脏移植的影响，研究共纳入了 45 对肾脏，肾脏平均总缺血时间为 15h，发现两组在 DGF 发生率、肾功能、一年器官存活率和患者生存率上无差异。

一项研究分析 752 例肾脏移植病例，其中 376 例的肾脏由 HMP 保存，另外 376 例肾脏由冷保存，肾脏的平均冷缺血时间为 15.08h，分析发现冷缺血时间在 10h 以内，HMP 组的 DGF 发生率比冷保存组低，说明冷缺血时间是 HMP 保存肾脏发生 DGF 的危险因素。

2. 降低透析治疗的次数

有研究者对 188 个冷保存的移植肾脏与 227 个 HMP 保存的移植肾脏进行移植术后预后比较，移植后第 15 个月后，移植物存活率、需要接受透析治疗的发生率以及病死率，两者无统计学差异，但是在移植后第 5 年，HMP 可以降低患者接受透析治疗的发生率，同时提高了移植物存活率和将患者的肌酐浓度控制在 2mg/dL 以下。在多元回归分析模型中，与冷保存相比，HMP 可以有效降低不良结果的发生率。一项长期随访的对照试验中，研究者对 74 名肾移植患者进行了 10 年的随访，肾脏来源于尸体器官供者，其中 37 名患者接受冷保存肾脏移植，37 名患者接受 HMP 肾脏移植，发现冷保存者肾移植后接受透析治疗的百分率为 50%，而 HMP 为 25%，两者差异具有统计学意义。

3. 改善肾脏病理

一项长期随访的对照试验发现 HMP 可以限制肾脏的慢性改变，如间质纤维化。Wang 等在 2014 年 6 月至 2015 年 6 收集了 24 对 DCD 肾脏，来自同一供体的肾脏随机分为 2 组，一个肾脏为冷保存，另一个肾脏使用 LifePort 仪器进行 HMP，移植前的病理学检查发现，HMP 可以降低肾小管上皮细胞的水肿和坏死，降低白细胞浸润，未发现微血栓，电镜检查发现，HMP 能够保护细胞结构和细胞器。

4. 其他

一项脑死亡供体的肾移植分为 HMP 组与冷保存组，结果显示 HMP 可以降低原发性无功的发生率，同时提高一年移植物的生存率。另一项随机对照试验在 DCD 肾脏比较了 HMP 组与静态冷保存组，研究共纳入 82 对肾脏，发现 HMP 提高移植后 1 个月的肌酐清除率，但是一年的器官存活率和患者生存率，两组无差异。

Gallinat 等分析 HMP 与静态冷保存 65 岁以上供体肾脏的应用效果，供体肾脏均来源于非心脏停搏供体，肾脏经过 HMP 或静态冷保存后移植给 65 岁以上的患者，观察 DGF 发生率、PNF 发生率、1 年患者生存率和 1 年移植物存活率，HMP 组的冷缺血时间为 11h，静态冷保存组的为 10.5h，结果发现与静态冷保存相比，HMP 可以降低 PNF 发生率和提高 1 年移植物存活率。

Forde 等对 93 例 ECD 供肾肾移植患者进行回顾性研究，93 例肾脏均使用 HMP 灌注，平均灌注时间为 15.6h，对照组为年龄配对的肾移植患者，其肾脏使用 UW 液进行冷保存，平均保存时间为 17.9h，HMP 能够降低术后 1 月、3 月的血肌酐值，与冷保存组相比，差异具有统计学意义。

有 Meta 分析显示对于原发性无功、1 年移植器官存活率和 1 年患者生存率，HMP 与冷保存无统计学差异。一项对 18 个临床试验的数据进行了 Meta 分析，包括 7 个随机对照试验（1475 个肾脏）和 11 个非随机对照试验（728 个肾脏），数据表明 HMP 与冷保存在原发性无功、急性排斥反应、长期肾功能、移植物存活和患者生存上无差异。对于 DCD 肾脏，一项 Meta 分析的结果表明与冷保存相比，对于原发性无功、1 年移植物存活率和 1 年患者生存率，HMP 缺乏明显的优势。另一项 Meta 分析纳入了 9 项研究，发现与冷保存相比，HMP 不能改善 1 年移植器官存活率。一项 Meta 分析纳入了 7 项研究，分析 HMP 与冷保存在 ECD 肾脏移植的影响，HMP 肾脏共 2374 个，冷保存肾脏共 8716 个，研究发现 HMP 可以改善 1 年移植物的存活率，但是在原发性无功和 1 年患者生存率上，两者无差异。

（王长希）

参 考 文 献

[1] Zhang L，Wang F，Wang L，et al. Prevalence of chronic kidney disease in China：a cross-sectional survey [J]. The Lancet，2012，379（9818）：815-822.

[2] Humphries A L，R R，J G，et al. Hypothermic perfusion of the canine kidney for 48 hours followed by re-implantation [J]. American Surgeon，1964，30：748-752.

[3] Belzer F O，Southard J H. The future of kidney preservation [J]. Transplantation，1980，30（3）：161-164.

[4] De Deken J，Kocabayoglu P，Moers C，et al. Hypothermic machine perfusion in kidney transplantation [J]. Current Opinion in Organ Transplantation，2016，21（3）：294-300.

[5] Weber M，Dindo D，Demartines N，et al. Kidney transplantation from donors without a heartbeat [J]. The New England Journal of Medicine，2002，347（4）：248-255.

[6] Cho Y W，Terasaki P I，Cecka J M，et al. Transplantation of kidneys from donors whose hearts have stopped beating [J]. The New England Journal of Medicine，1998，338（4）：221-225.

[7] Cooper J T，Chin L T，Krieger N，et al. Donation After Cardiac Death：The University of Wisconsin Experience with Renal Transplantation [J]. American Journal of Transplantation，2004，4（9）：1490-1494.

[8] 毕见龙.小型猪可控型心脏死亡供体模型的建立及肾脏离体保存研究 [D].山西医科大学，2015.

[9] 王忍.低温机械灌注在边缘供肾保存中的优势及其机制的研究 [D].南昌大学，2014.

[10] Maathuis M J，Manekeller S，Der Plaats A V，et al. Improved kidney graft function after preservation using a novel hypothermic machine perfusion device [J]. Annals of Surgery，2007，246（6）：982-991.

[11] Eltzschig H K，Eckle T. Ischemia and reperfusion-from mechanism to translation [J]. Nature Medicine，2011，17（11）：1391-1401.

[12] Land W. The role of postischemic reperfusion injury and other nonantigen-dependent inflammatory pathways in transplantation [J]. Transplantation，2005，79（5）：505-514.

[13] Domański M，Sporniak-Tutak K，Kędzierska K，et al. Oxidative Stress and Renal Interstitial Fibrosis in Patients After Renal Transplantation：Current State of Knowledge [J]. Transplantation Proceedings，2011，43（10）：3577.

[14] Gallinat A，Efferz P，Paul A，et al. One or 4 h of "in-house" reconditioning by machine perfusion after cold storage improve reperfusion parameters in porcine kidneys [J]. Transplant International，2014，27（11）：1214-1219.

[15] Fledderus J O，Boon R A，Volger O L，et al. KLF2 Primes the Antioxidant Transcription Factor Nrf2 for Activation in Endothelial Cells [J]. Arterioscler Thromb Vasc Biol，2008，28（7）：1339-1346.

[16] Lin Z，Kumar A，Senbanerjee S，et al. Kruppel-Like Factor 2（KLF2）Regulates Endothelial Thrombotic Function [J]. Circulation Research，2005，96（5）：48-57.

[17] Napoli C，Ignarro L J. Nitric oxide and pathogenic mechanisms involved in the development of vascular diseases [J]. Archives of Pharmacal Research，2009，32（8）：1103-1108.

[18] Masaki T，Kimura S，Yanagisawa M，et al. Molecular and cellular mechanism of endothelin regulation. Implications for vascular function [J]. Circulation，1991，84（4）：1457-1468.

[19] Chatauret N，Coudroy R，Delpech P O，et al. Mechanistic analysis of nonoxygenated hypothermic machine perfusion's protection on warm ischemic kidney uncovers greater eNOS phosphorylation and vasodilation [J]. Am J Transplant，2014，14（11）：2500-2514.

[20] Zhang Y，Fu Z，Zhong Z，et al. Hypothermic Machine Perfusion Decreases Renal Cell Apoptosis During Ischemia/Reperfusion Injury via the Ezrin/AKT Pathway [J]. Artificial Organs，2016，40（2）：129-135.

[21] Wszola M，Kwiatkowski A，Domagala P，et al. Preservation of kidneys by machine perfusion influences gene expression and may limit ischemia/reperfusion injury [J]. Progress in Transplantation，2014，24（1）：19-26.

[22] Tozzi M，Franchin M，Soldini G，et al. Impact of static cold storage VS hypothermic machine preservation on ischemic kidney graft：inflammatory cytokines and adhesion molecules as markers of ischemia/reperfusion tissue damage. Our preliminary results [J]. Int J Surg，2013，11（Suppl 1）：S110-S114.

[23] Minor T，Sitzia M，Dombrowski F，et al. Kidney transplantation from non-heart-beating donors after oxygenated low-flow machine perfusion preservation with histidine-tryptophan-ketoglutarate solution [J]. Transplant International，2004，17（11）：707-712.

[24] Mcanulty J F，Huang X Q. The Effect of Simple Hypothermic Preservation with Trolox and Ascorbate on Lipid Peroxidation in Dog Kidneys [J]. Cryobiology，1996，33（2）：217-225.

[25] Gores G J，Nieminen A L，Wray B E，et al. Intracellular pH during "chemical hypoxia" in cultured rat hepatocytes. Protection by intracellular acidosis against the onset of cell death [J]. Journal of Clinical In-

vestigation，1989，83（2）：386-396.

［26］ Gores G J，Nieminen A L，Fleishman K E，et al. Extracellular acidosis delays onset of cell death in ATP-depleted hepatocytes［J］. American Journal of Physiology-cell Physiology，1988，255（3）：C315-C322.

［27］ Hosgood S A，Yang B，Bagul A，et al. A comparison of hypothermic machine perfusion versus static cold storage in an experimental model of renal ischemia reperfusion injury［J］. Transplantation，2010，89（7）：830-837.

［28］ Southard J H，Belzer F O. Organ preservation［J］. Annual Review of Medicine，1995，46（1）：235-247.

［29］ Hoyer D P，Gallinat A，Swoboda S，et al. Influence of oxygen concentration during hypothermic machine perfusion on porcine kidneys from donation after circulatory death［J］. Transplantation，2014，98（9）：944-950.

［30］ Thuillier R，Allain G，Celhay O，et al. Benefits of active oxygenation during hypothermic machine perfusion of kidneys in a preclinical model of deceased after cardiac death donors［J］. J Surg Res，2013，184（2）：1174-1181.

［31］ Koetting M，Frotscher C，Minor T，et al. Hypothermic reconditioning after cold storage improves postischemic graft function in isolated porcine kidneys［J］. Transplant International，2010，23（5）：538-542.

［32］ Buchs J B，Lazeyras F，Ruttimann R，et al. Oxygenated hypothermic pulsatile perfusion versus cold static storage for kidneys from non heart-beating donors tested by in-line ATP resynthesis to establish a strategy of preservation［J］. Perfusion，2011，26（2）：159-165.

［33］ Gallinat A，Paul A，Efferz P，et al. Role of oxygenation in hypothermic machine perfusion of kidneys from heart beating donors.［J］. Transplantation，2012，94（8）：809-813.

［34］ Ocallaghan J M，Pall K T，Pengel L H，et al. Supplemental oxygen during hypothermic kidney preservation：A systematic review［J］. Transplantation Reviews，2017，31（3）：172-179.

［35］ Treckmann J，Paul A，Saad S，et al. Primary organ function of warm ischaemically damaged porcine kidneys after retrograde oxygen persufflation［J］. Nephrology Dialysis Transplantation，2006，21（7）：1803-1808.

［36］ Treckmann J，Nagelschmidt M，Minor T，et al. Function and quality of kidneys after cold storage，machine perfusion，or retrograde oxygen persufflation：results from a porcine autotransplantation model［J］. Cryobiology，2009，59（1）：19-23.

［37］ Ladaga L G，Nabseth D C，Besznyak I，et al. Preservation of canine kidneys by hypothermia and hyperbaric oxygen：long-term survival of autografts following 24-hour storage.［J］. Annals of Surgery，1966，163（4）：553-558.

［38］ Doorschodt B M，Schreinemachers M C，Florquin S，et al. Evaluation of a novel system for hypothermic oxygenated pulsatile perfusion preservation.［J］. International Journal of Artificial Organs，2009，32（10）：728-738.

［39］ Gallinat A，Lüer B，Swoboda S，et al. Use of the new preservation solution Custodiol-N supplemented with dextran for hypothermic machine perfusion of the kidney［J］. Cryobiology，2013，66（2）：131-135.

［40］ Gallinat A，Fox M，Luer B，et al. Role of pulsatility in hypothermic reconditioning of porcine kidney grafts by machine perfusion after cold storage［J］. Transplantation，2013，96（6）：538-542.

［41］ Sellers M T，Gallichio M H，Hudson S L，et al. Improved outcomes in cadaveric renal allografts with pulsatile preservation ［J］. Clinical Transplantation，2000，14（6）：543-549.

［42］ Wszola M，Kwiatkowski A，Diuwe P，et al. One-year results of a prospective，randomized trial comparing two machine perfusion devices used for kidney preservation ［J］. Transplant International，2013，26（11）：1088-1096.

［43］ Kalenski J，Mancina E，Paschenda P，et al. Improved Preservation of Warm Ischemia-Damaged Porcine Kidneys after Cold Storage in Ecosol，a Novel Preservation Solution ［J］. Annals of Transplantation，2015：233-242.

［44］ Minor T，Paul A，Efferz P，et al. Kidney transplantation after oxygenated machine perfusion preservation with Custodiol‐N solution ［J］. Transplant International，2015，28（9）：1102-1108.

［45］ Doorschodt B M，Schreinemachers M C，Behbahani M，et al. Hypothermic Machine Perfusion of Kidney Grafts：Which Pressure is Preferred? ［J］. Ann Biomed Eng，2011，39（3）：1051-1059.

［46］ Nicholson M L，Hosgood S A，Metcalfe M S，et al. A comparison of renal preservation by cold storage and machine perfusion using a porcine autotransplant model ［J］. Transplantation，2004，78（3）：333-337.

［47］ 陈治泉，范晓礼，胡龙，等.低温机械灌注在猪肾脏离体保存中的应用 ［C］//2013 中国器官移植大会论文汇编.2013.

［48］ Treckmann J，Moers C，Smits J M，et al. Machine perfusion versus cold storage for preservation of kidneys from expanded criteria donors after brain death. ［J］. Transplant International，2011，24（6）：548-554.

［49］ Jochmans I，Moers C，Smits J M，et al. Machine Perfusion Versus Cold Storage for the Preservation of Kidneys Donated After Cardiac Death A Multicenter，Randomized，Controlled Trial ［J］. Annals of Surgery，2010，252（5）：756-764.

［50］ Watson C J，Wells A C，Roberts R J，et al. Cold machine perfusion versus static cold storage of kidneys donated after cardiac death：a UK multicenter randomized controlled trial ［J］. American Journal of Transplantation，2010，10（9）：1991-1999.

［51］ Gallinat A，Moers C，Treckmann J，et al. Machine perfusion versus cold storage for the preservation of kidneys from donors ≥ 65 years allocated in the Eurotransplant Senior Programme ［J］. Nephrol Dial Transplant，2012，27（12）：4458-63.

［52］ Wang W，Xie D，Hu X，et al. Effect of hypothermic machine perfusion on the preservation of kidneys donated after cardiac death-a single-center randomized controlled trial ［J］. Artificial Organs，2017，41（8）：753-758.

［53］ Kwiatkowski A，Wszola M，Kosieradzki M，et al. The early and long term function and survival of kidney allografts stored before transplantation by hypothermic pulsatile perfusion. A prospective randomized study ［J］. Ann Transplant，2009，14（1）：14-17.

［54］ Kwiatkowski A，Wszola M，Kosieradzki M，et al. Machine Perfusion Preservation Improves Renal Allograft Survival ［J］. American Journal of Transplantation，2007，7（8）：1942-1947.

［55］ De Vries E E，Hoogland E R，Winkens B，et al. Renovascular resistance of machine-perfused DCD kidneys is associated with primary nonfunction ［J］. American Journal of Transplantation，2011，11（12）：2685-2691.

［56］ Bon D，Billault C，Thuillier R，et al. Analysis of perfusates during hypothermic machine perfusion by

NMR spectroscopy: a potential tool for predicting kidney graft outcome [J]. Transplantation, 2014, 97 (8): 810-816.

[57] Guy A, Nath J, Cobbold M, et al. Metabolomic analysis of perfusate during hypothermic machine perfusion of human cadaveric kidneys [J]. Transplantation, 2015, 99 (4): 754-759.

[58] Hall I E, Bhangoo R S, Reese P P, et al. Glutathione S - Transferase Iso - Enzymes in Perfusate From Pumped Kidneys Are Associated With Delayed Graft Function [J]. American Journal of Transplantation, 2014, 14 (4): 886-896.

[59] Hoyer D P, Gallinat A, Swoboda S, et al. Subnormothermic machine perfusion for preservation of porcine kidneys in a donation after circulatory death model [J]. Transplant International, 2014, 27 (10): 1097-1106.

[60] 叶启发, 仲福顺, 钟自彪, 等. LifePort 阻力指数对肾移植术后移植肾功能延迟恢复预测的研究进展 [J]. 中华移植杂志 (电子版), 2017, 11 (3): 188-191.

[61] Jochmans I, Moers C, Smits J M, et al. The Prognostic Value of Renal Resistance During Hypothermic Machine Perfusion of Deceased Donor Kidneys [J]. American Journal of Transplantation, 2011, 11 (10): 2214-2220.

[62] 袁小鹏, 周健, 陈传宝, 等. 机器灌注保存在评价无心跳供体供肾质量中的作用 [J]. 实用器官移植电子杂志, 2013, 1 (4): 221-225.

[63] Bunegin L, Tolstykh G P, Gelineau J F, et al. Oxygen consumption during oxygenated hypothermic perfusion as a measure of donor organ viability [J]. Asaio Journal, 2013, 59 (4): 427.

[64] Nyberg S L, Baskinbey E S, Kremers W K, et al. Improving the prediction of donor kidney quality: deceased donor score and resistive indices [J]. Transplantation, 2005, 80 (7): 925-929.

[65] Belzer F, Ashby B S, Dunphy J E, et al. 24-hour and 72-hour preservation of canine kidneys [J]. The Lancet, 1967, 290 (7515): 536-539.

[66] He N, Li J H, Jia J J, et al. Hypothermic Machine Perfusion's Protection on Porcine Kidney Graft Uncovers Greater Akt-Erk Phosphorylation [J]. Transplant Proc, 2017, 49 (8): 1923-1929.

[67] Hosgood S A, Mohamed I H, Bagul A, et al. Hypothermic machine perfusion after static cold storage does not improve the preservation condition in an experimental porcine kidney model [J]. British Journal of Surgery, 2011, 98 (7): 943-950.

[68] Belzer F O, Ashby B S, Gulyassy P F, et al. Successful Seventeen-Hour Preservation and Transplantation of Human-Cadaver Kidney [J]. The New England Journal of Medicine, 1968, 278 (11): 608-610.

[69] Kaths J M, Paul A, Robinson L A, et al. Ex vivo machine perfusion for renal graft preservation [J]. Transplantation Reviews, 2018, 32 (1): 1-9.

[70] https://www.organ-recovery.com/lifeport-kidney-transporter.

[71] Dove A. Nifty transport device doubles durability of donor organs [J]. Nature Medicine, 2007, 13 (4): 390.

[72] https://www.organ-recovery.com/lifeport-kidney-transporter/lifeport-kidney-transporter-1.1.

[73] https://wtrs.com/portfolio/rm3/.

[74] https://wtrs.com/portfolio/waves/.

[75] Moers C, Pirenne J, Paul A, et al. Machine Perfusion or Cold Storage in Deceased-Donor Kidney Transplantation [J]. The New England Journal of Medicine, 2009, 360 (1): 7-19.

[76] Moers C, Pirenne J, Paul A et al. Machine perfusion or cold storage in deceased-donor kidney transplan-

tation [J]. N Engl J Med, 2012, 366 (8): 770-781.

[77] Yao L, Zhou H, Wang Y, et al. Hypothermic Machine Perfusion in DCD Kidney Transplantation: A Single Center Experience [J]. Urol Int, 2016, 96 (2): 148-151.

[78] 刘斌, 马智勇, 高宝山, 等. LifePort 在扩大标准供者肾脏的维护与评估中的作用 [J]. 实用器官移植电子杂志, 2017, 5 (3): 188-191.

[79] 钟自彪, 叶啟发, 范林, 等. 应用机械灌注保存心脏死亡器官捐献供肾的效果分析 [J]. 中华移植杂志 (电子版), 2013, 7 (1): 1-4.

[80] 晏强, 韦晓莲, 李飞, 等. 机械灌注应用在肾移植中的效果评价 (附 36 例报道) [J]. 器官移植, 2014 (3): 182-185.

[81] Kox J, Moers C, Monbaliu D, et al. The benefits of hypothermic machine preservation and short cold ischemia times in deceased donor kidneys [J]. Transplantation, 2018, 102 (8): 1344-1350.

[82] 项和立, 薛武军, 田普训, 等. 机械灌注在公民逝世后器官捐献肾移植中的应用 [J]. 中华器官移植杂志, 2015, 36 (6): 330-334.

[83] Forde J C, Shields W P, Azhar M, et al. Single centre experience of hypothermic machine perfusion of kidneys from extended criteria deceased heart-beating donors: a comparative study [J]. Irish Journal of Medical Science, 2016, 185 (1): 121-125.

[84] Wight J, Chilcott J, Holmes M, et al. Pulsatile machine perfusion vs. cold storage of kidneys for transplantation: a rapid and systematic review [J]. Clinical Transplantation, 2003, 17 (4): 293-307.

[85] Wight J, Chilcott J, Holmes M, et al. The clinical and cost-effectiveness of pulsatile machine perfusion versus cold storage of kidneys for transplantation retrieved from heart-beating and non-heart-beating donors [J]. Health Technology Assessment, 2003, 7 (25): 1-94.

[86] Moers C, Pirenne J, Paul A, et al. Machine Perfusion or Cold Storage in Deceased-Donor Kidney Transplantation [J]. The New England Journal of Medicine, 2009, 360 (1): 7-19.

[87] Lam V W, Laurence J M, Richardson A J, et al. Hypothermic machine perfusion in deceased donor kidney transplantation: a systematic review [J]. Journal of Surgical Research, 2013, 180 (1): 176-182.

[88] Ocallaghan J M, Morgan R D, Knight S R, et al. Systematic review and meta-analysis of hypothermic machine perfusion versus static cold storage of kidney allografts on transplant outcomes [J]. British Journal of Surgery, 2013, 100 (8): 991-1001.

[89] Deng R, Gu G, Wang D P, et al. Machine Perfusion versus Cold Storage of Kidneys Derived from Donation after Cardiac Death: A Meta-Analysis [J]. PLOS ONE, 2013, 8 (3): e56368.

[90] Bathini V, Mcgregor T, Mcalister V C, et al. Renal Perfusion Pump vs. Cold Storage for Donation After Cardiac Death Kidneys: A Systematic Review [J]. The Journal of Urology, 2013, 189 (6): 2214-2220.

[91] Jiao B, Liu S, Liu H, et al. Hypothermic Machine Perfusion Reduces Delayed Graft Function and Improves One-Year Graft Survival of Kidneys from Expanded Criteria Donors: A Meta-Analysis [J]. PLOS ONE, 2013, 8 (12): e81826.

第二节　肾脏的亚常温机械灌注

一、背景简介

机械灌注用于肾移植已经取得显著疗效，其中低温灌注已经重新获得专家的肯定，为移植前肾脏的保存提供一种更佳的方法，研究表明应用该保存方法比冷保存可以获得更佳的临床受益。但是，上述研究结果并不能完全应用于 DCD 肾脏上，且低温状态本来就会对器官造成损伤。尽管有文献报道，与静态冷保存相比，HMP 可以降低 DGF 的发生率，但是其发生率仍达到 50%，另外国外的数据表明 DCD 肾脏的废弃率为 20%~30%，证明仍需要进一步改善 DCD 肾脏的保存方法。采用比低温更高的亚常温可以利用目前已建立的技术方法（如灌注液），同时减少低温对器官造成的损伤。研究表明，低温导致游离铁离子的释放，促进活性氧的形成，导致线粒体损伤和脂质过氧化，而且研究发现在低温状态下，微管和肌动蛋白细胞骨架出现降解，从而破坏内皮屏障功能。低温和缺氧造成的改变导致了再灌注损伤，最终通过炎症反应引起移植器官的损伤。研究表明血管结构、管状细胞对低温和缺氧敏感，其功能会因此受到影响。温度升高有利于优化肾脏的内环境，利于自身的能量平衡和控制酸化。我们可以通过避免低温造成的肾脏损伤，从而降低再灌注损伤，最后减轻肾脏总体的损伤，特别是对于已经受到缺血损伤的 DCD 肾脏。从肾血流和血管内阻力等指标来评估，温度越高，保存的效果越好。因此，近年来，肾脏的亚常温灌注（SNMP）逐渐得到关注，其可以利用现有的 HMP 技术和灌注液，也无需达到常温灌注的要求，是一种具有发展潜力的灌注技术。

二、灌注方法和途径

温度越高，器官的代谢需要也随之而升高，同时相应的灌注参数也需要做出调整以满足代谢需求、氧供和流量。总体上，SNMP 灌注的设计与 HMP 相似，一管道连接肾动脉，将灌注液从肾动脉灌入，由肾静脉流出，灌注液在仪器设计的管道中循环，另一管道连接肾盂，接收肾脏在灌注过程中产生的尿液。灌注设备包括容器、气泡过滤器、压力传感器、泵、温度传感器、显示屏以及循环管路，管路中需要增加取样口，以便获取样品进行检测，如图 4-3 所示。另外，在亚常温下，肾脏的代谢增强，因此 SNMP 需要对肾脏进行供氧，在环路中增加氧合器促进对灌注液进行氧合。

有研究指出在 20~25℃ 下，灌注没有必要使用氧载体，如红细胞。只有在接

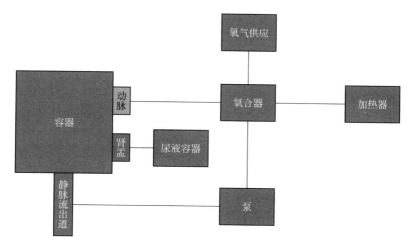

图 4-3　肾脏亚常温机械灌注仪器的结构

近生理温度（32～34℃）下，进行机械灌注需要氧载体协助，以满足移植物的代谢需求。

　　研究者指出 SNMP 可以使用比 HMP 更高的灌注压力，因为在更高的温度下，内皮和血管损伤风险更小，避免血管僵化。一项研究将 SNMP 的灌注压设定为 40mmHg，前期的研究表明 40mmHg 的压力足够在静脉血中产生一个大于 150mmHg 的局部氧压力，对于不含氧载体的灌注液，这个压力很关键，而高于 40mmHg 则会导致严重的水肿。有的研究通过流量调整动脉压力，维持平均动脉压在 60～70mmHg，如果阻力高，升高压力至 100mmHg。肾脏在 32℃ 下的平均动脉灌注压为 35mmHg（50/30mmHg）。有的平均压力在 60～80mmHg 之间。评价的参数包括灌注压力、流量、血管阻力、尿量、尿肌酐和组织学评价。灌注过程中的氧消耗、葡萄糖消耗、尿量、肾小球过滤率和血流动力学指标，均可以用来评估肾功能。不少的临床前研究使用体外复流模型评价肾功能，肾动脉和尿管连接导管，灌注液为肝素化的全血，使用 Sterofundin 以 1:1 的比例稀释血液，以 1mg/dL 的浓度添加罂粟碱，同时添加肌酐以检测肾脏清除率，灌注压力设定为 85mmHg。在复流之前，肾脏置于室温下 20min 以模仿手术结合血管时间。根据尿量补充同等 Sterofundin。开始灌注 30min 后，每 30min 采集血清和尿液进行生化检测，包括肌酐、钠、LDH 和 γGGT，同时计算肌酐清除率、钠排泄分数、氧消耗量，检测血流量和尿量，并对组织进行病理学检测，评价肾小管扩张、上皮空泡化、上皮脱落、上皮坏死、间质水肿和炎症，使用一个 5 分的评分表进行评价，0 为无损伤，1 为损伤影响小于 10% 的区域，2 为损伤影响 10%～25% 的区域，3 为损伤影响 25%～50% 的区域，4 为损伤影响 50%～75% 的区域，5 为损伤影响大于 75% 的区域。

三、动物实验进展

早在 20 世纪 90 年代初期，有研究者利用犬和牛的模型使用无血灌注仪器在 32℃下进行灌注。一项研究犬肾脏中进了 48h 的 SNMP 灌注，犬肾脏在灌注后进行移植，移植后的 SNMP 肾功能迅速恢复。同时研究发现一氧化氮合酶在维持血管完整性上起着重要作用。

一项研究比较了静态冷保存、氧合低温灌注（HMP）和亚常温灌注（SNMP）对于心死亡（DCD）肾脏的保护作用，研究者从猪获取肾脏，分为冷保存组、HMP 组和 SNMP 组，每组肾脏 5 个，每个肾脏的热缺血时间为 30min，以模仿心死亡供体的情况，冷保存组的肾脏在冰上静态保存 7h，HMP 组接受氧合低温灌注 7h，SNMP 组接受亚常温灌注 7h，灌注 7h 能够避免更长时间保存所引起的有害刺激，HMP 与 SNMP 的灌注液均为 Custodiol-N，添加 50g/L 无热原的右旋糖苷 40，通过氧合器对灌注液进行氧合，SNMP 组灌注温度为 20℃，HMP 组为 4℃，在灌注或者冷保存 7h 后，利用独立的器官灌注设备使用全血对肾脏进行复灌 2h 以评价肾功能。在灌注过程中，SNMP 组的血管内阻力比 HMP 组低。与氧合 HMP 相比，该研究指出 SNMP 可以在最开始 30～60min 大幅降低血管内阻力，促进肾脏更快地恢复，但是两组在 LDH 的水平无差异。在复流模型中，发现使用 SNMP 能够有效地提高血流量和尿量，同时亚常温灌注的肌酐清除率是 HMP 的 2 倍，是冷保存的 10 倍，而与静态冷保存相比，SNMP 可以提高肾脏的氧消耗量和降低 γGGT，在病理学检查方面，三组无差异。Westernblot 提示 SNMP 的 TNF-α 水平升高，提示亚常温灌注是一种有潜力的保存方法，能够改善肾脏在复流的功能参数，避免低温造成的损伤，但是仍需做进一步的移植实验进行评价。

Urcuyo 等设计了实验对 DCD 肾脏进行 24h 灌注，根据灌注液成分的不同，实验分为 3 组，全血 NMP、Steen 溶液＋全血 NMP 和 Steen 溶液 SNMP，发现全血 NMP 会引起更高的血管阻力和肾小球坏死，Steen 溶液 SNMP 组的阻力为 0.25～0.53mmHg/(mL·min)，能够维持灌注 24h，而且不会引起肾小管和肾小球的损伤。

有研究表明，对于 DCD 肾脏，与 18h 静态冷保存相比，18h 亚常温灌注可以稳定维持血肌酐的水平，另外，3h 的亚常温灌注可以减轻 18h 的静态冷保存造成的损伤，18h 的亚常温灌注可以修复 18h 的静态冷保存造成的损伤，更快地降低血肌酐水平，而组织学评价发现亚常温灌注可以减轻组织的炎症反应，提示亚常温灌注有潜力取代冷保存成为肾脏保存的主要方法，同时也能结合冷保存，让肾脏的保存方式变得更加灵活，使移植流程更加人性化。

有研究利用犬自体移植模型探究 24h 冷保存结合 3h 亚常温灌注对 DCD 肾脏移

植的影响，DCD 肾脏的热缺血为 30min，结果发现 3h 亚常温灌注可以降低移植 24h 后血肌酐水平和肌酐峰值，同时提高肾脏的存活率。

有研究利用犬自体移植模型证明了 SNMP 可以用于严重缺血的肾脏，实验用肾脏的热缺血为 120min，共分为 3 组，即时移植组、冷灌注组和 SNMP 组，结果发现 SNMP 组的肾脏在移植后第 9 天即恢复正常功能，而即时移植组和冷灌注组的肾功能恢复缓慢。

四、临床应用进展

(一) 仪器

目前能够提供亚常温灌注的仪器是由荷兰 Organ Assist 公司生产的 Kidney Assist，该仪器能够为供体肾脏提供体外有氧灌注，灌注模式为压力控制的搏动性灌注，频率为 60bpm，由离心泵控制，该设备可进行低温、亚常温、常温灌注，可将灌注温度控制在 $10 \sim 38℃$，仪器为便携式设计，能够快速预充和连接，一键控制，同时设计方便医护人员进行灌注液和尿液的取样，精心设计的肾脏储存盒和插管可以减少修整供肾的时间，能够与其他已上市的机械灌注液配合使用，仪器也可以收集灌注数据，仪器外观如图 4-4 所示，包括肾脏容器和离心泵。

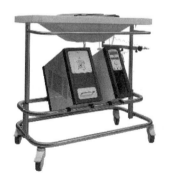
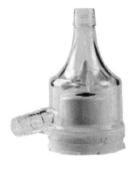
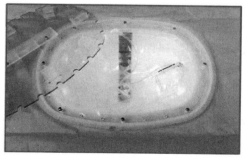

图 4-4　Kidney Assist 的外观

(二) 临床研究

Brasile 等利用了废弃人肾脏探索了 SNMP 的临床应用前景，肾脏的冷缺血时间为 20~50h，结果发现 SNMP 可以恢复肾功能，让肾脏产生尿液，同时病理检查发现肾脏无明显细胞坏死，没有出现急性肾小管坏死，肾血管无破坏性的玻璃样变和血管炎。

一项研究在人肾脏中进了 48h 的 SNMP 灌注。在人肾脏中，整个灌注过程的氧消耗量、流量和灌注压均维持在一个比较稳定的水平，尿量正常，病理学检查发现肾脏无明显细胞坏死，肾血管无破坏性的玻璃样变和血管炎。

（王长希）

参 考 文 献

[1] Hoyer D P, Gallinat A, Swoboda S, et al. Subnormothermic machine perfusion for preservation of porcine kidneys in a donation after circulatory death model [J]. Transplant International, 2014, 27 (10): 1097-1106.

[2] Jochmans I, Moers C, Smits J M, et al. Machine Perfusion Versus Cold Storage for the Preservation of Kidneys Donated After Cardiac Death A Multicenter, Randomized, Controlled Trial [J]. Annals of Surgery, 2010, 252 (5): 756-764.

[3] Matas A J, Smith J M, Skeans M A, et al. OPTN/SRTR 2011 Annual Data Report: kidney. [J]. Am J Transplant, 2013, 13 (s1): 11-46.

[4] Salahudeen A K. Cold ischemic injury of transplanted kidneys: new insights from experimental studies [J]. Am J Physiol Renal Physiol, 2004, 287 (2): F181-F187.

[5] Rauen U, De Groot H. Mammalian cell injury induced by hypothermia: the emerging role for reactive oxygen species [J]. Biological Chemistry, 2002, 383 (3-4): 477-488.

[6] Rauen U, Polzar B, Stephan H, et al. Cold-induced apoptosis in cultured hepatocytes and liver endothelial cells: mediation by reactive oxygen species [J]. FASEB J, 1999, 13 (1): 155-168.

[7] Rauen U, Kerkweg U, Weisheit D, et al. Cold-induced apoptosis of hepatocytes: mitochondrial permeability transition triggered by nonmitochondrial chelatable iron [J]. Free Radic Biol Med, 2003, 35 (12): 1664-1678.

[8] Bartelsstringer M, Kramers C, Wetzels J F, et al. Hypothermia causes a marked injury to rat proximal tubular cells that is aggravated by all currently used preservation solutions [J]. Cryobiology, 2003, 47 (1): 82-91.

[9] Rauen U, De Groot H. New insights into the cellular and molecular mechanisms of cold storage injury [J]. J Investig Med, 2004, 52 (5): 299-309.

[10] Suzuki S, Hao B, Sugawara T, et al. Paclitaxel prevents loss of pulmonary endothelial barrier integrity during cold preservation [J]. Transplantation, 2004, 78 (4): 524-529.

[11] Hall S M, Komai H, Reader J, et al. Donor lung preservation: effect of cold preservation fluids on cultured pulmonary endothelial cells [J]. Am J Physiol, 1994, 267 (5): 508-517.

[12] Mangino M J，Tian T，Ametani M S，et al. Cytoskeletal involvement in hypothermic renal preservation injury. [J]. Transplantation，2008，85（3）：427-436.

[13] Stefanovich P，Ezzell R M，Sheehan S J，et al. Effects of hypothermia on the function，membrane integrity，and cytoskeletal structure of hepatocytes [J]. Cryobiology，1995，32（4）：389-403.

[14] Kosieradzki M，Rowinski W. Ischemia/Reperfusion Injury in Kidney Transplantation：Mechanisms and Prevention [J]. Transplantation Proceedings，2008，40（10）：3279-3288.

[15] Lien Y H，Lai L W，Silva A L，et al. Pathogenesis of renal ischemia/reperfusion injury：lessons from knockout mice [J]. Life Sciences，2003，74（5）：543-552.

[16] Karhumaki P，Tiitinen S L，Turpeinen H，et al. Inhibition of ERK1/2 activation by phenolic antioxidants protects kidney tubular cells during cold storage [J]. Transplantation，2007，83（7）：948-953.

[17] Kaths J M，Paul A，Robinson L A，et al. Ex vivo machine perfusion for renal graft preservation [J]. Transplantation Reviews，2018，32（1）：1-9.

[18] Urcuyo D，Blum M F，Liu Q，et al. Development of a prolonged warm ex vivo perfusion model for kidneys donated after cardiac death [J]. International Journal of Artificial Organs，2017，40（6）：265-271.

[19] Brasile L，Green E，Haisch C E，et al. Warm ex vivo perfusion prevents reperfusion injury in warm ischemically damaged kidneys [J]. Transplantation Proceedings，1997，29（8）：3422-3423.

[20] Haisch C E，Brasile L，Green E，et al. Posttransplant management following warm ischemic injury [J]. Transplantation Proceedings，1997，29（8）：3426-3427.

[21] Brasile L，Green E，Haisch C E，et al. Ex vivo resuscitation of kidneys following postmortem warm ischemia [J]. Transplantation Proceedings，1997，29（8）：3518-3519.

[22] Metcalfe M S，Mann C D，Waller J R，et al. Normothermic perfusion of ischaemically damaged porcine kidneys：an evaluation of ex vivo function [J]. Scopus，2001：3743-3744.

[23] Brasile L，Green E，Haisch C E，et al. Ex vivo resuscitation of kidneys after postmortem warm ischemia [J]. Asaio Journal，1997，43（5）：M427-430.

[24] Stowe D F，Camara A K，Heisner J S，et al. Ten-hour preservation of guinea pig isolated hearts perfused at low flow with air-saturated Lifor solution at 26℃：comparison to ViaSpan solution [J]. American Journal of Physiology-heart and Circulatory Physiology，2007，293（1）：H895-H901.

[25] Brasile L，Clarke J，Green E，et al. The feasibility of organ preservation at warmer temperatures [J]. Transplantation Proceedings，1996，28（1）：349-351.

[26] Brasile L，Green E，Haisch C E，et al. Oxygen consumption in warm-preserved renal allografts [J]. Transplantation Proceedings，1997：1322-1323.

[27] Brasile L，Stubenitsky B M，Booster M H，et al. NOS：The Underlying Mechanism Preserving Vascular Integrity and During Ex Vivo Warm Kidney Perfusion [J]. American Journal of Transplantation，2003，3（6）：674-679.

[28] Brasile L，Stubenitsky B M，Booster M H，et al. Hypothermia--a Limiting Factor in Using Warm Ischemically Damaged Kidneys [J]. American Journal of Transplantation，2001，1（4）：316-320.

[29] Stubenitsky B M，Booster M H，Brasile L，et al. Exsanguinous metabolic support perfusion--a new strategy to improve graft function after kidney transplantation [J]. Transplantation，2000，70（8）：1254-1258.

[30] Brasile L，Stubenitsky B M，Booster M H，et al. Overcoming severe renal ischemia：the role of ex vivo warm perfusion [J]. Transplantation，2002，73（6）：897-901.

[31] https：//www.organ-assist.nl/products/kidney-assist.

[32] Brasile L，Stubenitsky B M，Booster M H，et al. Application of exsanguineous metabolic support to human kidneys [J]. Transplantation Proceedings，2001：964-965.

第三节 肾脏的常温机械灌注

一、背景简介

近年来，由于低质量肾脏使用的增多和体外循环技术的进步，肾脏体外常温机械灌注（NMP）技术逐渐获得更多的关注，NMP能够为肾脏提供足够的氧气和营养，使其在体外恢复肾脏常温下的正常代谢活动，能最大限度地减轻冷缺血损伤，同时能够对肾脏进行对症性的预处理，并使其得到自我修复的机会，进而提高肾脏的质量。另外，利用NMP可以实现肾脏活性的评价，去除有毒的代谢物质，提高肾脏移植的成功率，改善患者的预后，同时改进器官运输的后勤流程。本章节将就NMP在肾脏保存中的应用展开讨论。

二、灌注方法和途径

肾脏常温灌注的循环回路以新生儿体外循环技术为基础，由一个离心血泵、热交换器、静脉贮血器、1/4英寸（1英寸＝2.54cm）的PVC管道、氧合器、肾脏容器、尿液容器构成，硬件包括调速装置、流量传感器、温度传感器、压力传感器，有的仪器会配置2个输液泵，有的会使用无创伤泵（atraumatic pump），以减少红细胞裂解。

肾脏常温机械灌注仪器的结构如图4-5所示，基本的仪器由一个离心泵、热交换器、静脉血储存器、循环管道、氧合器、肾脏储存器、尿液容器、调速装置、流量传感器、温度传感器、压力传感器等构成。

(一) 气体供应

供应气体由95％的氧气和5％的二氧化碳构成。供应气体流量为2L/min。以上是标准的供气模式。其他供气模式包括100％纯氧、氮气（70％ N_2，25％ O_2，5％ CO_2）、96％ O_2和4％ CO_2（维持 PO_2 在500～700mmHg之间）。研究者指出稳定的流量和稳定的压力提示足够的供氧。

(二) 灌注压力

另外一个重点关注的参数是动脉压力。目前还没有找到最合适的灌注压力。也有研究者指出使用接近生理值的压力进行灌注。另外，搏动灌注更佳还是非搏

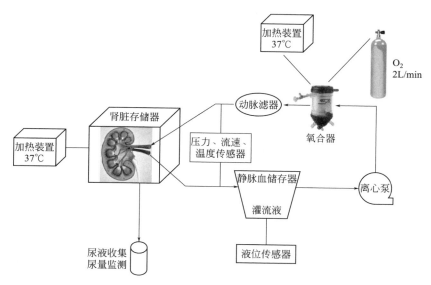

图 4-5 肾脏常温机械灌注仪器的结构

动更佳,亦没有定论。在开始灌注时,灌注压设定为75mmHg,随着肾脏复温,压力下降并稳定在65mmHg。有的灌注使用的平均目标动脉压为40mmHg。肾动脉的灌注压设定在70～75mmHg。有研究对比了55mmHg和75mmHg两种不同的动脉压力,发现在1h的灌注过程中,75mmHg可以增加肾血流、氧消耗量和尿量,在随后的复灌中,75mmHg同样增加了肾脏的灌注血流,而且减少肾小管损伤和维持肾功能,同时内皮素1水平也明显降低,提示75mmHg可能为更佳的灌注压力。有的研究平均灌注压力为50mmHg。肾脏在平均动脉压力52～70mmHg进行灌注,肾脏的平均动脉灌注压为75mmHg。肾脏的平均动脉灌注压设定为70mmHg。有的研究选择整个灌注过程压力维持在60～80mmHg之间。有的灌注将开始时的平均动脉压设定为70mmHg,随着肾脏适应了仪器,将灌注压调整为生理值的65mmHg。

Hosgood 等比较了 NMP 灌注下平均动脉压分别为55mmHg、75mmHg和95mmHg的差异,发现95mmHg可以维持红细胞压积、红细胞数量和血红蛋白的稳定,75mmHg可以维持红细胞压积和血红蛋白稳定,而55mmHg只能维持红细胞压积稳定,另外75mmHg和95mmHg可以增加肾血流、氧消耗量,降低血管阻力,维持酸碱平衡,增加肌酐清除率,95mmHg有利于尿液排出,三组的组织学检测和内皮损伤检测无差异。

(三) 灌注温度

NMP 最重要的一个参数是灌注温度。有研究者探讨了不同灌注温度对肾脏的影响，肾脏首先在冷保存下放置 23h，然后分别在 32℃ 和 37℃ 下灌注 1h，24h 冷保存作为对照，最后用全血复灌 3h 来评估肾功能和损伤，结果发现在灌注过程中，与 32℃ 相比，37℃ 的肾血流量更高，肾内阻力更低，同时氧消耗量更大，在复流时，37℃ 的肾脏比 32℃ 的产生更多的尿量，同时，AST、LDH、血肌酐和钠排泄分数更低，病理检查发现，3 组均存在肾小管损伤，但是 37℃ 的间质水肿比 32℃ 严重。

(四) 复温过程

在肾脏复流时，从低温到常温的突然温度变化也能引起线粒体呼吸功能障碍并激活线粒体凋亡通路，升高活性氧和胞浆钙离子的水平，同时活化钙离子依赖的或非依赖的蛋白酶，因此有必要探索一种连续缓慢的复温过程。Schopp 等利用猪模型探究了程序复温是否可以预防肾脏的复温损伤，程序氧合复温的步骤是提供 100％ 的纯氧，温度设定在 8℃，目标温度为 20℃，升温时间为 3h。肾脏在常温复流后，结果发现程序氧合复温的肌酐清除率和尿素清除率是对照组的 2 倍。另一项研究探索了两种复温模式，一是 4℃ 逐渐升温至 10℃，并在此温度稳定在 25min，然后升温至 25℃，维持 5min，最后将温度升至 38℃；另一种则是从 4℃ 逐渐升温至 10℃，并在此温度稳定在 5min，然后升温至 25℃，维持 25min，最后将温度升至 38℃。两种复温模式在升温的过程中，同时提高灌注压，结果发现与对照组（直接常温灌注）相比，逐渐复温可以降低天冬氨酸转氨酶（AST）、乳酸脱氢酶（LDH），同时也能使炎症因子热休克蛋白-70（HSP-70）、细胞间黏附分子-1（ICAM-1）、血管细胞黏附分子-1（VCAM-1）的表达下调，另外第二种复温模式可以显著增加钠重吸收。

(五) 评价指标

NMP 可以通过监测灌注过程中的血流动力学和分析灌注液来评价器官质量。监测肾脏的灌注压力和流速。肾脏保存时通常选择的灌注压力在 $20 \sim 60$ mmHg 范围，通常我们采用灌注压力与肾血流量的比值，即肾阻力来评估肾脏的质量。氧消耗量也是灌注过程中评价参数之一。其计算公式为（动脉血 PO_2-静脉血 PO_2）×流量/重量。在灌注过程中也可通过分析灌注液中的生物标志物来评价肾脏质量，如谷胱甘肽-s-转移酶、乳酸脱氢酶、心脏型脂肪酸结合蛋白、丙氨酸氨基转移酶、pH、乳酸盐、电解质、氧分压、N-乙酰基-β、丙二醛及中性粒细胞明胶酶相关性脂质运载蛋白等。其他生物指标包括内皮素 1、碱性磷酸酶和谷氨酰转肽酶、AST。Hosgood 的研究利用废弃的人肾脏进行 NMP 试验，发现尿液中的生物标志，如中性粒细胞明胶酶相关脂质运载蛋白和内皮素 1，与高的 ex vivo normothermic kidney perfusion 评分（EVKP 评分）相关，同时也和供体的高肌酐水平相关，提示其可以作为移植前评价肾功能的指标。每项指标对 DGF、PNF 的预测价值各有侧重，目前仍没有一个公认的标准来评估肾脏质量。

三、动物实验进展

(一) 正常肾脏

在 1984 年，Rijkmans 等在冷保存的过程中穿插使用 NMP 3h 对犬肾脏进行灌注，一共灌注 6 天，灌注结束后，将肾脏进行移植，使用 NMP 的犬的生存率为 81.8%，而单用 HMP 的生存率为 12.5%，肾小球滤过率、有效肾血浆流量和滤过分数均在移植后 10 天恢复正常，病理检查发现 NMP 对肾小管有保护作用。另一项研究显示在冷保存过程穿插使用 NMP 可以防止核苷含量下降，同时提高了移植生存率。

研究证明 NMP 能够应用于正常肾脏的保存。有研究团队利用体外常温灌注技术对猪肾脏进行 10h 灌注，pH、HCO_3^- 和电解质稳定，AST 和乳酸的检测显示细胞无损伤，病理组织学评价显示只有轻微的改变，证明了常温灌注技术可用于肾脏保存。该项研究指出尿量的产生取决于灌注液的成分，灌注液的肿胀压和渗透压越高，尿量就会越少。根据本研究结果，该团队随后进行了猪肾脏的异位自体移植实验，实验以静态冷保存为对照，保存时间为 8h，移植术后观察 10 天，静态冷保存组的血肌酐和尿素氮均明显高于基础值，而 NMP 组的血肌酐和尿素氮与基础值相当，研究结果表明压力控制的常温灌注应用于正常肾脏的安全性和可行性，能够为肾脏提供生理环境，同时维持其正常功能。

间充质干细胞具有强大的旁分泌作用，可以调节免疫反应和促进再生。有研究者提议结合 NMP 和间充质干细胞，从而改善肾功能，进而促进移植肾脏存活。

在很多的缺血再灌注损伤模型中，氩气具有器官保护作用。Smith 等开展了实验来验证氩气联合 NMP 对肾脏缺血再灌注的影响，肾脏的热缺血时间为 15min，获取肾脏后，置于冷保存 17h，然后 NMP 1h，在 NMP 过程中，根据气体不同，随机分为 3 组，氩气组（70% Ar，25% O_2，5% CO_2）、氮气组（70% N_2，25% O_2，5% CO_2）和标准氧气组（95% O_2，5% CO_2），最后使用全血复流 3h 来评估肾功能和损伤，但是无论是 NMP 还是复流后，3 组的评价指标无统计学差异，提示氩气的保护作用不优于氮气和标准氧气。

Metcalfe 等利用猪肾脏对比了 NMP 和 HMP 的保存效果，肾脏的热缺血时间为 8min，然后冷保存 2h，接着分别 NMP 和 HMP 灌注 16h，最后利用体外复流模型评价肾功能，发现与 HMP 相比，NMP 灌注的肾脏的尿肌酐/血肌酐比值更高，同时尿钠/血钠比值更高，但是在肌酐清除率、血管阻力、蛋白尿、糖尿上，两组无统计学差异。

Bagul 等在猪肾脏中比较了 NMP、静态冷保存和 HMP 的差异，实验肾脏的热缺血时间为 10min，随后肾脏分别进行 2h 冷保存、18h 冷保存、18h HMP、16h 冷保存＋2h NMP，而肾功能和血液动力学通过体外再灌注模型进行评价，结果发现长时间的冷保存明显降低了肾血流量，而 2h 冷保存、18h HMP、16h 冷保存＋2h NMP 的肾功能比 18h 冷保存得好，另外，16h 冷保存＋2h NMP 有助于恢复 ATP 水平。

Hosgood 等利用体外复流模型研究了长时间冷保存结合短时间 NMP 对肾脏保存的影响，实验肾脏分为两组，24h 冷保存组和 23h 冷保存加 1h NMP 组，然后利用体外灌注模型评价肾脏损伤水平，结果发现 1h NMP 可以降低肾内血管阻力和肾小管损伤，增加氧气消耗量，但是在肌酐清除上无差异，另外，1h NMP 不会引起炎症因子如 IL-1β、IL-8、TNF-α 的升高，但可以升高 IL-6 和热休克蛋白-70 的表达，提示 NMP 有助于修复肾脏。

有的研究者主张使用 NMP 来完全代替冷保存或 HMP，以避免冷缺血，但是仍需要进一步实验来探索最佳的灌注方案。

(二) DCD 肾脏

对于 DCD 肾脏，NMP 具有巨大的应用前景。一项研究利用 NMP 对猪 DCD 肾脏（热缺血时间为 30min）进行 8h 灌注，并进行自体移植，观察 7 天，对照组为静态冷保存，结果显示，移植第 1 天至第 7 天，NMP 组的血肌酐水平均低于对照组，同时肌酐峰值也显著小于对照组，移植第 3 和第 4 天，NMP 可以分别降低血清中性粒细胞明胶酶相关脂质运载蛋白水平和增加血肌酐清除率，提示 NMP 可以降低 DGF 的发生率和增加供体池。

另一项研究对比了不同的保存方式对猪 DCD 肾脏（热缺血时间为 30min）的影响，研究共分为 4 组，分别为 16h 静态冷保存、15h 静态冷保存＋1h NMP、8h 静态冷保存＋8h NMP 以及 16h NMP，16h 后进行肾移植术，并对猪观察 8 天。在保存过程中，8h 静态冷保存＋8h NMP 组以及 16h NMP 组可以降低乳酸的水平，但是对 AST 和 LDH 的影响不大。与其他组相比，16h NMP 组可以明显降低血肌酐峰值，移植第 3 天的 24h 肌酐清除率比其他组的高。组织学评估显示 16h NMP 组的细胞凋亡更少。移植第 8 天，猪的生存率无差异，研究结果提示与静态冷保存、静态冷保存结合 NMP 相比，长时间的 NMP 的结果更优，同时减少冷保存的时间和修复肾脏。

该技术团队进一步探索了冷保存后的最佳常温灌注时间，为 NMP 能够恢复肾脏的冷缺血损伤提供证据，研究共分为 4 个组，包括 8h 静态冷保存、8h 静态冷保存＋1h NMP、8h 静态冷保存＋8h NMP、8h 静态冷保存＋16h NMP，然后将肾脏进行移植并观察 8 天。灌注过程中，AST、LDH 和乳酸水平四组无明显的变化差异，移植 8 天后，发现 8h 和 16h 的 NMP 可以降低血肌酐的峰值。病理切片发现，四组的肾小管损伤和细胞凋亡有差异，1h NMP 的值最高。同时研究也支持在获取器官至进行移植全程使用 NMP，因为其可以降低血肌酐的水平，但是仍需要更多实验去证明。

Blum 等对比了 NMP 和 HMP 在 DCD 肾脏保存中的效果，肾脏热缺血时间为 45min，然后冷保存 5h，NMP 和 HMP 8h，最后模拟复流 2h。病理结果显示，在灌注结束时，NMP 肾脏出现更严重的上皮空泡化和肾小管扩张。同时灌注液中的碱性磷酸酶（alkaline phosphatase，AP）和 γ-谷氨酰转移酶（gamma glutamyl-transferase，γ-GGT）均比 HMP 高。但是在模拟复流时，NMP 的 AP 和 γ-GGT 均比 HMP 低，而且 HMP 的峰值 AP 和 γ-GGT 是 NMP 的 14 倍，结果表明 NMP 在保护肾功能方面与 HMP 相当，同时可以降低肾脏复流时的 AP 和 γ-GGT 水平。

有研究采用 3 组五指山小型猪（2～4 个月龄），每组 3 头。全麻后辅助呼吸，开胸行心脏左降支动脉分离术，分离供肝及供肾，并经腹主动脉插管，连接高渗枸橼酸盐嘌呤溶液（HC-A Ⅱ 液）预备灌注，准备完毕后在深度麻醉下停止呼吸机、液体及药物支持，并同时结扎心脏左降支动脉，至呼吸、心跳完全停止，期间记录心率、收缩压、舒张压、中央静脉压力、血氧饱和度并定时取血进行血气分析等。在心脏停搏后分别等待 0min、15min、30min，开始 HC-A Ⅱ 液灌注，至肝、肾颜色灰白之后，行肝肾联合切取术；灌注完成后对供体肝、肾行组织活检。供肾随机分成两组，一组在 4℃ 下用 K-H 液体外机械灌注保存，另一组在 37℃ 下采用新鲜配制有氧 K-H 液进行体外机械灌注保存，新鲜制作的 KH 灌注液（Krebs-Henseleit K-H 液）成分包括 NaCl 118.5mmol/L，NaHCO$_3$ 25.0mmol/L，KCl 4.7mmol/L，KH$_2$PO$_4$ 1.2mmol/L，MgSO$_4$ 1.2mmol/L，CaCl$_2$ 1.4mmol/L，葡萄糖 11.0mmol/L，pH 7.4，以 95%O$_2$ 及 5%CO$_2$ 混合气。监测肾脏的尿量；并在灌注的不同时间采集灌注液，检测灌注液中的 LDH，穿刺取肾组织，制成均浆，检测组织中的 SOD、GSH-PX 的含量，在灌注 6h 后的时间终点穿刺供体肾脏组织行病理分析，结果发现常温体外机械灌注相较于低温体外机械灌注的保存方式，能减轻供体器官的细胞损伤，减轻氧化应激反应，减轻组织病理损伤。

有研究选用健康巴马小型猪 10 只，随机分为两组，在原位夹闭右肾动脉 30min 后，UW 液低温灌注，A 组（$n=5$）以 NMP 保存 8h，B 组（$n=5$）以 UW 液 4℃ 低温保存 8h，然后两组均行自体肾移植术，比较术后血清生化指标、肾组织病理变化、细胞因子的表达情况、5 天存活率等指标。两组均成功在经过 30min 热缺血和 8h 保存后，进行自体肾移植。血流开放 1h 后，A 组肾组织免疫组化 TNF-α、Caspas-3、ET-1 水平明显低于 B 组，TUNEL 法测定凋亡细胞比例亦明显低于 B 组，两组间比较有统计学差异（$P<0.05$）；血流开放 6h 后，A 组血清肌酐、

TNF-α、Caspas-3 水平明显低于 B 组，两组间比较有统计学差异（$P < 0.05$）；A 组每小时尿量明显高于 B 组，两组间比较有统计学差异（$P < 0.05$）；开放后肾脏活检常规病理检查提示，A 组肾脏损伤程度明显减轻。A 和 B 组术后 5 天存活率分别为 100% 和 20%，两组间比较具有显著性差异（$P < 0.05$），NMP 保存可明显减轻猪 DCD 供肾的缺血再灌注损伤，其作用机制与 NMP 可模拟器官的生理环境，维持充足能量与氧气供应，减少保存期间和再灌注后炎性细胞因子释放等有关。

有研究探索了 HMP 结合短时间 NMP 在 DCD 肾脏移植应用上的可行性，实验肾脏来源于猪，热缺血时间为 30min，随后肾脏分别进行 HMP 22h 或者 HMP 20h 结合 2h NMP，然后肾脏进行移植并对猪观察 10 天，2h NMP 可以降低移植后 60min 的脂质过氧化水平，但是在生存率、肌酐水平、肌酐峰值上，两组无统计学差异，提示仍需要进一步实验来证实与传统保存方法相比 NMP 的优势。

四、临床应用进展

NMP 不仅仅可以作为一种肾脏的保存方法，而且可以评价肾功能，更进一步可以促进肾脏的修复，因此 NMP 具有很大的临床应用潜力。过去 2 年的研究结果证明使用 NMP 保存肾脏优于静态冷保存。除了可以减少废弃肾脏数目以满足临床移植肾的需求外，NMP 能够让肾移植更加方便，手术的安排可以更加灵活。

2011 年，Hosgood 等报道了 1 例使用 NMP 肾脏移植的病例，供体为一名 62 岁的女性，心脏停搏 30min，一个肾脏在移植前冷保存 14h，另一个肾脏在冷保存 11h 后使用无血浆红细胞溶液在 33.9℃灌注 35min，肾脏分别移植给一名 55 岁患有成年型多囊肾病的女性和一名 52 岁患有 IgA 肾病的男性。移植后，NMP 肾脏功能恢复缓慢，冷保存肾脏出现 26 天的 DGF。在移植 3 个月后，NMP 肾脏的血肌酐水平为 $132\mu mol/L$，冷保存肾脏的为 $218\mu mol/L$，本病例证明 NMP 对肾脏无损害，未来可以应用于临床。

NMP 用于肾脏保存的首个临床试验发表于 2013 年。在该临床试验中，NMP 组肾脏共 18 个，均来源于扩大标准供体，对照组为冷保存扩大标准肾脏，共 47 个，NMP 的灌注时间为（63±16）min，平均灌注温度为 34.6℃，随后肾脏均成功移植到患者体内，NMP 组 DGF 的发生率为 5.6%，而冷保存组 DGF 的发生率为 36.2%，差异具有统计学意义。但是在急性排斥发生率、移植物 1 年存活率、患者 1 年生存率上，两者无差异，提示短时间的 NMP 有潜力应用于临床肾移植。

Hosgood 等报道了使用 NMP 灌注废弃人肾脏，肾脏来源于一位 42 岁心死亡的供体，热缺血时间为 15min，右肾的冷保存时间为 8.32h，左肾为 9.65h，随后两个肾脏在（36.0±0.9）℃下灌注 60min，灌注过程中两个肾脏均能产生尿液，肾脏外观变好，病理检查显示肾脏存在一些急性肾小管损伤，未出现皮质坏死。

Hosgood 等设计出一个在 NMP 过程中评价肾功能的评分表（见表 4-1），该评分称为 EVKP 评分，是目前唯一用于评价 NMP 灌注后的肾脏是否适于移植的工具，总评分 1 分代表损伤最少，5 分代表损伤最严重，该研究团队利用该评分对 74 个废弃人肾脏进行评价，他们对肾脏进行了 60min NMP，81％ 的肾脏评分在 1～4 分，14％ 的肾脏评分在 5 分，尽管这些肾脏没有进行移植，但是他们认为 1～4 分适合于移植，1～3 分的肾脏可以移植成功，4 分的肾脏也适合移植。另外，他们也收集 22 个缺乏原位灌注的肾脏，其中 19 个是 DCD 肾脏，利用 NMP 进行 60min 灌注，并用表 4-1 进行评分，其中 1～2 分肾脏 12 个，3～4 分肾脏 7 个，5 分肾脏 3 个，1～2 分肾脏的肾血流和氧消耗量均最高，5 分的则最低，在灌注过程中，5 分的肾脏灌注指标没有改善，研究者认为其不适于移植，但是在肌酐清除率、钠排泄分数以及病理结果上，三种肾脏没有明显差异。随后，他们对 36 个适于移植的肾脏进行评价，同样进行 60 分钟的 NMP，17 个肾脏 1 分，11 个肾脏 2 分，8 个肾脏 3 分，全部肾脏均进行了移植，没有出现并发症或原发性无功，DGF 的发生率分别为 6％（1 分）、0％（2 分）、38％（3 分），移植 12 个月后，血肌酐分别为 $128\mu mol/L$（1 分）、$109\mu mol/L$（2 分）、$160\mu mol/L$（3 分），eGFR 分别为 $51mL/(min \cdot 1.73m^2)$（1 分）、$63mL/(min \cdot 1.73m^2)$（2 分）、$38mL/(min \cdot 1.73m^2)$（1 分），统计学显示存在组间差异，器官存活率为 97％，患者生存率为 100％。Hosgood 等利用 NMP 在一对被移植中心拒绝的 DCD 肾脏实施 60min 的灌注，灌注过程中，肾脏的斑块区域逐渐清除，左肾和右肾的平均血流分别是 $68.0mL/(min \cdot 100g)$ 和 $69.9mL/(min \cdot 100g)$，尿量则分别为 560mL 和 430mL，左肾评分为 1 分，右肾评分为 2 分，病理检测发现左肾和右肾均存在轻度的急性肾小管坏死，未发现微血栓。肾脏移植后，均无发生并发症，无出现 DGF，3 个月后的血肌酐为 1.2mg/dL（左肾）和 1.62mg/dL（右肾），本病例提示 NMP 可以用于挽救和评估不适于移植的肾脏。

表 4-1　肾功能的评分表

项目	内容	评分
外观评价	级别 1：良好灌注（整个肾脏粉红色外观）	1 分
	级别 2：中等灌注（肾脏斑状外观）	2 分
	级别 3：不良灌注（整个肾脏花斑和变紫或变黑外观）	3 分
肾血流/[mL/(min · 100g)]	≥50	0 分
	<50	1 分
总尿量/mL	≥43	0 分
	<43	1 分

Hosgood 的团队目前在英国开展一项 Ⅱ 期的随机临床试验，比较静态冷保存结合 1h NMP 与单用静态冷保存对 DCD 肾脏移植的影响，研究共纳入 400 名受试者，主要终点为移植一周后 DGF 的发生率，该项研究 2020 年公布研究结果，临床试验注册号为 ISRCTN15821205。

至于费用方面，NMP 会比 HMP 和静态冷保存高，但是如果 NMP 能够扩大肾脏供体池和改善肾功能，这样器官数量的增加和透析次数的减少，可以从另一方面降低花费，体现 NMP 技术的经济效益。已上市或者在研究的常温灌注系统有由 Organ Assist 公司生产的 Kidney assist 以及 The Normothermic Isolated Organ Preservation System（IOPS）。

综上所述，NMP 可以在保存过程中维持肾脏的正常代谢，因此 NMP 可以进一步改善肾功能。另外，NMP 可以结合使用抗炎药物、基因导入、免疫修饰或者应用干细胞来进一步改善移植后肾脏的功能。但是对于最佳的机械灌注系统，有几个问题仍需要解决，如灌注的温度、压力和搏动频率，而灌注时机最为重要，如长时间（如≥24h）的 NMP 对肾脏的影响、怎么组合静态冷保存或 HMP 和 NMP 等，目前冷保存后的短时间机械灌注是否足够改善肾功能，或者由机械灌注完全取代冷保存以防止冷缺血损伤，仍需要进一步的实验去证明。另外，仪器的便携性也是一个比较重要的方面，各种硬件加上气体供应，需要有一个方便运输的方案，同时满足无菌的要求。

（王长希）

参 考 文 献

［1］Hosgood S A，Barlow A D，Yates P J，et al. A pilot study assessing the feasibility of a short period of normothermic preservation in an experimental model of non heart beating donor kidneys ［J］. Journal of Surgical Research，2011，171（1）：283-290.

［2］胡晓燕，王彦峰，叶啟发，等. 肾脏体外常温机械灌注的研究进展 ［J］. 中华器官移植杂志，2016，37（6）：377-380.

［3］Weissenbacher A，Hunter J P. Normothermic machine perfusion of the kidney ［J］. Current Opinion in Organ Transplantation，2017，22（6）：571-576.

［4］Hosgood S A，Barlow A D，Hunter J P，et al. Ex vivo normothermic perfusion for quality assessment of marginal donor kidney transplants ［J］. British Journal of Surgery，2015，102（11）：1433-1440.

［5］Nicholson M L，Hosgood S A. Renal Transplantation After Ex Vivo Normothermic Perfusion：The First Clinical Study ［J］. American Journal of Transplantation，2013，13（5）：1246-1252.

［6］Kaths J M，Spetzler V N，Goldaracena N，et al. Normothermic Ex Vivo Kidney Perfusion for the Preservation of Kidney Grafts prior to Transplantation ［J］. Journal of Visualized Experiments，2015，2015（101）：1-13.

［7］Harper S J，Hosgood S A，Kay M D，et al. Leucocyte depletion improves renal function during reperfusion using an experimental isolated haemoperfused organ preservation system [J]. British Journal of Surgery, 2006, 93 (5): 623-629.

[8] Metcalfe M S, Waller J R, Hosgood S A, et al. A paired study comparing the efficacy of renal preservation by normothermic autologous blood perfusion and hypothermic pulsatile perfusion [J]. Scopus, 2002, 34 (5): 1473-1474.

[9] Blum M F, Liu Q, Soliman B, et al. Comparison of normothermic and hypothermic perfusion in porcine kidneys donated after cardiac death [J]. Journal of Surgical Research, 2017: 35-45.

[10] Kaths J M, Cen J Y, Chun Y M, et al. Continuous Normothermic Ex Vivo Kidney Perfusion Is Superior to Brief Normothermic Perfusion Following Static Cold Storage in Donation After Circulatory Death Pig Kidney Transplantation [J]. American Journal of Transplantation, 2017, 17 (4): 957-969.

[11] Kaths J M, Echeverri J, Linares I, et al. Normothermic Ex Vivo Kidney Perfusion Following Static Cold Storage-Brief, Intermediate, or Prolonged Perfusion for Optimal Renal Graft Reconditioning? [J]. American Journal of Transplantation, 2017, 10 (10): 2580-2590.

[12] Hosgood S A, Harper S J, Kay M D, et al. Effects of arterial pressure in an experimental isolated haemoperfused porcine kidney preservation system [J]. British Journal of Surgery, 2006, 93 (7): 879-884.

[13] Hosgood S A, Patel M, Nicholson M L, et al. The conditioning effect of ex vivo normothermic perfusion in an experimental kidney model [J]. Journal of Surgical Research, 2013, 182 (1): 153-160.

[14] Kaths J M, Paul A, Robinson L A, et al. Ex vivo machine perfusion for renal graft preservation [J]. Transplantation Reviews, 2018, 32 (1): 1-9.

[15] Patel M, Hosgood S A, Nicholson M L, et al. The effects of arterial pressure during normothermic kidney perfusion [J]. Journal of Surgical Research, 2014, 191 (2): 463-468.

[16] Kaths J M, Echeverri J, Goldaracena N, et al. Eight Hour Continuous Normothermic Ex Vivo Kidney Perfusion is a Safe Preservation Technique for Kidney Transplantation: A New Opportunity for the Storage, Assessment and Repair of Kidney Grafts [J]. Transplantation, 2016, 100 (9): 1862-1870.

[17] Adams T, Patel M, Hosgood S A, et al. Lowering Perfusate Temperature From 37℃ to 32℃ Diminishes Function in a Porcine Model of Ex Vivo Kidney Perfusion [J]. Transplantation direct, 2017, 3 (3): e140.

[18] Mocanu M M, Baxter G F, Yellon D M, et al. Caspase inhibition and limitation of myocardial infarct size: protection against lethal reperfusion injury [J]. British Journal of Pharmacology, 2000, 130 (2): 197-200.

[19] Paller M S. Free Radical-Mediated Postischemic Injury in Renal Transplantation [J]. Renal Failure, 1992, 14 (3): 257-260.

[20] Sakon M, Ariyoshi H, Umeshita K, et al. Ischemia – Reperfusion Injury of the Liver with Special Reference to Calcium-Dependent Mechanisms [J]. Surgery Today, 2002, 32 (1): 1-12.

[21] Schopp I, Reissberg E, Luer B, et al. Controlled Rewarming after Hypothermia: Adding a New Principle to Renal Preservation [J]. Clinical and Translational Science, 2015, 8 (5): 475-478.

[22] Mahboub P, Ottens P J, Seelen M A, et al. Gradual Rewarming with Gradual Increase in Pressure during Machine Perfusion after Cold Static Preservation Reduces Kidney Ischemia Reperfusion Injury [J]. PLOS ONE, 2015, 10 (12): e0143859.

[23] Kaths J M, Echeverri J, Chun Y M, et al. Continuous Normothermic Ex Vivo Kidney Perfusion Improves Graft Function in Donation After Circulatory Death Pig Kidney Transplantation [J]. Transplan-

tation，2017，101（4）：754-763.

［24］ Hosgood S A，Nicholson M L. An Assessment of Urinary Biomarkers in a Series of Declined Human Kidneys Measured During ex-vivo Normothermic Kidney Perfusion ［J］. Transplantation，2017，101（9）：2120-2125.

［25］ Rijkmans B G，Buurman W A，Kootstra G，et al. Six-day canine kidney preservation：hypothermic perfusion combined with isolated blood perfusion ［J］. Transplantation，1984，37（2）：130-133.

［26］ Maessen J G，Gj V D V，Vork M，et al. The beneficial effect of intermediate normothermic perfusion during cold storage of ischemically injured kidneys. A study of renal nucleotide homeostasis during hypothermia in the dog ［J］. Transplantation，1989，47（3）：409-414.

［27］ Sierraparraga J M，Eijken M，Hunter J，et al. Mesenchymal stromal cells as anti-inflammatory and regenerative mediators for donor kidneys during normothermic machine perfusion ［J］. Stem Cells & Development，2017，26（16）：1162-1170.

［28］ De Deken J，Rex S，Monbaliu D，et al. The efficacy of noble gases in the attenuation of ischemia reperfusion injury：a systematic review and meta-analyses ［J］. Critical Care Medicine，2016，44（9）：1-11.

［29］ Smith S F，Adams T，Hosgood S A，et al. The administration of argon during ex vivo normothermic perfusion in an experimental model of kidney ischemia-reperfusion injury ［J］. Journal of Surgical Research，2017，218：202-208.

［30］ Bagul A，Hosgood S A，Kaushik M，et al. Experimental renal preservation by normothermic resuscitation perfusion with autologous blood ［J］. British Journal of Surgery，2007，95（1）：111-118.

［31］ 毕见龙. 小型猪可控型心脏死亡供体模型的建立及肾脏离体保存研究 ［D］. 山西医科大学，2015.

［32］ 宋文利. 新型常温机械灌注装置保存猪 DCD 供肾的实验研究 ［D］. 天津医科大学，2016.

［33］ Hosgood S A，Nicholson M L. First in man renal transplantation after ex vivo normothermic perfusion ［J］. Transplantation，2011，92（7）：735-738.

［34］ Hosgood S A，Nicholson M L. Ex vivo normothermic perfusion of declined human kidneys after inadequate in situ perfusion ［J］. American Journal of Transplantation，2014，14（2）：490-491.

［35］ Hosgood S A，Barlow A D，Dormer J，et al. The use of ex-vivo normothermic perfusion for the resuscitation and assessment of human kidneys discarded because of inadequate in situ perfusion ［J］. Journal of Translational Medicine，2015，13（1）：329.

［36］ Hosgood S A，Saebparsy K，Hamed M O，et al. Successful Transplantation of Human Kidneys Deemed Untransplantable but Resuscitated by Ex Vivo Normothermic Machine Perfusion ［J］. American Journal of Transplantation，2016，16（11）：3282-3285.

［37］ Hosgood S A，Saebparsy K，Wilson C，et al. Protocol of a randomised controlled，open-label trial of ex vivo normothermic perfusion versus static cold storage in donation after circulatory death renal transplantation ［J］. Bmj Open，2017，7（1）：e012237.

第五章

供心机械灌注

第一节　心脏机械灌注的背景

一、心脏生理

心脏是脊椎动物身体中最重要的器官之一，主要功能是为血液流动提供动力，把血液运行至身体各个部分。人类的心脏位于胸腔中部偏左下方，体积约相当于一个拳头大小，重量约 250 克。通过了解心脏的心血管生理、离子生理、电生理等，有助于心脏机械灌注液流量控制、灌注液配置及心跳停搏与起搏方法的确定。

（一）心脏解剖学结构

心脏是脊椎动物最重要的器官之一，是支持机体血液循环的动力源。心脏位于胸骨体和第 2～6 肋软骨后方、胸椎第 5～8 椎体前方的胸腔中纵隔内，2/3 部分居左侧胸腔，1/3 部分在右侧（图 5-1）。

心脏的外形近似前后略扁的圆锥体（图 5-2、图 5-3）。钝圆的心尖指向左前下方，心底朝向右后上方，因而贯穿心底至心尖的心脏长轴是倾斜的。国人心脏长 12～14cm，横径 9～11cm，前后径 6～7cm，其大小大致相当于本人的拳头。成人心脏的平均重量约为 250 克（男性平均重量约为 276 克，女性平均重量约为 243 克）。心重约为体重的 1/200。

心脏被纤维浆膜性囊包裹着，叫作心包，能让心脏保持一定的生理位置，同时心包内层能分泌心包液，可减少心脏搏动时所产生的摩擦。

心脏的结构主要包括心壁、心腔与瓣膜。心壁是心脏的主要实质部分，构成心腔的同时也是提供心脏收缩动力的主要结构，心壁由心内膜、心肌层以及心外膜组成。心脏经房室间隔可将心脏分为互不相通的左右两半，每半又由二尖瓣、三尖瓣分为上下两部分，所以心脏一共有 4 个腔：左心房、左心室、右心房与右心

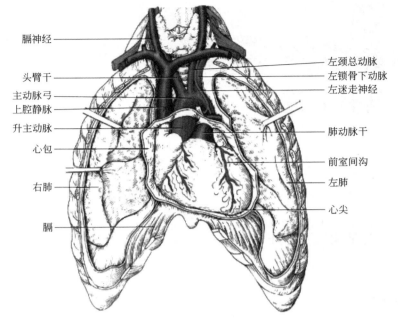

膈神经

头臂干
主动脉弓
上腔静脉
升主动脉
心包
右肺
膈

左颈总动脉
左锁骨下动脉
左迷走神经

肺动脉干
前室间沟
左肺
心尖

图 5-1　心脏位置

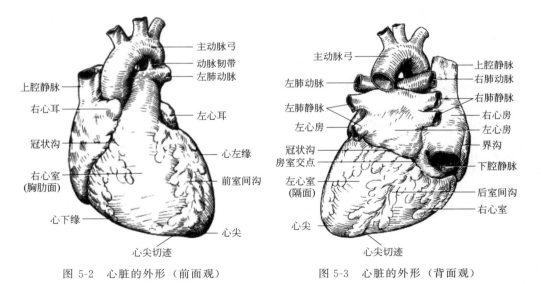

主动脉弓
动脉韧带
左肺动脉

上腔静脉
右心耳

冠状沟

右心室
(胸肋面)

心下缘

左心耳

心左缘

前室间沟

心尖

心尖切迹

图 5-2　心脏的外形（前面观）

主动脉弓

左肺动脉
左肺静脉
左心房

冠状沟
房室交点
左心室
(隔面)

心尖

上腔静脉
右肺动脉
右肺静脉
右心房
左心房
界沟
下腔静脉
后室间沟
右心室

心尖切迹

图 5-3　心脏的外形（背面观）

室。左心室将动脉血射出到主动脉，动脉血又由主动脉的各级分支到达全身毛细血管。物质交换后，动脉血变为静脉血，静脉血又经过各级静脉汇合至上、下腔静脉，最终各自回流至右心房。右心房将静脉血泵至右心室，右心室再将静脉血射进肺主动脉，经过肺组织交换气体后，静脉血变为动脉血，动脉血再回流至左心房，左心房将动脉血泵进左心室，左心室再一次将动脉血射至动脉中。血液就

是如此通过心房与心室有序地收缩，周
而复始地在体内循环。心脏瓣膜分为房
室瓣与半月瓣，房室瓣位于左右心腔的
房室间隔处，左边为二尖瓣，右边为三
尖瓣。半月瓣包括右心室出口的肺动脉
瓣与左心室的主动脉瓣。心脏瓣膜的闭
合，能防止血液回流，如图5-4所示。

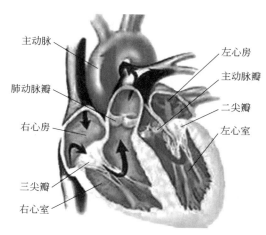

(二) 冠状动脉循环

心脏是肌肉十分丰富的器官，因此
需要大量的血流为其提供营养物质，为
心脏提供血液的循环就叫作冠脉循环。

图 5-4　血流方向与心瓣膜

冠脉循环起源于主动脉根部，分行于左右两支，左冠状动脉又可分为前降支与回
旋支，通过各级分支动脉进入心肌，最后通过毛细血管网，形成静脉。心脏中绝
大多数静脉血经过心大静脉、心中静脉、心小静脉汇集至冠状窦中，再回流至右
心房，也有小部分静脉血直接回流到心腔中，如图5-5所示。冠脉循环起始血压
高，而且血流途径非常短，因此冠脉循环血流量巨大，在安静状态下，人体冠状
动脉血流量为200～250mL/min，占心输出血液的4%～5%，而心脏重量只占体
重的0.5%左右。

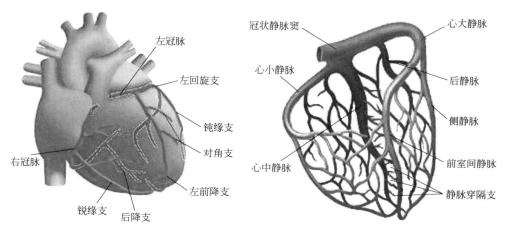

图 5-5　冠状动脉与静脉

(三) 心血管生理活动调节

心血管活动分别受到外在的神经内分泌系统调节和内在的自我调节。心迷走
神经纤维和心交感神经纤维一起组成心神经丛。心神经丛包含了自主神经系统的

交感神经（兴奋与刺激）与副交感神经（抑制）调节心率。交感神经能提高心率、血压、心肌收缩力与心血输出量以及收缩血管；而副交感神经则与交感神经完全相反。神经递质主要是去甲肾上腺素、肾上腺素和乙酰胆碱。突触后心肌受体，如 $\alpha2$ 肾上腺素受体和 M2 毒蕈碱受体降低心排血量和收缩力，而 β 肾上腺素受体则增加心排血量和收缩力。5-羟色胺对心脏功能的刺激和抑制具有复杂的作用。受体激动剂与拮抗剂也能影响心脏，如咖啡因等兴奋剂能加速心脏收缩，而 β 受体阻断剂能减缓心脏收缩。作为血管收缩剂的激素包括血管升压素、血管紧张素和儿茶酚胺，而血管舒张激素包括促肾上腺皮质激素释放激素和组胺。反射机制包括血管内的压力感受器和化学感受器，检测 O_2、CO_2 和 H^+ 的水平，而内源性的 CO 也是血管舒张素的一种。这种心脏规律是独立的，与身体的其余部位无关，就算将心脏分离出来，可继续运用这些机制进行新陈代谢的调控。一些离子通道也能影响血管，如钾、镁和钠能让血管扩张，而钙离子能使血管收缩。

弗兰克-斯塔林（Frank-Starling）心脏定律认为心室舒张末期容积在一定范围内增大可增强心室收缩力，该定律规定，随着心肌由于血流量的增加而伸展，心室收缩力增强，从而增加心排血量。基于这种工作原理，我们必须了解细胞与离子水平对心脏生理功能的调控。

(四) 离子生理

使心脏自发收缩的电活动可归因于细胞的电化学梯度的差异，也称为心脏动作电位。这些动作电位根据产生的细胞类型进行分类，产生于心房与心室的动作电位为快反应动作电位，而慢反应动作电位则产生于窦房结和房室结里的慢反应细胞。细胞膜能产生动作电位的这种能力取决于它对主要离子如 Na^+、K^+、Ca^{2+} 的通透性。这些离子流形成动作电位与静息电位，而动作电位与静息电位是心脏电系统的基础。

1. 离子对静息电位的影响

如表 5-1 所示，静息电位是基于细胞膜内外的电压差所产生的，与骨骼肌相似，静息状态下的心肌细胞与可兴奋细胞都为 $-90\mathrm{mV}$。细胞外电压为 $0\mathrm{mV}$，而细胞本身的电压差则根据离子浓度的不同而改变。

表 5-1　不同离子在细胞内外的浓度

种类	细胞外浓度/(mmol/L)	细胞内浓度/(mmol/L)
Na^+	145	15
K^+	4	150
Ca^{2+}	2.5	0.0001
Cl^-	110	10

种类	细胞外浓度/(mmol/L)	细胞内浓度/(mmol/L)
Mg^{2+}	1.5	17
ATP	0	4
葡萄糖	5.6	1

血液和类似的溶液钠含量高，而细胞内部钾含量高，如图 5-6 所示；利用 ATP 来驱动钠钾泵抵抗离子扩散以稳定这种浓度梯度的状态。

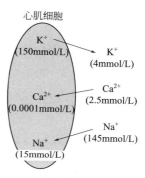

图 5-6　心肌静息膜电位情况

表 5-2 展示的是不同离子与之相对应的平衡电位。因此，可兴奋细胞静息状态细胞膜电位是所有离子共同作用下的结果，为了充分讨论每种离子在心脏动作电位中的作用，必须考虑某些跨膜离子通道及其特性，以及当这些离子通道有选择地打开和关闭时，整个膜电位是如何受到这些通道影响的。跨膜离子通道主要是电压门控的，受到一定的细胞内电压调节。当钠钾泵消耗 ATP 维持离子浓度梯度时，K^+ 通过泄漏通道和内向整流通道向细胞外扩散。快钠通道是电压门控的，在一定电压下才能打开。当快速 Na^+ 接近其平衡电位时，由于通道失活迅速关闭。L 型 Ca^{2+} 通道缓慢持续开放，延迟的钙内流能引起更强的肌肉收缩。钙是通过钙钠交换体保持平衡的。正因为离子的通道开放及其 Ca^{2+} 和 Na^+ 的内流增加了膜的电压（去极化），超过了 K^+ 所降低电位的阈值（复极化），从而产生了动作电位。

表 5-2　细胞里不同离子的平衡电位

离子	平衡电位	离子	平衡电位
K^+	$-94mV$	Ca^{2+}	$+120mV$
Na^+	$+67mV$	Cl^-	$-86mV$

2. 动作电位

心肌动作电位由去极化和复极化两个过程组成。静息电位是动作电位周期的初期，当细胞处于静息状态时，主要由钾离子影响细胞膜电位，如图 5-7 所示。K^+ 通过钾离子通道外流至细胞膜外，此时细胞膜电位约为 $-90mV$。进入动作电位的 0 阶段时，随着少量的 Na^+ 内流，细胞膜产生了轻微去极化，而此时细胞膜的电压改变，启动了电压门控的快 Na^+ 通道，Na^+ 大量流入细胞质内，Na^+ 的内流引起细胞膜的快速去极化。Na^+ 的平衡电位为约为 67mV，但快 Na^+ 通道在 0mV 左右关闭。当接近 $-30mV$ 时，电压门控的 K^+ 通道打开，K^+ 外流。由于 K^+ 外流，电压反过来降低，此为阶段 1。复极化至 5mV 时，大量的钙离子通过 L

型 Ca^{2+} 通道进入细胞，影响心脏动作电位。Ca^{2+} 的平衡电位为 $+120mV$，因此增加细胞膜去极化，与此同时慢 K 通道也打开，增加了 K^+ 的外流，增加复极化。随着 K^+ 通道和 Ca^{2+} 通道同时打开，它们的电压效应到达平衡和平稳，如阶段 2 所示。L 型 Ca^{2+} 通道缓慢关闭，而 K^+ 通道仍然打开，K^+ 持续外流，细胞膜快速复极化形成第 3 阶段。最终细胞膜恢复至静息电位阶段 4，Na-Ca 交换体将 Ca^{2+} 泵回细胞内，而将 Na^+ 泵至细胞外，为下个动作电位做准备。钠钾泵消耗 ATP，每将 3 个 Na^+ 逆浓度泵出细胞外的同时将 2 个 K^+ 泵至胞内，以此维持着细胞膜的静息电位。$0\sim3$ 阶段中有效不应期，在此阶段，细胞不会再产生刺激而引发心律失常，有效不应期的好处就是协同步收缩。

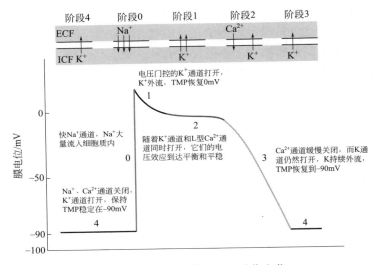

图 5-7　心肌细胞的快反应动作电位

产生慢反应电位的起搏细胞，其静息电位约为 $-60mV$。由于有部分 Na^+ 通道打开，Na^+ 缓慢流入，细胞膜电位达到 $-40mV$，与上图快反应细胞 0 阶段去极化相似，细胞产生去极化动作电位。在此电压 Ca^{2+} 电压门控通道打开，Ca^{2+} 迅速流入。Ca^{2+} 为持续去极化的主要离子，而通道在电压达到 $+10mV$ 时关闭。当 Na^+ 通道仍然开放时，一些正相关的电压门控 K^+ 通道也随之打开。此时细胞膜向 $-90mV$ 复极化。而这些 Ca^{2+} 通道在 $-60mV$ 时关闭，慢动作电位完成（图 5-8）。

(五) 心脏电生理

随着缓慢动作电位的开始，产生一个电脉冲，这个脉冲通过一个具有特殊可兴奋细胞的复杂传导系统传播到整个心脏。对心电图（ECG）传导系统的监测，可帮助临床观察经历心律失常的心脏某些腔室中的偏移。

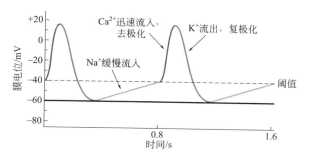

图 5-8　自律性细胞的慢反应动作电位

1. 电传导系统

心脏有 1% 的细胞是非心肌细胞，它们起传导兴奋的作用。位于右心房的窦房结产生窦性心律，经传导系统，以最高效率让大量心肌细胞去极化。如图 5-9，首先起搏的是窦房结细胞，随后脉冲经过 Bachmann 纤维束传至左心房。同时，往房室结传送。与传导细胞相比，结内传导速度慢，窦房结到房室结之间的传导延迟 100ms，使得心房收缩和心室收缩之间也有 100ms 的延迟。

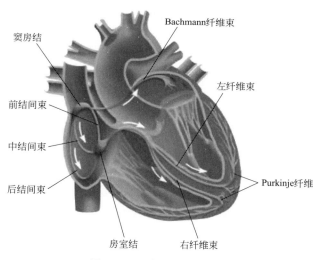

图 5-9　心脏的电传导系统

脉冲继续沿着 Bachmann 束传导，到达室间隔时，分裂成各自心室的左束和右束。传导纤维到达心底时，则转变成浦肯野纤维，该纤维能向所有心室肌细胞传导脉冲，脉冲在整个心室传播的时间为 75ms。

通过心电图（ECG）可以观察到所有心脏细胞的不同动作电位总和和电机械活动：心房舒张期、心房收缩期、心室舒张期、心室收缩期，这 4 个时期组合成为一次心脏收缩的周期。ECG 显示出引起心脏收缩去极化的动作电位的传播，在 ECG 中 P 波为兴奋由窦房结传播到心房引起心房收缩。QRS 波为心室去极化以及心房复极和整体心室收缩。T 波为心室复极化。图 5-10 显示的是一个正常窦性心律的心电图。

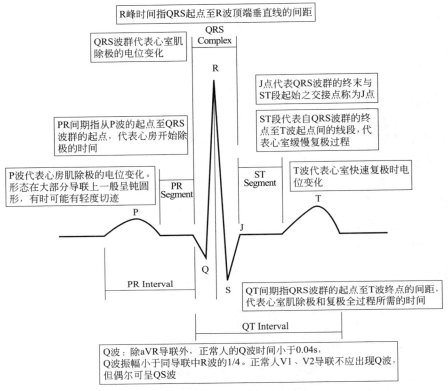

图 5-10　ECG 读数显示心房和心室功能的去极化传播波

2. 心电图

心电图可以记录心脏兴奋过程中的电变化，用于心律失常和心肌损害等的诊断。心律失常对心脏最大的影响是心动过速或颤动，这两种情况可能发生在心房或心室中。心律失常可在心脏移植中出现，供体心脏在大血管吻合之前被血液复苏，经除颤以重新开始窦性心律。心律不规则引起心房颤动，400～600bpm 的心房颤动而致排血量不足，在 ECG 中无法观察到 P 波。心房颤动是无规律的，但心房扑动是有规律的，心房扑动与心房颤动相似，但它有持续增加的心搏。如图 5-11 所示，可观察到心房扑动形成非峰值的重复的锯齿波代替了 P 波，心房扑动为 250～350bpm。心房颤动与心房扑动这两种房性心律失常也被认为是房性心动过速的主要原因。

通常情况下，室性心动过速（VT）会引起＞120ms的 QRS 波群增宽。如果 VT 继续进行，会导致心室颤

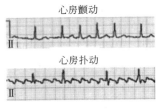

图 5-11　心房颤动与心房
扑动的 ECG

动或心脏猝死。VT 可由左束支或右束支损伤或阻滞所致。如图 5-12 (a) 所示，左束支传导阻滞所致 VT 具有向下弯曲延长的 QRS 峰，而右束支传导阻滞在 V1 心导联中显示出向上弯曲延长的 QRS 峰 [图 5-12 (b)]。室性心动过速具有稳定的快速节律，起源于具有收缩功能的心室，但颤动无节律性，表现为不规则的节律紊乱，心肌浅层颤动，缺乏有效的收缩活动。同样，心房也会经历心房过速、扑动和颤动。心律失常可导致一系列并发症，包括血栓和卒中。这些疾病同许多心脏疾病一样可导致终末期心力衰竭，心脏移植仍然是唯一的治疗方法。

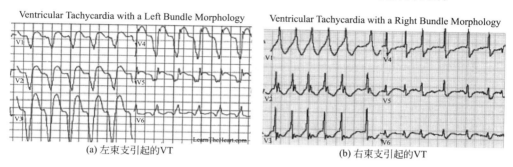

(a) 左束支引起的VT　　　　　　　　(b) 右束支引起的VT

图 5-12　室性心动过速

二、心脏移植的背景

(一) 心脏移植的发展

2015 年，中国公民自愿捐献成为器官移植唯一来源。目前，中国器官捐献有三类，第一类是脑死亡，第二类是心死亡，第三类是心脑双死亡，只有脑死亡患者的心脏才具有移植价值。但脑死亡只占整个器官捐献的 15％左右，而在这部分脑死亡供体中，还有一些因为心脏存在问题而不能进一步使用。目前，在供体分配上，国外 75％供体都可以用于心脏移植；而中国这一比例仅约 12.5％，很多心脏没有利用起来，主要原因在于供体器官质量的维护。

供体器官质量的维护，包括缩短冷缺血时间以及必要的评估及处理。冷缺血时间是指从器官离开供体冷灌注（冷保存）开始到移植后供血开始的这段时间。各器官耐受冷缺血时间上限不同，肾脏约为 24h、肝脏为 12h、肺脏为 8～12h，心脏只有 6～8h。缺血时间越长，器官的质量及器官接受者的预后越差，生存率越低。长途转运也是制约心脏移植的一个因素。由于心脏移植的供体和接受心脏移植的患者经常是身处两地，有些患者由于身体原因，无法耐受长途奔波，所以心脏器官的长途转运是必不可少的。所以缩短心脏冷缺血时间，提高供体器官的保存状况，并且建立有效的评估手段，是我国心脏移植发展所要解决的重点。

(二) 心脏移植的供求情况

近十年，中国心脏移植院内存活率保持在89.3%～97.2%之间，近两年院内存活率约95%。制约心脏移植发展的一个重要因素是心脏利用率不高。2016年我国器官捐献者人数为4080，而心脏移植数量仅为355例。根据2017年中山大学附属第一医院心外科报道，心脏移植五年生存率约为85%，10年生存率约为81%，比许多肿瘤疾病的治疗效果都好。但截至目前，该院仍有70%的患者在等待供心的过程中去世。所以心脏移植的供求很不平衡，供给缺口比较大。心脏机械灌注是增加有用心脏来源的一个有效手段。

三、机械灌注的分类与意义

由于心脏移植的特殊性，供体心脏的保存是移植成功非常重要的环节。心脏耐受缺氧缺血的能力较差，供体心脏处于冷缺血保存状态时主要依靠糖酵解来提供能量，心肌细胞无法维持正常的代谢过程。有研究发现供心质量与冷缺血时间相关，冷缺血时间一般不超过6h。

供体心脏保护技术水平提高，可以更有效地提高移植术后患者的生活质量。随着机械灌注保存肾脏的发展，相关学者研究探索利用机械灌注保存技术保存供体心脏。使用机械灌注保存液或氧合液形成循环，可以有效地清除局部代谢产物，同时满足供体心脏的能量需求。

机械灌注心脏保存有多种分类方法，根据灌注液的不同，可分为保存液机械灌注供体心脏保存与氧合液机械灌注供体心脏保存；根据保存温度的不同，可分为低温机械灌注供体保存与常温机械灌注供体保存；根据机械灌注保存供体心脏的状态不同，又可分为机械灌注停搏供体心脏保存与机械灌注搏动供体心脏保存；根据机械灌注保存供体心脏的灌注通路分为逆行灌注和顺行灌注。图5-13根据灌注停搏供心保存和灌注搏动供心保存两个方面进行说明。

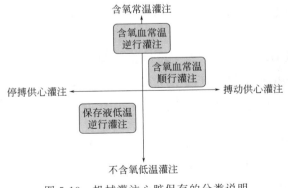

图5-13　机械灌注心脏保存的分类说明

（董念国）

第二节　停搏供心灌注保存

一、灌注的方法与途径

持续灌注保存液在供体心脏中形成冠脉循环，利用低温与高钾使供心处于停搏状态，以降低心肌代谢活动，并且持续灌注可以有效清除局部代谢产物。传统心脏保存液保存供体心脏后，心肌细胞内高能磷酸化合物降低，不利于供心功能恢复。Ozeki 等利用 HeartPort System 灌注 RS-1 液（K^+ ＝5mmol/L）保存供体心脏 6h，经 Langendorff 灌注 60min 后，灌注保存组心肌细胞 ATP 含量显著高于 Celsior 液组，且灌注保存组乳酸水平较低［（12.8±1.5）μg/g 及 （6.2±0.7）μg/g，P＝0.003］。Van 等利用 HeartPort System 灌注 KPS-1 液（K^+ ＝25mmol/L）保存供心 4h，在保存末用 Langendorff 灌注 1h 后，灌注保存组乳酸含量与 AMP/ATP 比值均较低，证实持续灌注停搏供心可以有效地保持心肌细胞能量储备。在持续灌注停搏供体心脏过程中，灌注流量影响供心的质量。Peltz 等研究 LifeCradle™ 系统采用不同的灌注流量灌注供心，发现在保持 15mL/（min·100g）灌注流量时，可满足保存供心代谢需求，低流量或高流量会导致供心乳酸堆积或心肌水肿。Cobert 等使用 LifeCradle 系统保存人供心 12h，供心高能磷酸化合物含量较高、乳酸较少堆积，验证持续灌注停搏供心技术可应用于临床的可行性。

(一) Langendorff 灌注方法与灌注通路方案

通过对体外心脏进行人工灌注，从而在体外为心脏提供氧气及营养。该概念最早在 1866 年由 Carl Ludwig 生理学实验室的 Elias Cyon 提出，并建立了体外蛙心脏灌流模型。1895 年，Oscar Langendorff 利用自制灌注装置建立哺乳动物体外心脏灌注模型，故称为 Langendorff 模型。该模型采用主动脉逆行灌注的方法，对升主动脉进行插管并通入含氧灌注液，使得主动脉瓣关闭并对主动脉根部逆行灌注，灌注液进入冠状动脉网络中实现对心脏的灌注。之后，各种改良的 Langendorff 模型广泛地应用于体外心脏的生理学和药理学的研究。Katz 在 1939 年对该技术进行改进，在系统中整合机械泵，并首次测定了主动脉灌注压和冠状动脉血管阻力。停搏心脏灌注一般采用 Langendorff 模型灌注方案（逆行灌注方式）。

(二) 灌注的溶液方案

灌注溶液包括体内灌注液（心脏停搏液，体内灌注保护液）以及机械灌注溶液（初始灌注液及维持灌注液）。

1. 心脏停搏液

人类心脏常温下缺血 20min 即可造成不可逆的损伤，如何减轻心脏损伤几十年来一直是研究的热点。心脏停搏液作为心肌保护的重要措施，一方面可使心脏停搏于舒张期，中止其电机械活动，常温下心脏停搏即可减少 90% 的氧耗。它降低心肌细胞代谢，减少能量需求并维持心肌细胞的代谢需要，改善心肌能量储备。低温停搏也能降低心肌细胞的能量代谢，将心肌温度自 37℃ 降至 11℃ 时，心肌细胞代谢氧耗量可由 10% 减少至 5%。

另一方面提供安静无血手术状态，使心脏外科医生能够在有限的时间内完成各种高难复杂的心脏手术，避免心肌损伤，保证术后心功能恢复。

心脏停搏液常用的为 St. Thomas 溶液和 HTK 溶液（表 5-3）。

表 5-3　St. Thomas 溶液和 HTK 溶液的对比

停搏液名称	特点	诱导停搏机制	优缺点
St. Thomas 溶液	细胞外液型，其钠、钙离子浓度接近细胞外液，高钾是其重要特性	高钾诱导心脏停搏低温	优点：冷晶体停搏液配置简单、使用方便 缺点：缺乏酸碱平衡的缓冲，易导致代谢性酸中毒；晶体液不含胶体成分，易导致心肌水肿；高钾可以造成冠状动脉内皮细胞的损伤
HTK 溶液	细胞内液型，成分特点是低钠、微钙	依靠低钠微钙的平衡作用使心脏停搏低温	优点：缓冲能力强，抑制 H^+ 堆积，防止水肿。对未成熟心肌具有保护作用，更多临床人员采用 缺点：组氨酸可以加强氧自由基生成，且在一些模型中表现出了毒性作用。心脏停搏往往结合低温同时进行，低温引起多种细胞内螯合铁的增加，通过铁依赖性机制促进氧自由基形成

2. 体内灌注保护液

体内灌注保护液，一方面用于器官血管中血液的排出，另一方面用于对器官冷缺血的保护。理想的体内灌注保护液应能减少由于低温保存导致的细胞水肿；防止细胞的酸化作用；防止细胞灌洗保存过程的细胞间隙膨胀；防止氧自由基的损伤，尤其在再灌洗过程中；保持细胞内环境的稳定。

体内冷灌注也是缩短热缺血损伤的有效手段。目前临床上的体内灌注保护液，均采用商品化并且获得临床认证的试剂，此类试剂均有申请专利及商标，并授权试剂公司生产（表 5-4）。

表 5-4　体内灌注保护液类型

体内灌注保护液	用途	商品名字
HTK 溶液	心脏停搏 心脏体内灌注	Custodiol$^®$ HTK
Celsior 溶液	心脏、肝脏、肾脏、胰腺体内灌注	CELSIOR$^®$

3. 机械灌注液

理想的机械灌注液应该能够防止灌注保存期间间质水肿，抑制细胞内水肿、酸中毒。防止氧自由基对细胞及组织的损伤，并为器官在保存期间提供必要的能量和营养物质供给。对于停搏灌注，在常温情况下灌注，一般采用含血灌注液；而在低温情况下灌注，一般采用无血灌注液（晶体及胶体溶液）。

（三）心脏的评估方法

1. 组织学检测

可以采集左心室尖端的样品制成切片，通过苏木精及曙红染色，在光学显微镜下检测。进行病理学水肿分级（1＋淋巴管扩张，2＋血管周围水肿，3＋薄壁细胞水肿）以及心肌损伤检测（损伤/未发现损伤）。

2. 电子显微镜检测

采集左心室尖端的样品制片，在透射电镜下对典型区域进行检测，评定组织损伤情况。

3. 标记物分析

对冷冻心肌样品进行 ATP（一种能量储存标记物）、内皮素-1（一种内皮功能障碍的标记物）及肌酸激酶同工酶 MB（心肌损伤标记物）的检测。

4. 移植效果检测

通过把灌注后的器官移植到受体身上，观察受体存活率情况。

二、动物实验进展

因为人类的供体心脏是优先用于移植，而不是进行研究的。未保存的心脏因坏死而不能复苏，也很少用于研究。而猪心脏的生理特性与人的心脏十分相似，如表 5-5 所示，因此猪心常常代替人心来测试设备与研究。

表 5-5　人类与猪的生理学比较

项目	成年人	成年猪
平均体重/kg	62～71	86
平均心重/g	250～300	300

项目	成年人	成年猪
心率/bpm	60～100	100～150
平均体温/℃	37	39

Rosenbaum 等以 10mL/(min·100g) 的流量灌注保存体外猪心 4h，供心保存后并未发生心肌水肿，再灌注时保存供心功能迅速恢复，血清肌酸激酶（CK-MB）含量明显较低（13.2±2.7)ng/mL 及 （30.8±9.0) ng/mL；$P<0.05$）。Paragonix Sherpa Perfusion™ Cardiac Transport System 采用搏动灌注方式保存供心，搏动灌注压维持在 2～6mmHg，相比于心脏保存液，持续灌注停搏供心的超微结构完整。Michel 等利用 Paragonix Sherpa Perfusion™ Cardiac Transport System 灌注保存猪供心 12h，供心肌纤维排列整齐、线粒体形态完好和内皮功能正常，持续灌注停搏供心可以延长供体心脏的保存时间。

三、临床应用进展

HeartPort System 使用保存液灌注保存供体心脏维持停搏状态，供体心脏细胞内 ATP 含量高于心脏保存液保存供体心脏，并且灌注保存期间乳酸含量保持较低水平，说明灌注保存期间可以有效地满足心肌细胞能量代谢需求。目前暂无纯停搏心脏的持续灌注保存临床报道。

（董念国）

第三节　持续灌注搏动供心保存

一、灌注的方法与途径

(一) 灌注通路方案

持续灌注搏动供心的灌注通路方案，可以采用 Langendorff 灌注模型，也可以采用顺行灌注的体外工作心脏模型（working heart model），后者有利于评估心脏正常生理收缩能力。

1967 年，Neely 首次报道体外工作心脏模型，对左心房插管，将灌注液经二尖瓣流入左心室，在左心室收缩时经主动脉排出并进入冠状动脉。由于工作心脏模型接近生理上的灌注方式并能进行心脏功能测试，所以心脏保护的实验研究中常用此体外工作心脏模型。

持续机械灌注搏动供体心脏保存方式正是借鉴 Langendorff 灌注体外心脏模型原理，在供体心脏冠脉系统中利用机械持续灌注氧合液，保持常温与搏动状态，维持心肌细胞正常代谢活动（图 5-14）。1998 年，Hassanein 等研发一种新型体外机械灌注保存装置，利用供体自身血经膜式氧合器氧合后灌注体外心脏保存 12h，经 Langendorff 再灌注 2h，证明氧合血持续机械灌注保存供体心脏的可行性。Garbade 等改进 Langendorff 系统利用氧合血机械灌注保存，通过研究发现供体心脏不停搏灌注保存效果优于停搏后灌注保存，并且灌注压保持在 40～50mmHg 就可以避免持续机械灌注带来的心肌细胞水肿。

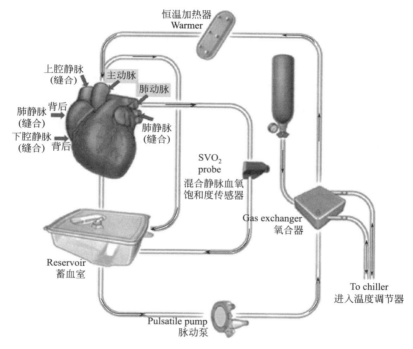

图 5-14　常用的持续机械灌注搏动心脏灌注通路（Langendorff 模型）

（二）灌注控制的参数

1. 灌注压力与温度

Garbade 等改进 Langendorff 系统利用氧合血灌注，研究发现供心不停搏灌注保存效果优于停搏后灌注保存，并且灌注压保持在 40～50mmHg 就可以避免持续灌注带来的心肌水肿。John 等对猪的体外心脏灌注，采用逐步升温及提高压力的方式，初始灌注采用 20℃ 温度，20mmHg 灌注压力；1h 后灌注采用 37℃ 温度，

40～60mmHg 灌注压力，并除颤使心脏恢复正常搏动，超过一半的实验心脏能实现 12h 的正常灌注。Peltz 等研究认为以 15mL/（min・g）较大流量灌注时，心内膜与心外膜灌注量比可达 1：1，心肌组织灌注量和心肌耗氧量均增加；增加组织灌注量虽可减少心肌乳酸堆积，但会造成心肌水肿发生。

2. 搏动灌注与持续灌注

Amir 等研究认为搏动血流灌注周围血管反应性优于持续血流；而另一些学者更新的研究结果显示搏动血流灌注与持续血流灌注的结果无差异；Loor 等研究认为持续血流灌注装置相关发病率低于搏动血流灌注装置。

3. 恒压灌注与恒流灌注

在 Langendorff 模型下，恒压和恒流灌注方式是常用的两种技术。恒流一般使用 8～12mL/（min・g）组织湿重的流量。同时通过监控压力情况，一般控制在 80～120mmHg 的压力状况。然而，与生理状况下心脏根据氧气供给情况而自行进行血液输出量的调整不同，心脏的恒流体外灌注并不会自我调整，从而可能导致心脏功能受影响及局部缺血等问题。恒压灌注，是通过一定高度的顺应腔提供恒定的预设液体静压力，一般符合 80～120mmHg 的生理压力范围。恒流系统可以决定灌注压力和血管阻力。而恒压系统里，冠状血管的紧张度被保持，并由阻力的变化而自行调整，而恒流会因为肌肉的收缩而引起对冠状血管的剪切力。恒压的缺点，在于过高的压力下，会存在水肿的高风险，从而影响整体的心脏组织。灌注方式的选择，应该根据冠状循环的阻力情况而决定。

(三) 灌注的溶液方案

由于血液中的红细胞有较好的携氧能力，血液中的营养成分丰富，所以持续灌注搏动心脏的机械灌注溶液主要成分为全血。机械灌注过程中，灌注设备中初始加入为机械灌注溶液，后续为了维持器官的活性，需要再添加维持灌注液。目前市场上机械灌注设备公司配套相关预配制溶液。

心脏机械灌注溶液主要为全血以及预配制的初始灌注液（主要为缓冲物质、电解质、渗透压物质等）；维持灌注液主要为器官提供能量物质、氨基酸、缓冲物质、电解质、渗透压物质、药物等。兰州大学采用肝素化全血混合胶体及晶体初始液（含甘露醇、羟乙基淀粉、氯化钠）制成机械灌注液；美国密歇根州医科大学采用 50％血浆＋25％葡聚糖 40（分子量为 40000）＋25％DMEM 培养基制成机械灌注液。也有把红细胞与人工成分配合，制成机械灌注液的研究，在氧合血持续机械灌注供体搏动心脏保护保存过程中，氧合血中红细胞起着非常重要作用，但是研究发现仅仅使用含有红细胞的灌注液，并不能达到全血灌注保存的良好效果，采用全血灌注保存供体心脏效果更优。

（四）心脏的评估方法

Ghodsizad 等利用 OCS 系统对体外供体心脏进行冠状动脉造影检查，在供心保存期间对质量欠佳的边缘供心进行移植术前评价。Gert 等采用双源 CT 对猪离体搏动心脏 Langendorff 模型进行评估，该方法能通过对冠状狭窄成像结果进行平均直径、面积等定量分析，并可配合灌注流量数据，得到心脏状况的评估。超声心动图方法可以检测面积减少分数，并作为评估心肌收缩能力的指标。Collins 等使用 HeartPort© System 持续灌注热缺血 60min 的供体心脏，保存 6h 后利用磁共振扩散张量成像技术评价供体心脏功能，经 Langendorff 系统再灌住后，供体心脏部分各向异性值与心肌细胞内 ATP 含量、收缩和舒张功能均有相关性，利用磁共振扩散张量成像技术可以方便地进行供体心脏移植前评价。Peltz 等使用 LifeCradle 系统持续灌注保存供体心脏 4h，取供体心脏左室心肌约 10mg 组织，通过 HRMAS（1H high-resolution magic angle spinning）MRS 技术评价供体心脏保存状态，其可以反映供体心脏保存期间相关代谢变化。Ghodsizad 等利用 OCS 系统对体外供体心脏进行冠状动脉造影术检查，发现此供体心脏存在冠状动脉粥样硬化病变，提示在供体心脏保存期间可对质量欠佳的边缘供体心脏进行质量评价。

通过测定机械灌注过程中灌注液乳酸含量，能够预测移植后的器官成败。因为乳酸是一种葡萄糖厌氧代谢的副产物，是氧气传递不足或缺乏有氧代谢的标志。Hamed 等发现血清乳酸含量，是最能预测移植失败的指标（当乳酸含量＞4.96mmol/L，灵敏度＝0.63，特异性＝0.98）。虽然在灌注液中乳酸含量对于预测移植物失败有较高特异性，但是很难排除心脏在低乳酸含量时，移植物的无功能状况。Stamp 等报道，在 OCS 上能正常灌注 8.4h，在灌注过程中乳酸含量保存较低水平，但心脏在移植后出现水肿和移植物失功的情况，迫使受体需要人工氧合支持。所以对于供体心脏的评估，除了体外心脏灌注过程中乳酸含量这个指标，还需要结合能提高灵敏度的指标以减少移植无功能器官的风险。

通过 Transmedics 公司 OCS 系统的临床实践，含血灌注液的乳酸含量变化可以作为供心灌注效果及心脏活性的评估依据。供心灌注结束时动脉血灌注液中乳酸含量小于 5mmol/L，即认为供心质量较好，并且灌注过程中的静脉血灌注液比动脉血灌注液中乳酸含量下降，能说明心脏代谢较好，逐步吸收乳酸。肌钙蛋白、内皮素-1、半胱氨酸天冬氨酸蛋白酶-3 的定量可以作为供体心脏损伤程度的生物标记物。

White 等以正常供体猪及循环死亡供体的体外心脏进行灌注，对生化和代谢参数及心脏功能参数进行测试，得到的结论为，生理灌注模型下的功能参数（供体心脏的收缩与舒张功能指标）有利于评估体外供体心脏的状况。

二、动物实验进展

由明尼苏达大学与美敦力共同建立的可视化心脏实验室（VisibleHeart Lab），已经开发出了一个可用于体外心脏研究以及教学的平台。Chinchoy 于 2000 年将其用于猪的不停搏心脏模型中。将猪麻醉，全身肝素化（10000～30000U）后，进行开胸手术。冻存的 Thomas 心脏保护液加入 25mg 腺苷后，经主动脉逆流至心脏，让心脏停搏。心脏分离后，转运置于生理盐水冰浆中，5min 后与 Langendorff 装置连接，再使用晶体灌注液连续灌注 40min。所有心脏从停搏到再灌注复搏的平均时长为 74min。37℃改良氧合 KHB 液代替全血，便于摄像头检测溶液流量以及心内物理功能的视觉活性。KHB 加入了螯合剂 EDTA（0.32mmol/L）与胰岛素（10U/L），还加入脂肪酸丙酮酸钠（2.27mmol/L）以提供能量，以及加入甘露醇（16mmol/L）减少组织水肿，最终控制灌注压为 65mmHg。这种特殊准备，可使心脏整体收缩与血液流动非常接近体内状态。直到心脏恢复稳定的自律性搏动前，除颤器与起搏器可根据心脏搏动情况而使用。在心脏可视化实验室的研究中，多巴酚丁胺用于血液动力学的调节以达到体内的状态，也可以用利多卡因与肾上腺素作为替代。虽然在体外测试中，心脏一直处于水肿状态，但心脏在 4h 候内仍然保持相对稳定状态。

在心脏可视化实验室继续研究中，Hill 和他的同事于 2005 年将 2000 年以来的人体外心脏试验与体外猪心脏实验进行了比较。人源的心脏并非完全没有疾病，在转换为工作心脏模式之前，首先进行 Langendorff 灌注，以便通过恒定流量使心脏复苏并恢复稳定的自律性。心脏用冰局部冷却后，主动脉根部前方插入导管，停搏液 Plegisol 以 100mmHg 经套管进入心脏。在运输途中，心脏容器置于冰中，保存液为冷的生理盐水或 UW 液。到达实验室后，心脏置于改良过的 KHB 冰浆中进行插管。7L 37℃的改良 KHB 溶液用于再灌注，并对其中 4L KHB 溶液在灌注过程中进行替换，从而可清除掉肉眼不可见杂质以及代谢产物。缓冲液在如图 5-15 中 17 的位置加热，水套保持 40℃，保持灌注时为 37℃。尽管没有使用血液，过滤器仍可将循环的 KHB 液中大颗粒物质分离掉。除颤器以稳定的 34J 电复律，安装在左心室的心外膜上。建议在每次除颤前使用强心剂，如肾上腺素或多巴酚丁胺，剂量分别为 0.5mg/mL 或 0.1mg/mL。在测试的 4h 中，心脏收缩压为 70～90mmHg。

图 5-15 的位置，是心脏可视化实验室的仪器，加强了系统循环与肺循环的预加载装置与后加载装置。

荷兰埃因霍温理工大学在 2005 年，利用屠宰场猪的心脏作为灌注实验来源。因为是从屠宰场获得的心脏，所以对猪的死亡因素的控制可以更简单，例如热缺

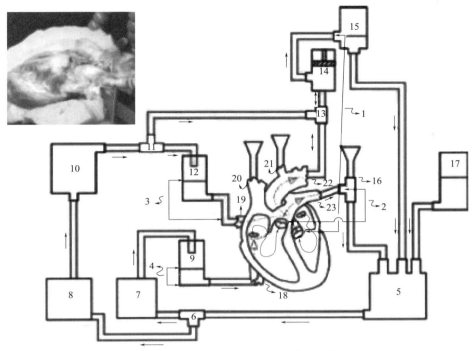

图 5-15　VisibleHeart Lab 的灌注系统

1—左后负荷；2—右侧后负荷；3—左侧预加载；4—右侧预加载；5—过滤后的静脉管；6—左右侧流切换器；
7—右侧变速泵；8—左侧变速泵；9—右侧腔；10—中空纤维氧合器；11—Langendorff 模式与
工作模式切换器；12—左侧腔；13—Langendorff 和主动脉连接处；14—动脉顺应腔；
15—主动脉后负荷腔；16—肺后负荷腔；17—预热腔；18—下腔静脉；19—肺静脉；
20—上腔静脉；21—头臂动脉；22—主动脉；23—肺动脉

血时间。选用 90～100kg 的猪电昏迷后，收集其血液作为灌注液的一部分并加入 2500U 肝素。分离猪心脏，并通过主动脉根部逆灌流注入 1L 的改良 Plegisol 液。热缺血为 5min，冷缺血为 70～90min。为了最佳保存，热缺血时间应≤5min。心脏浸泡在 1L 的 4℃ STHS 液中转运，转运袋置于冰浆之中。到达实验室，在心脏复苏前，用 KHB 进行温灌洗，然后采用 37℃ 的血-KHB 混合灌注液（加入甘露醇提升其胶体渗透压）进行灌注复苏。3L 的含血灌注液（25％ Hct）贮存在贮液器中，离心泵使其流过氧合器，在氧合器中通入混合气（95％氧气，5％二氧化碳）。Langendorff 血液循环进入氧合器前采用过滤器，将白细胞过滤掉以免伤害心肌细胞，如图 5-16 所示。灌注率控制为每克组织恒流 1mL／min。除颤器根据需要进行 50J、70J 或 100J 电流冲击；当起搏稳定在 100～120bpm，并转换到工作模式（搏动机械灌注）。在灌注的第 1h、第 2h、第 3h 和第 4h 对 Langendorff 模式的心脏状态进行评估。利用放置在左心房的外接压力传感器来测量压力，在第 4h 压力和心率恶化。

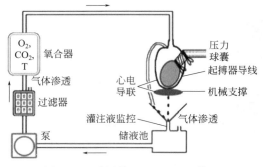

图 5-16　采用的 Langendorff 模型

荷兰埃因霍温理工大学的 Schampaert 等在 2013 年采用屠宰场的猪心脏进行实验，心脏的平均重量为（472±51）g。猪电晕后，进行胸骨切开术，切除心脏，然后用 1L 含有 5000U 肝素的 Plegisol 快速冷却心脏。此实验是首次将肝素加入在心脏停搏液而非循环中的研究。与之前一样，热缺血时间控制为 5min 内，而 1L 的 Plegisol 液每小时更换。用 37℃的含氧血进行灌注。机械灌注搏动的猪心脏模拟体内的流量以及压力。心率控制在 70～120bpm，冠状动脉压平均 70mmHg 且流量为 0.7L/min。

Grosse-Siestrup 等在 2002 年的研究中，强调了采用屠宰场的猪的使用优势。在连续屠宰猪中共获取了 492 个器官，其中 191 个为心脏，除了器官外还有 1500L 自体血液用于再灌注。在器官获取之前，热缺血时间控制在 6～7min 内，将心脏分离且插入套管。心脏置于冰水中，在经过 500mL 的心脏停搏液冲洗后，用含有胰岛素与丁二酮单肟的 500mL 冷的改良 KHB，经主动脉根部逆流灌入心脏中。心脏 4℃保存转运。总的来说，标准的心脏处理过程仅需 12min，在获取器官时，优先分离心脏。自体血液获取后中加入柠檬酸钠和 10000U/L 肝素。

Petrucci 等在 2003 年开展的研究中，用另一头麻醉猪的血液和身体通过交叉循环方式为移植的猪心脏进行灌注，如图 5-17 所示。供者平均体重 22kg。提供心脏的猪全身肝素化后（500U/kg）进行心脏获取。热缺血时间约为 14min。连接的装置与明尼苏达大学的设备一致，都是血液贮存在贮液器中，经加热到 37℃后氧合，再泵入冠状动脉中。提供循环动力的猪通过颈静脉与颈动脉插入套管，静脉注射芬太尼（12.5μg/kg）、戊巴比妥（15mg/kg）、泮库溴铵（8mg）与肝素，使其保持麻醉状态。机械灌注的心脏，除颤器在 5J 下除颤，灌注 30min 后，诱导心脏形成局部缺血，再灌注 90min 后，诱导整体缺血。心房起搏器在 160bpm 情况下使用。灌注液的 HCT 平均为 31.3%±3.40%，氧分压≤300mmHg。前 60min 心脏收缩压为（131.70±6.4）mmHg，往后减少至（100.70±9.62）mmHg。这项研究揭示了 Gregg 现象或 Anrep 效应，其中冠状动脉灌注变化导致心肌收缩力和耗氧再利用的变化。随着血液循环进程，血液中的脂肪酸增加，其结果接近临床环境，新陈代谢物增加。

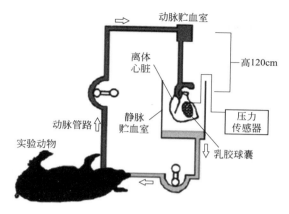

图 5-17　连体模式的灌注系统（血液循环通路流经另一头支持动物）

Schechter 等在 2014 年采用了一个与前人研究相似的装置，其中包括离心泵、气泡检测器和加热装置。生理盐水中加入红细胞，让其保持 20％～25％ 的 Hct。这项研究的一个优点在于对钙水平的细节分析：在心脏接入灌注系统（通过主动脉插管）前，灌注系统的 Ca^{2+} 最初维持在 $0.3～0.5mm/L$ 之间的低水平，并避免空气进入系统。当心脏接入系统后，系统稳定维持在 37℃，然后灌注过程中加入钙离子。$Ca^{2+} \geqslant 0.8mm/L$，能使系统稳定化和确保整体收缩功能。因为冠状动脉阻力波动，主动脉压力在 $40～42mmHg$ 之间。图 5-18 所示的预载室使心脏处于工

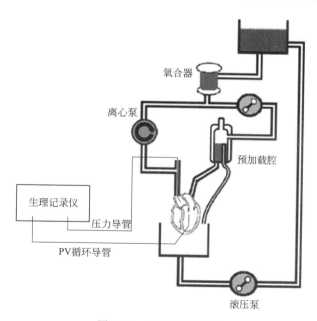

图 5-18　心脏灌注系统

作模式系统（顺行灌注），而不是 Langendorff 系统。离心泵可以通过恒定流量和恒压之间的转换来控制压力。心脏复苏时间＞20min。

三、临床应用进展

Transmedics 公司开发的 OCS 系统是使用氧合血灌注方式保存供体心脏的商业化设备，也是目前全世界唯一的可移动心脏灌注设备。目前该产品在欧洲已获得临床医疗器械认证。

2006 年至 2007 年期间的试验表明使用 OCS 系统可以安全有效地保存供心。2009—2013 年，在美国进行的 PROCEED II 临床试验，包含 128 例心脏移植试验结果显示 OCS 系统保存供体心脏 4h，相比心脏保存液保存，移植术后移植物功能障碍发生率与短期生存率并无显著性差异。Dhital 等利用 OCS 系统灌注保存 3 例热缺血成人供体心脏，移植术后一周患者心功能均恢复正常。

（董念国）

参 考 文 献

[1] Bell R M，Mocanu M M，Yellon D M. Retrograde heart perfusion：the Langendorff technique of isolated heart perfusion [J]. Journal of Molecular & Cellular Cardiology，2011，50（6）：940-950.

[2] Broadley K J. The Langendorff heart preparation—Reappraisal of its role as a research and teaching model for coronary vasoactive drugs [J]. Journal of Pharmacological Methods，1979，2（2）：143-156.

[3] Neely J R，Liebermeister H，Battersby E J，et al. Effect of pressure development on oxygen consumption by isolated rat heart [J]. American Journal of Physiology，1967，212（4）：804.

[4] Hassanein W H，Zellos L，Tyrrell T A，et al. Continuous perfusion of donor hearts in the beating state extends preservation time and improves recovery of function [J]. Journal of Thoracic & Cardiovascular Surgery，1998，116（5）：821-830.

[5] Garbade J，Krautz C，Aupperle H，et al. Functional，metabolic，and morphological aspects of continuous，normothermic heart preservation：effects of different preparation and perfusion techniques [J]. Tissue Eng Part C Methods，2009，28（2）：275-283.

[6] Dhital K K，Iyer A，Connellan M，et al. Adult heart transplantation with distant procurement and ex-vivo preservation of donor hearts after circulatory death：a case series [J]. Lancet，2015，385（9987）：2585.

[7] Ardehali A，Esmailian F，Deng M，et al. Ex-vivo perfusion of donor hearts for human heart transplantation（PROCEED II）：a prospective，open-label，multicentre，randomised non-inferiority trial [J]. Lancet，2015，385（9987）：2577-2584.

[8] Trahanas J M，Witer L J，Alghanem F，et al. Achieving Twelve Hour Normothermic Ex situ Heart Perfusion：An Experience of Forty Porcine Hearts [J]. Asaio Journal，2016，62（4）：470.

[9] Peltz M，Rosenbaum D H，West L S，et al. Myocardial perfusion characteristics during machine perfusion for heart transplantation [J]. Surgery，2008，144（2）：225-232.

[10] Amir O，Radovancevic B，Kar B，et al. Peripheral vascular reactivity in patients with pulsatile vs axial

flow left ventricular assist device support [J]. Journal of Heart & Lung Transplantation, 2006, 25 (4): 391-394.

[11] Healy A H, Mason N O, Hammond M E, et al. Allograft rejection in patients supported with continuous-flow left ventricular assist devices [J]. Annals of Thoracic Surgery, 2011, 92 (5): 1601-1607.

[12] Petrucci R J, Rogers J G, Blue L, et al. Neurocognitive function in destination therapy patients receiving continuous-flow vs pulsatile-flow left ventricular assist device support [J]. Journal of Heart & Lung Transplantation the Official Publication of the International Society for Heart Transplantation, 2012, 31 (1): 27-36.

[13] Loor G, Gonzalez-Stawinski G. Pulsatile vs. continuous flow in ventricular assist device therapy [J]. Best Practice & Research Clinical Anaesthesiology, 2012, 26 (2): 105-115.

[14] Rosenstrauch D, Akay H M, Bolukoglu H, et al. Ex vivo resuscitation of adult pig hearts [J]. Tex Heart Inst J, 2003, 30 (2): 121-127.

[15] Liao R, Podesser B K, Lim C C. The continuing evolution of the Langendorff and ejecting murine heart: new advances in cardiac phenotyping [J]. Am J Physiol Heart Circ Physiol, 2012, 303 (2): H156-H167.

[16] Pelgrim G J, Das M, Haberland U, et al. Development of an Ex Vivo, Beating Heart Model for CT Myocardial Perfusion [J]. Biomed Res Int, 2015, 2015 (11): 412716.

[17] Repse S, Pepe S, Anderson J, et al. Cardiac reanimation for donor heart transplantation after cardiocirculatory death [J]. Journal of Heart & Lung Transplantation the Official Publication of the International Society for Heart Transplantation, 2010, 29 (7): 747-755.

[18] Collins M J, Ozeki T, Zhuo J, et al. Use of diffusion tensor imaging to predict myocardial viability after warm global ischemia: possible avenue for use of non-beating donor hearts [J]. Journal of Heart & Lung Transplantation the Official Publication of the International Society for Heart Transplantation, 2007, 26 (4): 376.

[19] Peltz M, Merritt M E, Rosenbaum D H, et al. 1H magic angle spinning magnetic resonance spectroscopy for monitoring machine-perfused canine donor heart preservation prior to transplantation [J]. Journal of Heart & Lung Transplantation, 2011, 30 (6): 730.

[20] Ghodsizad A, Bordel V, Ungerer M, et al. Ex vivo coronary angiography of a donor heart in the organ care system [J]. Heart Surgery Forum, 2012, 15 (3): E161-E163.

[21] Hamed A, Tsui S, Huber J, et al. 19: Serum Lactate Is a Highly Sensitive and Specific Predictor of Post Cardiac Transplant Outcomes Using the Organ Care System [J]. Journal of Heart & Lung Transplantation, 2009, 28 (2): S71.

[22] Stamp N L, Shah A, Vincent V, et al. Successful Heart Transplant after Ten Hours Out-of-body Time using the TransMedics Organ Care System [J]. Heart Lung & Circulation, 2015, 24 (6): 611-613.

[23] White C W, Ali A, Hasanally D, et al. A cardioprotective preservation strategy employing ex vivo heart perfusion facilitates successful transplant of donor hearts after cardiocirculatory death [J]. Journal of Heart & Lung Transplantation the Official Publication of the International Society for Heart Transplanta- tion, 2013, 32 (7): 734-743.

[24] White C W, Emma A, Alison M, et al. Assessment of donor heart viability during ex vivo heart perfusion [J]. Canadian Journal of Physiology & Pharmacology, 2015, 93 (10): 893.

[25] Hunt S A. Taking heart-cardiac transplantation past, present, and future [J]. New England Journal of Medicine, 2006, 355 (3): 231-235.

[26] Ozeki, T., et al., Heart preservation using continuous ex vivo perfusion improves functional recovery. Circ J, 2007. 71 (1): 153-159.

[27] Van Caenegem O, Beauloye C, Vercruysse J, et al. Hypothermic continuous machine perfusion improves metabolic preservation and functional recovery in heart grafts [J]. Transplant International Official Journal of the European Society for Organ Transplantation, 2015, 28 (2): 224-231.

[28] Peltz M, Cobert M L, Rosenbaum D H, et al. Myocardial perfusion characteristics during machine perfusion for heart transplantation [J]. Surgery, 2008, 144 (2): 175.

[29] 凌凤东, 林奇, 赵根然. 心脏解剖与临床 [M]. 北京: 北京大学医学出版社, 2005: 220-221.

[30] Rosenbaum D H, Peltz M, Dimaio J M, et al. Perfusion preservation versus static preservation for cardiac transplantation: effects on myocardial function and metabolism [J]. Journal of Heart & Lung Transplantation, 2008, 27 (1): 93-99.

[31] Michel S G, Nd L M G, Madariaga M L, et al. Preservation of donor hearts using hypothermic oxygenated perfusion [J]. Ann Transplant, 2014, 19 (1): 409-416.

[32] Michel, S G et al., Twelve-Hour Hypothermic Machine Perfusion for Donor Heart Preservation Leads to Improved Ultrastructural Characteristics Compared to Conventional Cold Storage [J]. Ann Transplant, 2015, 20: 461-468.

[33] Cobert M L, Merritt M E, West L M, et al. Metabolic characteristics of human hearts preserved for 12 hours by static storage, antegrade perfusion, or retrograde coronary sinus perfusion [J]. Journal of Thoracic & Cardiovascular Surgery, 2014, 148 (5): 2310-2315.

[34] White C W, Hasanally D, Mundt P, et al. A whole blood-based perfusate provides superior preservation of myocardial function during ex vivo heart perfusion [J]. J Heart Lung Transplant, 2015, 34 (1): 113-121.

[35] Chinchoy E, Soule B S, Houlton M D, et al. Isolated four-chamber working swine heart model [J]. AnnThorac Surg, 2000, 70 (5): 1607-1614.

[36] Hill A J, Laske T, James A, et al. In vitro studies of human hearts [J]. Ann Thorac Surg, 2005, 79 (1): 168-177.

[37] Akker H H. Development of an Isolated Perfused Pig Heart Platform, in Department of Biomedical Engineering [D]. Eindhoven University of Technology, Netherland, 2015, 84.

[38] Schampaert S, Veer M, Marce C M, et al. Autoregulation of coronary blood flow in the isolatedbeating pig heart [J]. Artif Organs, 2013, 37 (8): 724-730.

[39] Grosse-Siestrup C, Fehrenberg C, Baeyer H, et al. Multiple-organ harvesting for models of isolated hemoperfused organs of slaughtered pigs [J]. ALTEX, 2002, 19 (1): 9-13.

[40] Petrucci Junior O, Oliveira P P, Carmo M R, et al. Standardization of an isolated pig heart preparationwith parabiotic circulation: methodological considerations [J]. Braz J Med Biol Res, 2003, 36 (5): 649-659.

[41] Schechter M A, Saltherland K W, Feger B J, et al. An isolated working heart system for large animal models [J]. J Vis Exp, 2014 (88): 51671.

[42] 李勇男. 持续氧合血灌注保存供体心脏实验研究 [D]. 兰州大学, 2016.

第六章 ▶▶

供肺机械灌注

第一节　肺移植的背景

一、肺移植的发展

(一) 国外肺移植的概况

　　肺移植的实验研究开始于 1946 年的苏联，此后在动物实验的基础上，1963 年 6 月 11 日，美国密西西比大学医学中心 Hardy 等为一例 58 岁左侧肺门部鳞癌、对侧肺气肿的患者进行了首例人类肺移植，术后第 18 天患者死于肾衰竭。1971 年比利时 Derome 等为 23 岁的终末期矽肺患者做了右肺移植，术后出现支气管吻合口狭窄、慢性感染和排斥，住院 8 个月，出院后只存活了很短时间，但此患者为 1963 年至 1983 年间 40 余例肺移植受者中存活时间最长的一例，其余病例均于术后短时间内死于支气管吻合口漏、排斥、感染、肺水肿等并发症。

　　Veith 等认识到支气管吻合口并发症是肺移植后死亡的主要原因，供肺支气管的长度与支气管吻合口并发症有直接关系，缩短供肺支气管长度可以减少并发症的发生。进而又证实套入式支气管吻合可以减少缺血性支气管并发症。同期斯坦福大学的 Reitz 等成功完成心肺移植术，大大促进了临床肺移植工作。此时，新的免疫抑制剂环孢霉素 A（cyclosporineA，CsA）也开始应用于临床。同时应用带蒂大网膜包绕支气管吻合口改善支气管血运供应，促进吻合口愈合。

　　1983 年 11 月 7 日，Cooper 为一例 58 岁男性终末期肺纤维化患者行右侧单肺移植，6 周后患者出院恢复全日工作，参加旅游，并不知疲倦地进行肺移植的供、受体组织工作，6 年半后死于肾衰竭。1983 年至 1985 年 Cooper 领导的多伦多肺移植组共报告了 7 例单肺移植，5 例存活，更进一步促进了肺移植工作的开展。1988 年，法国巴黎 Beallon 医院的 Mal 和 Andteassian 为 2 例肺气肿患者成功地做了单肺移植，患者术后恢复良好，通气/血流（V/Q）比例无明显失调，患者术后基本恢复了正常生活，从而打破了慢性阻塞性肺疾病（chronic obstructive pulmonary disease，COPD）不适合单肺移植的说法，其文章报道后很短时间内 COPD 就成为单肺移植的适应证。

随着单肺移植经验的积累，1990 年开始双侧序贯式肺移植。通过横断胸骨的双侧开胸，相继切除和植入每一侧肺，将单肺移植技术分别用于每一侧肺移植，使双肺移植变得简单而安全。多数情况下不需要体外循环，需要体外循环时也只是短时间的部分转流，不需要心脏停搏。目前序贯式双肺移植技术已被普遍采用，在 2000 年后全世界单、双肺移植的数量已经持平，2012 年后双肺移植占了近 70%。

近年来，另一个新进展是应用肺移植治疗特发性肺动脉高压或艾森曼格综合征同时修补心内畸形，肺移植减轻右心室后负荷可以促进心室功能的恢复。单肺移植术后肺灌注扫描，发现移植肺接受超过 80% 的血流灌注而没有不利影响，这些都支持新移植肺能够耐受绝大部分心排血量的观点，肺动脉高压肺移植术后心功能恢复良好。

在整个 20 世纪 90 年代，肺移植在世界各地广泛开展，在美洲、欧洲和澳洲都取得了巨大成功。在欧美国家，肺移植已经相当成熟，根据国际心肺移植协会（the international society for heart and lung transplantation，ISHLT）2015 年的报告，全球已完成 51440 多例肺移植手术（图 6-1），肺移植术后 3 个月、1 年、3 年、

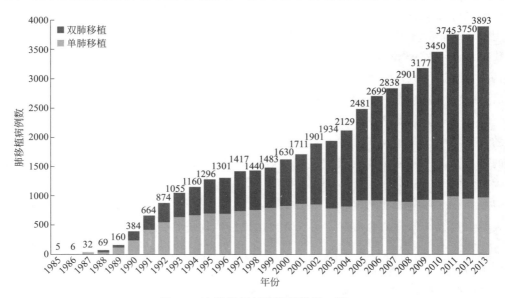

图 6-1　全世界历年肺移植数量一览

来源：国际心肺移植协会（the international society for heart and lung transplantation，ISHLT）2015 年的报告。

5年、10年的生存率分别为89％、80％、65％、54％和31％，存活满一年的患者中位生存期为7.9年。根据国际心肺移植协会（ISHLT）2017年的报告，截至2016年6月30日全球已完成60107例成人肺移植和3992例成人心肺移植。

亚洲地区肺移植相对落后。1996年，Takagi调查了亚洲11个国家及地区，泰国1993年2月首次完成双肺移植，至1995年行肺移植患者22例；沙特阿拉伯报告至1994行单肺移植4例；韩国曾行2例肺移植未成功。此外，以色列也曾经进行过肺移植手术。1999年5月，在日本东京召开的亚洲肺移植研讨会上，日本、韩国、泰国、菲律宾及中国台湾、香港和大陆（内地）都报道了肺移植手术病例。2003年，日本报道活体肺叶肺移植治疗小儿终末期肺病10多例。

(二) 国内肺移植现状

我国肺移植起步很早，1979年北京结核病研究所辛育龄教授就为2例肺结核患者行单肺移植术，因急性排斥及感染无法控制，分别于术后第7天和第12天将移植肺切除。经过长期停顿后，1995年2月23日首都医科大学附属北京安贞医院陈玉平教授为一例终末期结节病肺纤维化患者行左侧单肺移植，术后存活5年10个月，成为我国首例成功的单肺移植。1998年1月20日，首都医科大学附属北京安贞医院又为一名原发性肺动脉高压患者在体外循环下行双侧序贯式肺移植，术后存活4年3个月，成为我国首例成功的双肺移植。1994年1月至1998年1月间我国共进行了近20例肺移植，只有首都医科大学附属北京安贞医院的2例肺移植患者术后长期生存，其余患者均在术后短期内死亡，此后肺移植工作在我国停滞了近5年时间。近年来，台湾地区的肺移植水平进展很快，1991年7月10日首次为一例矽肺患者行单肺移植，术后半年患者因感染死亡，1995年至1999年共做了29例次肺移植手术。

2002年9月，无锡肺移植中心成功完成了国内首例单肺移植治疗肺气肿，使得停滞5年的临床肺移植工作在中国再一次燃起生机，再次启动了我国的临床肺移植工作。目前，根据2006年5月起实施的《人体器官移植条例》和《人体器官移植技术临床应用管理暂行规定》，全国共有167家医院通过卫生部人体器官移植技术临床应用委员会审核，成为第一批获得施行人体器官移植资质的单位，但目前具有开展肺移植资质的医院仅有32家。据统计，除了亲属活体捐赠肺叶移植还没有长期存活的受者外，其他肺移植术式，如单肺、双肺以及肺叶移植手术等均已成功开展，而且大部分受者长期存活。至2017年底全国肺移植总数为1226例（图6-2），其中2017年全国肺移植数是299例。与肝、肾移植相比，我国肺移植的数量和质量还有待提高。

2002年至2017年底无锡市人民医院完成肺移植727例（图6-3），历经10余年探索，积累了较多的术后管理经验，肺移植技术以及术前、术后管理水平均得

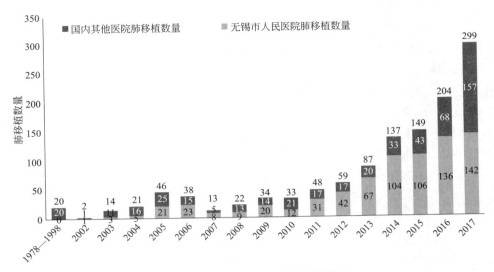

图 6-2　1978—2017 年中国肺移植统计

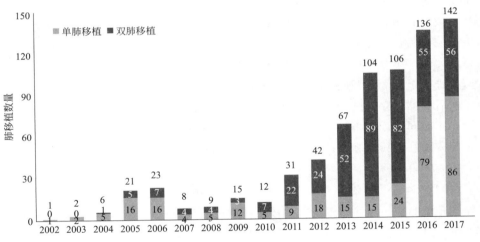

图 6-3　2002—2017 年无锡市人民医院的肺移植例数
来源：国家卫生健康委员会肺脏移植数据中心。

到极大的改善和提高，在受者年龄偏大、身体条件较差的情况下，无锡市人民医院的肺移植受者在术后 1 年、3 年、5 年和 10 年的累积生存率分别为 78.1%、61.1%、48.4% 和 21.2%，接近国际先进水平。从 2015 年 1 月 1 日起，我国全面停止使用死囚器官作为移植供体来源，公民逝世后自愿器官捐献成为器官移植使用的唯一渠道。在此大背景下，公民脑死亡和心脏死亡供体成为肺移植供肺的主要来源，但由于中国器官捐献相对于欧美国家仍处于初级阶段，许多潜在供肺缺乏足够的维护，导致捐献失败，或供肺质量一般，获取后无法达到理想的供肺标准，作为边缘性供肺应用于临床，给临床移植带来了巨大的压力。但随着移植团队技术的不断提高，应争取利用每一个可用的供肺为更多的终末期肺病患者进行移植，挽救更多人的生命，发展壮大中国的肺移植事业。在此情况下，2017年无锡市人民医院共完成肺移植142例，继续进入全球五大肺移植中心行列，其中双肺移植56例，单肺移植86例，围术期病死率较往年略有增高，但总体生存期还是比较理想的。

二、肺移植的供求现状

(一) 国内肺移植目前面临的困难

1. 供体获取困难

2015年中国肺移植供体获取、移植和国际接轨，做一例肺移植手术，从器官获取组织（organ procurement organization，OPO）协调员进行供肺维护协调、做出评估，到肺源获取直至最后民航、高速公路、高铁转运到医院完成肺移植，每一环节都相当艰难。几乎所有肺移植均为急诊手术，移植团队时刻都处于应急状态，随时可能需要出发获取供肺行肺移植，这需要大量的人力、物力和社会资源支持。

供者在判定脑死亡后，移植医师才能进行供肺评估，决定肺脏能否使用，有时即使在家属签字同意捐赠器官后仍存在许多不确定因素导致取消捐赠；有时供肺在外省，前期提供的胸片、血气等检查指标提示供肺功能良好能用于肺移植，但当取肺团队到达时发现供肺水肿、氧合指标下降，如果这时当地医院能配合维护好供体，例如通过血透、利尿、改善全身情况，经过一段时间治疗后供肺功能改善，还能用于肺移植，否则只能浪费供体，取肺医师和当地医院的前期工作都只能白白浪费。

2. 器官转运的规范流程

2015年以来，进一步宣传及鼓励全社会支持我国的器官捐献及移植事业，尤其是心肺移植的理想供体冷缺血时间较短，供肺取下后必须在6～8h内到达移植医院，期间必须得到民航、高速公路、高铁转运的大力支持，开通快捷的绿色通道，及时转运器官，这对于中国器官移植的发展尤为重要。

3. 肺移植受者的来源及观念有待改变

目前仅凭一些从事移植工作的医师宣传仍然无法改变全国民众对于移植手术的看法，国外大多数肺移植受者是为了获得更好的生活质量；而国内肺移植受者则是为了挽救生命，在濒危状态下求助肺移植，这时往往等不到供肺，即使做了肺移植，围术期病死率也很高，移植等待列表中的患者移植前病死率仍较高。患者对肺移植认识不够是导致肺移植在我国发展相对滞后的一个重要原因，2015年我国公民脑死亡和心脏死亡器官捐献者达2700多例，而肺移植149例，仅利用了5.5%左右的供肺资源，与国外发达国家完全不同。在美国，因为供者缺乏，能得到供肺进行肺移植的患者控制在65岁以下，法律规定要将有限的肺源给相对年轻的患者，当患者的预计存活期为2年时就开始排队等待肺源行肺移植。尽管如此，每年还是有28%列入肺移植等候名单的患者因没有等到肺源而死亡。相比国外，我国大量的肺源都浪费了，但为什么还有患者等不到肺源死亡？原因是我们的患者几乎到了濒死状态才来寻求肺移植，而目前对于终末期肺病患者，除了呼吸机支持外，没有其他有效办法。反观尿毒症患者，即使不做移植也能依靠血液透析长期生存。目前将体外膜肺氧合（extracorporeal membrane oxygenation，ECMO）用于等待肺移植的患者支持，但此技术最多也只能维持数周，而且随着时间延长，并发症增多，移植成功率降低。因此我们认为，目前中国不缺肺源，缺的是观念。

据统计，目前我国行肺移植术前评估的患者绝大部分均是终末期肺病患者，甚至是高龄患者，全身情况较差，其中不少经救护车转运而来，并在等待供肺的过程中死亡。有些患者生命垂危濒临死亡时，才考虑紧急行肺移植术抢救治疗。十余年来，无锡市人民医院700余例肺移植受者中，许多是长期呼吸机依赖，最长的患者气管切开呼吸机维持了20个月才进行肺移植。而在美国，呼吸机依赖患者接受肺移植者仅占1.2%。目前我国接受肺移植的患者年龄偏大，基础条件差，高危因素多，很多患者直到呼吸机依赖才要求实施肺移植。国外的患者接受肺移植是为了改善生存质量，而在我国是为了救命。

此外，还有部分医务人员对肺移植尚不理解，认为肺移植尚不成熟，不愿建议患者接受肺移植。1998年美国和欧洲已经有了统一的"肺移植选择标准"，如果按照此标准选择肺移植受者，我国至少有数万人是肺移植的潜在受者。

4.适当放开肺移植医院准入限制

目前全国能够独立自主完成肺移植的医院不到10家。我国肺移植的发展与肝肾移植的发展不同，肝肾移植是在全国非常普及的基础上（500多家医院能开展此项手术），最后国家根据区域规划准入了100多家医院；肺移植国家目前准入了32家医院，在这些肺移植准入的医院中目前还有相当多的医院未开展此项工作，而未被准入有肝肾移植资格的医院，如果他们有较强的意愿开展心、肺移植，为了使捐献的器官不浪费，发展壮大国家的器官捐献事业，建议适当放开准入医院的数量。

（二）国外肺移植目前面临的困难

当前制约国外肺移植发展的主要障碍是供肺短缺、受者病死率高、术后早期原发性移植物失功（Primary graft dysfunction，PGD）、慢性排斥反应等，这也是国际上肺移植研究的焦点。因此，肺移植围手术期管理和影响临床预后的因素探索和研究具有重要的临床意义。

PGD 的临床标志是顽固性低氧和胸部影像学显示的弥漫性肺浸润，是肺移植术后早期死亡的主要原因之一，10%～25% 的肺移植患者发生 PGD。发生 PGD 的患者在术后 30 天内病死率是无 PGD 的 8 倍以上。2005 年国际心肺移植学会（ISHLT）提出了 PGD 分级标准，这项标准是基于 PaO_2/FiO_2 比值（P/F）和胸部影像学肺浸润显示肺水肿程度设计的。Prekker 等认为 P/F 早期的变化趋势可以预测移植术后 90 天内的病死率。

早期 PGD 与移植前及移植后的多种肺损伤，如脑死亡相关的肺损伤、缺血再灌注损伤及免疫介导的肺损伤等有关。缺血再灌注中氧离子激活产物是 PGD 的始动因素。吸入一氧化氮作为预防 PGD 的有效方法，可能促进肺换气，但其预防性应用是否具有明确的意义还有待研究。细胞外保存液总体上更有利于 PGD 的预防，Perfadex 液与移植后 48h 低 PGD 发生率显著相关。对明确的 PGD 治疗，目前尚无严格、系统的临床试验评估这一策略，缺乏统一的标准。目前认为治疗模式类似于急性呼吸窘迫综合征（ARDS），应用小潮气量低牵张通气可以避免机械性肺损伤，同时严格控制输液量和速度以减少毛细血管渗漏。

Keshavjee 等认为基因转染可以修复受损移植器官。加拿大多伦多总医院研究者对猪和小鼠供肺植入前转入腺病毒转染的 IL-10 基因实验结果表明：IL-10基因可明显减轻缺血再灌注所造成的急性移植肺损伤的程度，甚至有可能改善闭塞性细支气管炎综合征（bronchiolitis obliterans syndrome，BOS）。给予一定量的免疫抑制剂可以显著提高转染效率和体内表达持续时间及减少腺病毒转染的不利影响。另有研究发现，器官获取过程中经支气管内转基因治疗较切取后保存过程中的转基因治疗效果更佳。因此可常规经支气管内给予转基因治疗以减少 PGD发生。

三、肺移植中心和移植数量

2015 年，共有 140 个肺移植中心提交了总计 4122 例成人肺移植手术的数据（图 6-4）。截至 2016 年 6 月，ISHLT 共有 60107 例成人肺移植注册登记。在过去三十年中，世界肺移植总量和双肺移植数量逐年上升，而单肺移植的数量保持稳定。

在 2009 年 1 月至 2016 年 6 月期间，共有 170 个中心报告了至少 1 例成人肺移植（图 6-5）。170 个肺移植中心中，48 个中心（28%）平均每年移植 30 例或以上，移植手术占 66%，18 个中心（11%）平均每年移植 50 例或以上，占 37%，56 个中心（33％）平均每年移植少于 10 例，仅占 4％。儿童肺移植仍然是一种很少被报道的手术，在 2015 年到 2016 年 6 月间，只有 138 例（占全部报告的肺移植的 2％）儿童肺移植。

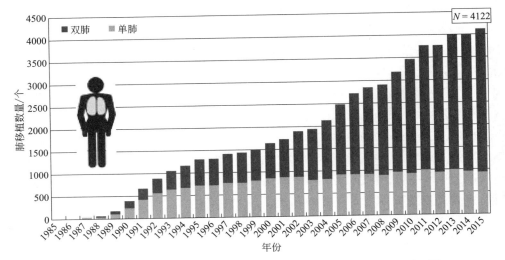

图 6-4　国际心肺移植学会注册报告的成人肺移植情况（1985—2015 年）

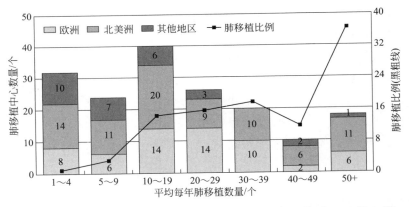

图 6-5　世界成人肺移植中心分布及手术量（2009 年 1 月至 2016 年 6 月）

　　与往年相似，2015 年报告的大多数儿童肺移植手术在年龄较大的儿童（11～17 岁）中进行，接受肺移植的儿童中，年龄≥11 岁者占 61％，2015 年报告中 1 岁小儿肺移植仅 1 例。受者的年龄分布在过去的 30 年间保持相似（图 6-6）。2015 年有 45 个中心报告了小儿肺移植手术，与过去 5 年中报告儿童移植的 40～50 个中心的范围一致。在 2015 年进行儿童肺移植的 45 个中心中，有 20 个位于北美，17 个中心位于欧洲。其中 40 个中心（89％）每年做 1～4 例儿童肺移植，5 个中心每年做 5～9 例，2015 年没有一个中心儿童肺移植做到 10 例及以上（图 6-7）。

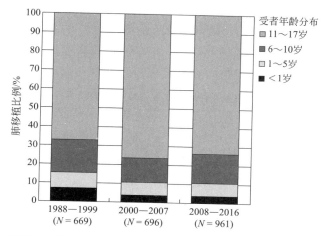

图 6-6   不同年代的儿童肺移植受体年龄分布（1988 年 1 月至 2016 年 6 月）

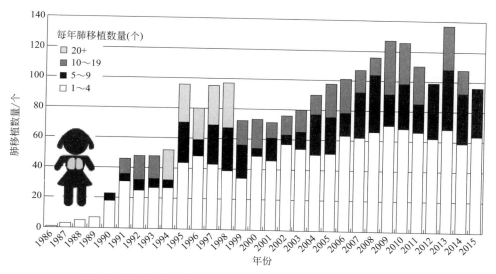

图 6-7   儿童肺移植中心移植数量的分布情况（1986—2015 年）

四、肺移植手术适应证及禁忌证

（一）肺移植手术适应证

近几年来肺移植的适应证分布没有太大的变化。慢性阻塞性肺病（COPD）仍然是最常见的移植指征，占总移植数量的 36％，其中不合并 α-1-抗胰蛋白酶缺乏症的 COPD 占 31％，合并 α-1-抗胰蛋白酶缺乏症的 COPD 占 5％。第二种最常见的适应证为广泛的间质性肺病或肺纤维化（30％），主要包括特发性间质性肺炎

（IIP，24.8％）和非 IIP 间质性肺病（5.5％）。第三种最常见的适应证为支气管扩张，主要由囊性纤维化（16％）组成，而非囊性纤维化支气管扩张（2.7％）占移植的比例要低得多。特发性肺动脉高压（2.9％）、非特发性肺动脉高压肺动脉高压（1.5％）也是如此（表 6-1）。

表 6-1　成人肺移植按手术类型分层的主要适应证（1995 年 1 月至 2016 年 6 月）

Diagnosis[a]	SLT ($n=18,207$) No.（％）	BLT ($n=36,046$) No.（％）	Total ($n=54,253$) No.（％）
COPD	8,063(44.3)	11,451(31.8)	19,514(36.0)
Without A1ATD	7,266(39.9)	9,539(26.5)	16,805(31.0)
With A1ATD	797(4.4)	1,912(5.3)	2,709(5.0)
ILD	7,527(41.3)	8,915(24.7)	16,442(30.3)
IIP[b]	6,449(35.4)	6,990(19.4)	13,439(24.8)
ILD-not IIP	1,078(5.9)	1,925(5.3)	3,003(5.5)
Bronchiectasis	285(1.6)	9,679(26.9)	9,964(18.4)
CF[c]	218(1.2)	8,266(22.9)	8,484(15.6)
Non-CF-bronchiectasis	67(0.4)	1,413(3.9)	1,480(2.7)
PAH	223(1.2)	2,171(6.0)	2,394(4.4)
IPAH[d]	88(0.5)	1,481(4.1)	1,569(2.9)
PH-not-IPAH	135(0.7)	690(1.9)	825(1.5)
Less common diagnoses	1,187(6.5)	2,561(7.1)	3,748(6.9)
Sarcoidosis	312(1.7)	1,026(2.8)	1,338(2.5)
LAM/tuberous scierosis	146(0.8)	381(1.1)	527(1.0)
OB	73(0.4)	395(1.1)	468(0.9)
CTD	140(0.8)	282(0.8)	422(0.8)
Cancer	7(0.0)	27(0.1)	34(0.1)
Other	509(2.8)	450(1.2)	959(1.8)
Retransplant[e]	922(5.1)	1269(3.5)	2191(4.0)

注：COPD，慢性阻塞性肺病；A1ATD，α-1-抗胰蛋白酶缺乏症；ILD，间质性肺病；IIP，特发性间质性肺炎；CF，囊性纤维化；PAH，肺动脉高压；IPAH，特发性肺动脉高压；PH，肺动脉高压；LAM，淋巴管平滑肌瘤病；OB，闭塞性细支气管炎；CTD，结缔组织病；SLT，单肺移植；BLT，双肺移植。

a. 基于报告分类类别的诊断分组；受者可能具有与其他类别重叠的二次诊断（例如，患有 ILD 和 PAH 的结节病）；可能会发生诊断错误分类。

b. 可能包括其他类型的 IIP 和非 IIP。

c. 据推测与支气管扩张有关。

d. 可能包括其他类型的世界卫生组织第 1 组 PAH。

e. Retransplant 包括那些先前报告的肺部或心肺移植或再次移植诊断的患者。

儿童肺移植受者的潜在适应证分布取决于年龄组。在 ≥11 岁的儿童中，67％为囊性纤维化（CF），年龄在 6～10 岁的儿童占 50％（表 6-2）。在小于 1 岁的受者中，肺动脉高压占所有接受移植的婴儿的 37％。表面活性物质紊乱占儿童肺移植总量的 30％。

表 6-2　儿童肺移植适应证（移植：2000 年 1 月 1 日至 2016 年 6 月 30 日）

Diagnosis	<1 岁 数量（%）	1~5 岁 数量（%）	6~10 岁 数量（%）	11~17 岁 数量（%）
Cystic fibrosis	0	4 (3.7)	116 (50.0)	814 (66.7)
Non-cystic fibrosis-bronchiectasis	0	0	2 (0.9)	23 (1.9)
ILD	5 (8.3)	9 (8.3)	6 (2.6)	37 (3.0)
ILD other	6 (10.0)	10 (9.3)	21 (9.1)	46 (3.8)
PH/pulmonary arterial hypertension	7 (11.7)	28 (25.9)	24 (10.3)	100 (8.2)
PH　　Eisenmenger syndrome　　other	0　　15 (25.0)	1 (0.9)　　21 (19.4)	2 (0.9)　　8 (3.4)	6 (0.5)　　20 (1.6)
Obliterative bronchiolitis（non-retransplant）	0	10 (9.3)	26 (11.2)	58 (4.8)
Bronchopulmonary dysplasia	4 (6.7)	4 (3.7)	3 (1.3)	3 (0.2)
ABCA3 transporter mutation	5 (8.3)	4 (3.7)	1 (0.4)	1 (0.1)
Surfactant protein B deficiency	13 (21.7)	4 (3.7)	1 (0.4)	0
Surfactant protein C deficiency	0	1 (0.9)	0	1 (0.1)
Retransplant　　Obliterative bronchiolitis　　Not obliterative bronchiolitis	0　　0	4 (3.7)　　4 (3.7)	8 (3.4)　　6 (2.6)	41 (3.4)　　41 (3.4)
COPD, with or without A1ATD	2 (3.3)	1 (0.9)	3 (1.3)	10 (0.8)
Other	3 (5.0)	3 (2.8)	5 (2.2)	20 (1.6)

注：A1ATD，α-1-抗胰蛋白酶缺乏症；ABCA3，腺苷 5'-三磷酸结合盒亚家族 A 成员 3；COPD，慢性阻塞性肺病；ILD，间质性肺病；PH，肺动脉高压。

（二）肺移植禁忌证

（1）2 年内恶性肿瘤；表皮鳞癌和基底细胞瘤除外；

（2）合并严重心、肝、肾等功能不全；

（3）无法治愈的肺外感染，包括活动性肝炎、艾滋病等；

（4）显著的胸壁或脊柱畸形；

（5）未治疗的精神病或心理状况无法配合治疗的；

（6）成瘾患者。

（三）肺移植相对禁忌证

（1）年龄>65 岁，高龄增加手术风险；

（2）危重患者，如休克、恶病质；

（3）存在高致病性感染，如细菌、真菌或分枝杆菌；

（4）严重肥胖，BMI＞30kg/m²；

（5）严重的骨质疏松；

（6）机械通气或 ECMO 支持的患者。

五、肺移植术后生存率

根据 1990 年 1 月至 2015 年 6 月的 ISHLT 报告数据显示，成人肺移植术后平均生存期为 6 年，其中移植后存活超过 1 年的患者中位生存期为 8.1 年。术后 1 年、3 年、5 年、10 年生存期分别为 80%、65%、53.5%和 32%。再次移植患者 1 年、5 年、10 年生存率分别为 67%、40%、21%。

成人肺移植后死亡原因在术后早期和晚期不同（表 6-3）。移植后围术期的死亡原因主要为移植物功能障碍（24.3%）、感染（19.2%）、多器官功能衰竭（12.3%）、心血管疾病（12%）及手术相关原因（11.6%）。术后 1 个月至 1 年内，感染成为主要死亡原因，占 36.8%，移植超过 1 年的患者中，闭塞性细支气管炎/闭塞性细支气管炎综合征（OB/BOS）为主要死亡原因。移植后淋巴组织增生性疾病（淋巴瘤）导致少量但显著的死亡，而非淋巴瘤恶性肿瘤在移植后第一年后成为越来越常见的死亡原因。

成人肺移植后存活率在过去的 30 年中发生了变化，最近的 20 年与第一个 10 年相比存活率升高，这主要是由于术后短期存活率的提高的缘故（图 6-8、图 6-9）。肺移植患者术后 1 年生存率在 30 年内稳步增长（1990—1998 年为 72%，1999—2008 年为 80%，2009 年至 2015 年 6 月为 84%），5 年生存率在 30 年内同样稳步增长（分别为 46%、55%和 57%）。

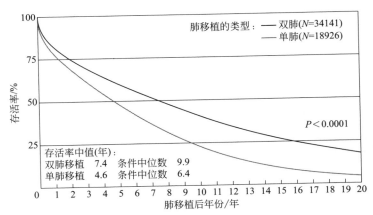

图 6-8　成人肺移植患者 Kaplan-Meier 生存曲线（1990 年 1 月至 2015 年 6 月）

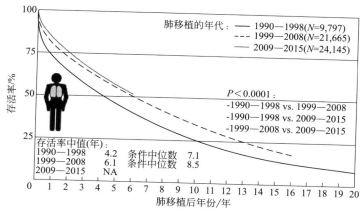

图 6-9　成人肺移植受者按年代划分的 Kaplan-Meier 生存曲线（1990 年至 2015 年 6 月）

表 6-3　成人肺移植受者死亡原因（死亡时间：1990 年 1 月至 2016 年 6 月）

Cause of death[a,b]	0～30days (n=3,574)	31days-1year (n=6,367)	>1～3years (n=6,194)	>3～5years (n=3,656)	>5～10years (n=4,578)	>10years (n=1,837)
OB/BOS	10(0.3)	292(4.6)	1633(26.4)	1095(30.0)	1146(25.0)	407(22.2)
Graft failure	870(24.3)	1,039(16.3)	1162(18.8)	651(17.8)	737(16.1)	277(15.1)
Acute rejection	115(3.2)	114(1.8)	92(1.5)	20(0.5)	21(0.5)	4(0.2)
Infection(CMV-and non-CMV)	685(19.2)	2,342(36.8)	1345(21.7)	664(18.1)	791(17.3)	304(16.5)
Malignancy Non-lymphoma Lymphoma	5(0.1) 1(0.0)	193(3.0) 137(2.2)	514(8.3) 107(1.7)	430(11.8) 54(1.5)	676(14.8) 83(1.8)	258(14.0) 56(3.0)
Cardiovascular	429(12.0)	345(5.4)	275(4.4)	173(4.7)	267(5.8)	120(6.5)
Technical	414(11.6)	226(3.5)	55(0.9)	17(0.5)	33(0.7)	13(0.7)
Multiple organ failure	440(12.3)	766(12.0)	319(5.2)	151(4.1)	213(4.7)	98(5.3)
other	605(16.9)	913(14.3)	692(11.2)	401(11.0)	611(13.3)	300(16.3)

注：OB/BOS 闭塞性细支气管炎/闭塞性细支气管炎综合征；CMV 巨细胞病毒。
a. 数据表示为数量（%）。括号内的数据表示在相应时间段内已知原因的所有死亡中的百分比。
b. 闭塞性细支气管炎、急性排斥反应和移植物功能衰竭的死亡原因可能存在一些错误分类。

　　由于报告的差异，移植物功能衰竭可能代表急性排斥反应、原发性移植物功能障碍或移植后早期死亡的其他原因，或非 OB/BOS 导致慢性肺异体移植物功能障碍或移植后晚期死亡的其他原因。

　　儿童肺移植的总生存率与成人报告相似，2015 年在移植后存活满 1 年的患者中，与成人相比，儿童肺移植的中位生存期略好（8.8 年及 8.1 年，$P=0.01$；图

6-10）。然而，当仅考虑成人的双肺移植时，成人的中位生存期超过儿童（9.8 年及 8.8 年）；长期存活（≥15 年）似乎仍然有利于儿童受者（图 6-11）。

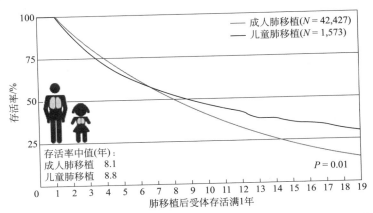

图 6-10　生存期满 1 年的成人及儿童肺移植的 Kaplan-Meier 生存曲线
（移植：1990 年 1 月至 2015 年 6 月）

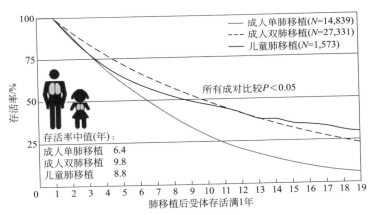

图 6-11　生存期满 1 年的成人单肺移植、双肺移植以及儿童肺移植的 Kaplan-Meier
生存曲线（移植：1990 年 1 月至 2015 年 6 月）

六、急性和慢性排斥反应及其他移植相关并发症

排斥反应仍然是肺移植后的一个重要并发症，据 ISHLT 统计 2004 年至 2016 年 6 月期间提交随访的患者中，28％的患者在移植后的第 1 年至少经历 1 次需要治疗的急性排斥反应。慢性移植肺功能障碍（CLAD）是慢性排斥反应的主要形式，包括以慢性小气道阻塞性改变为特征的闭塞性细支气管炎综合征（BOS）和以限制性通气障碍、周边肺纤维化改变为特征的限制性移植物综合征（Restrictive allograft syndrome，RAS），是移植后期患者死亡的主要原因之一。据 2016 年国

际心肺移植学会统计,1994—2014 年在可随访到的肺移植患者中,术后 5 年发生 BOS 的概率为 41.5%,术后 10 年 BOS 的发生率为 76%;再移植患者中发生率更高,分别为 63% 和 81%。肺移植后肾功能不全和糖尿病的患病率较高,并且随着移植后时间的延长而增加。

儿童肺移植术后 1 年内约有 29% 的患者发生了需要治疗的排斥反应事件,其中,在 11~17 岁年龄组中排斥反应发生率为 36%,显著高于其他 3 个年龄较小的儿童患者(图 6-12)。11~17 岁儿童的排斥反应发生率与 18~34 岁年龄段的成年人排斥反应发生率(32%)相似。与过去一样,BOS 是慢性移植物功能障碍(CLAD)的最常见形式,是影响肺移植长期存活的主要原因,在过去的 20 年中没有显著变化(图 6-13)。在年龄≥11 岁的儿童肺移植患者中,BOS 与其他年龄更小的组别相比更为常见,但这个差异没有达到统计学意义(图 6-14)。

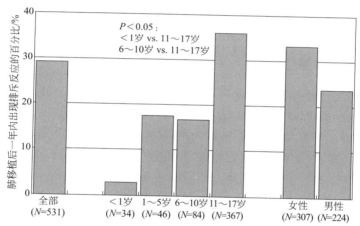

图 6-12　按年龄和性别分列的出院随访 1 年出现排斥反应的百分比
(随访:2004 年 7 月至 2016 年 6 月)

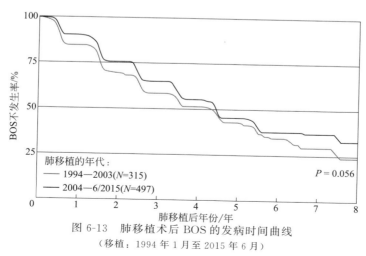

图 6-13　肺移植术后 BOS 的发病时间曲线
(移植:1994 年 1 月至 2015 年 6 月)

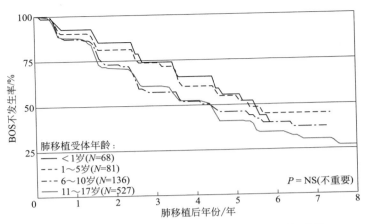

图 6-14　肺移植术后不同年龄组 BOS 的发病时间曲线
（移植：1994 年 4 月至 2015 年 6 月）

七、移植肺缺血时间

移植肺缺血时间是指从器官获取手术中进行主动脉交叉夹钳开始，直到移植肺再灌注之间的时间。对于双肺移植，肺再灌注决定了同种异体移植缺血时间的结束。心-肺同种异体移植物缺血时间是指从器官获取手术中进行主动脉交叉钳夹开始，到最后一个移植物再灌注之间的时间。在过去 25 年中同种异体移植缺血时间没有发生显著变化，中位缺血时间在 4～6h 之间波动（图 6-15、图 6-16）。

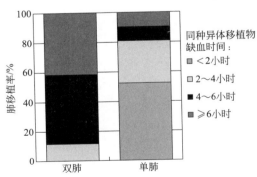

图 6-15　按手术类型划分的同种异体移植肺缺血时间分布
（移植：2004 年 1 月至 2016 年 6 月）

对于接受肺移植的儿童，移植肺缺血时间与 30 天内的存活率之间无明显相关（图 6-17）；然而，与其他 2 组相比，移植肺缺血时间为 4～6h 的患者的长期生存率则更好（图 6-18）。相比之下，在 2～4h 缺血时间内进行心肺联合移植的儿童在术后

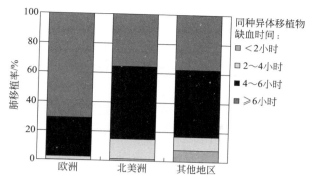

图 6-16　按位置分布小儿肺移植同种异体移植肺缺血时间
（移植：2004 年 1 月至 2016 年 6 月）

30 天内具有更好的存活率（图 6-19）。然而，当评估长期存活时，未观察到这种存活差异。在小儿肺移植受者中，术后 BOS 的发生率与移植肺缺血时间无关（图 6-20）。

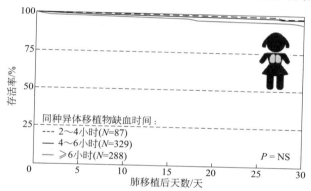

图 6-17　同种异体移植肺缺血时间与儿童肺移植 30 天内的 Kaplan-Meier 生存曲线
（移植：2004 年 1 月至 2015 年 6 月）

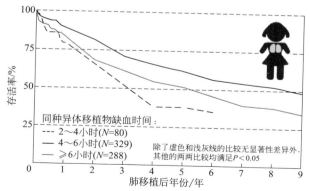

图 6-18　移植肺缺血时间儿童肺移植后的 Kaplan-Meier 生存曲线
（移植：2004 年 1 月至 2015 年 6 月）

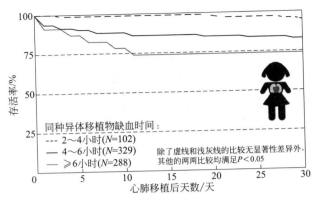

图 6-19 通过同种异体移植缺血时间在移植小儿心肺移植 30 天内的 Kaplan-Meier 生存曲线
（移植：1990 年 1 月至 2015 年 6 月）

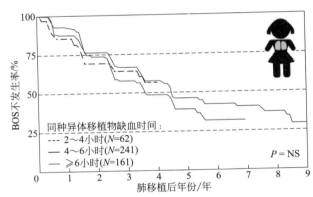

图 6-20 通过同种异体移植缺血时间移植小儿肺移植后的闭塞性细支气管炎综合征
（移植：2004 年 1 月至 2015 年 6 月）

总之，2017 年 ISHLT 儿童肺移植登记报告显示，接受肺移植的儿童的生存率进一步提高，作为终末期肺病的最终治疗方案，儿童肺移植效果与成人肺移植效果相当。在欧洲和 6～17 岁的患者中，CF 仍然是儿童肺移植的最常见适应证，而在年龄为 1～5 岁的年轻患者中，PH 作为肺移植的适应证更为常见。BOS 仍然是所有年龄组中影响长期生存的最大障碍。

（陈静瑜）

参 考 文 献

[1] Hardy J D，Webb W R，Dalton M L，et al. Lung transplantation in man［J］. JAMA，1963，186：1065-1074.

［2］ Derome F，Barbier F，Ringoir S，et al. Ten-month survival after lung homotransplantations in man ［J］. J Thorac Cardiovasc Surg，1971，61 （6）：835-846.

［3］ Veith F J，Koemer S K，Siegelman S S，et al. Single lung transplantation in experimental and human emphysema ［J］. Ann Surg，1973，178 （4）：463-476.

［4］ Goldberg M，Cooper J D，Lima O，et al. A comparison between Cyclosporin A and methylprednisolone plus azathioprine on bronchial healing following canine autotransplantation ［J］. J Thorax Cardiovasc Surg，1983，85 （6）：821-826.

［5］ Toronto Lung Transplant Group. Unilateral lung transplantation for pulmonary fibrosis ［J］. N Engl J Med，1986，314 （18）：1140-1145.

［6］ Trinkle J K，Calhoon J H，Mulron J，et al. Single lung transplantation for COPD-A preliminary case report ［J］. Sun Antonio Med，1990，43：13-14.

［7］ Yusen R D，Edwards L B，Kucheryavaya A Y，et al. The Registry of the International Society for Heart and Lung Transplantation：Thiry-secong Official Adult Lung and Hear-Lung Transplantation Report-2015，Focus Theme：Early Graft Failure ［J］. J Hear Lung transplant，2015，34 （10）：1264-1277.

［8］ Daniel C C，Roger D，Cherikh W S，et al. The Registry of the International Society for Heart and Lung Transplantation：Thirty-fourth Adult Lung And Heart-Lung Transplantation Report-2017；Focus Theme：Allograft ischemic time ［J］. J Hear Lung transplant，2017，36 （10）：1047-1059.

［9］ Mao W，Chen J，Zheng M，et al. Initial experience of lung transplantation at a single center in China ［J］. Transplant PROC，2013，45 （1）：349-355.

［10］ 毛文君，陈静瑜，郑明峰，等. 肺移植 100 例临床分析 ［J］. 中华器官移植杂志，2011，32 （08）：459-462.

［11］ Christie J D，Kotloff R M，Ahya V N，et al. The effect of primary graftdysfunction on survival after lung transplantation ［J］. Am J Respir Crit Care Med，2005，171：1312-1316.

［12］ Christie J D，Carby M，Bag R，et al. Report of the ISHLT Working Group on Primary Lung Graft Dysfunction part II：definition. A consensus statement of the In ternational Society for Heart and Lung Transplantation ［J］. J Heart Lung Transplant，2005，24：1454-1459.

［13］ Prekker M E，Herrington C S，Hertz M I，et al. Early Trends in Pa O （2）/fraction of inspired oxygen ratio predict outcome in lung trans-plant recipients with severe primary graft dysfunction ［J］. Chest，2007，132：991-997.

［14］ Meade M O，Granton J T，Matte-M artyn A，et al. A randomized trial of in-haled nitric oxide to prevent ischemia-reperfusion injury after lung transplantation ［J］. Am J Respir Crit Care Med，2003，167：1483-1489.

［15］ Shargall Y，Guenther G，Ahya V N，et al. Report of the ISHLT Working G roup on Primary Lung Graft Dysfunction part VI：treatment ［J］. J Heart Lung Transplant，2005，24：1489-1500.

［16］ Fischer S，Liu M，Mac Lean A A，et al. In vivo transtracheal adenovirus-mediated transfer of human interleukin-10 gene to donor lungs amelio ates ischemia-reperfusion injury and improves early post transplant graft function in the rat ［J］. Hum Gene Ther，2001，12：1513-1526.

［17］ Martins S，de Perrot M，Imai Y，et al. Transbronchial administration of adenoviral-mediated interleukin-10 gene to the donor improves function in a pig lung transplant model ［J］. Gene Ther，2004，11：1786-1796.

［18］ Fischer S，de Perrot M，Liu M，et al. Interleukin-10 gene transfection of donor lungs ameliorates post transplant cell death by a switch fromcellular necross to apoptosis [J]. J Thorac Cardiovasc Surg，2003，126：1174-1780.

[19] Suga M，Gladdy R，Xing Z，et al. Transplant immunosuppression enhances efficiency of adenoviral-mediated gene retransfection：inhibition of interferon-gamma and immunoglobin [J]. Ann Thorac Surg，2002，73：1092-1097.

[20] Cassivi S D，Liu M，Boehler A，et al. Transplant immunosuppression in creases and prolongs transgene expression following adenoviral-mediated transfection of rat lungs [J]. J Heart Lung Transplant，2000，19：984-994.

[21] Cassivi S D，Cardella J A，Fischer S，et al. Transtracheal gene transfection of donor lungs prior to organ procurement increases transgene levels at reperfusion and following transplantation [J]. J Heart Lung Transplant，1999，18：1181-1188.

[22] Quadri S M，Segall L，de Perrot M，et al. Caspase inhibition improves ischemia-reperfusion injury after lung transplantation [J]. Am J Transplant，2005，5：292-299.

[23] Goldfarb S B，Levvey B J，Edwards L B，et al. The Registry of the International Society for Heart and Lung Transplantation：twentieth pediatric lung and heart-lung transplantation report-2017；focus theme：allograft ischemic time [J]. J Heart Lung Transplant，2017，36 (10)：1070-1079.

[24] Goldfarb S B，Levvey B J，Edwards L B，et al. International Society for Heart and Lung Transplantation. The Registry of the International Society for Heart and Lung Transplantation：nineteenth pediatric lung and heart-lung transplantation report-2016；focus theme：primary diagnostic indications for transplant [J]. J Heart Lung Transplant，2016，35：1196-1205.

[25] Yusen R D，Edwards L B，Dipchand A I，et al. The Registry of the International Society for Heart and Lung Transplantation：thirty-third adult lung and heart-lung transplant report-2016；focus theme：primary diagnostic indications for transplant [J]. J Heart Lung Transplant，2016，35：1170-1184.

[26] Travis W D，Costabel U，Hansell D M，et al. An official American Thoracic Society/European Respiratory Society statement：update of the international multidisciplinary classification of the idiopathic interstitial pneumonias [J]. Am J Resp Crit Care Med，2013，188：733-748.

[27] Simonneau G，Robbins I M，Beghetti M，et al. Updated clinical classification of pulmonary hypertension [J]. J Am Coll Cardiol，2009，54：S43-54.

[28] Yusen R D，Edwards L B，Dipchand A I，et al. The Registry of the International Society for Heart and Lung Transplantation：thirty-third adult lung and heart-lung transplant report-2016；focus theme：primary diagnostic indications for transplant [J]. J Heart Lung Transplant，2016，35：1170-1184.

[29] Yusen R D，Edwards L B，Kucheryavaya A Y，et al. The registry of the International Society for Heart and Lung Transplantation：thirty-first adult lung and heart-lung transplant report-2014；focus theme：retransplantation [J]. J Heart Lung Transplant，2014，33：1009-1024.

[30] Yusen R D，Christie J D，Edwards L B，et al. The Registry of the International Society for Heart and Lung Transplantation：thirtieth adult lung and heart-lung transplant report-2013；focus theme：age [J]. J Heart Lung Transplant，2013，32：965-978.

第二节　肺脏保存与机械灌注

自肺移植技术（Lung Transplantations）开创以来，在过去的几十年里，临床肺移植已经取得了巨大的成功和长足发展。肺移植是治疗终末期肺疾病和肺血管疾病的有效途径，肺移植的数量每年在快速增长。然而从已故捐赠者那里获得的肺脏，其利用率比其他实体器官要低得多。相关数据表明，目前国际上肺脏利用率仅为 $15\%\sim20\%$，而心脏为 30%。由于供肺在脑死亡/器官捐献过程中受到多种损伤机制（如呼吸机相关性肺炎、神经源性和静息性肺水肿、气压伤等）影响，因此，大部分供体肺脏因质量不达标而没有被用于移植。日益增长的肺移植需求与供肺短缺之间的矛盾越来越突出，成为目前亟待解决的问题。

缺血再灌注损伤（ischemia/reperfusion-induced lung injury）是肺移植过程中无法避免的损伤，也是肺移植术后早期死亡的重要原因，其主要表现为非特异性肺泡损伤、肺水肿及低氧血症。此外，严重的再灌注损伤还会增加供肺急性排斥反应的发生率，并诱发呼吸衰竭。供肺保存技术与缺血再灌注肺损伤密切相关，直接影响着供肺质量。因此，提高供肺保存技术可以更好地利用每一个供肺，降低移植术后并发症及早期病死率。

一、肺脏静态冷保存及保存液

目前，临床肺移植过程中最主要的供肺保存方式是静态冷保存（static cold storage，SCS）。静态冷保存是采用 $4℃$ 低温肺保存液（细胞内液如 EC 液、UW 液，细胞外液如 Perfadex 液），经肺动脉顺行灌注及经肺静脉逆行灌注获取供肺后，将供肺浸于 $4℃$ 低温肺保存液中静态保存，运输至受体所在医院进行移植。该方法的主要目的是减缓细胞新陈代谢，减少氧气和其他酶作用物的需求，最终防止器官质量不达标。此方法简单方便，易于操作，便于运输，曾在一定程度上促进了肺移植的快速发展。

Perfadex 液［低钾右旋糖酐（LPD）葡萄糖液（LPDG）］是目前临床应用最广的细胞外液型肺低温保存液，可以在肺移植中作为体内灌洗液与 Steen 液配套使用。相对于价格高昂的 Steen 液，LPDG 价格便宜，它是针对肺保存设计出来的特殊的保存液，用于肺脏静态冷保存。LPDG 主要组分如下。

- 5%右旋糖苷 40
- Na^+ 138mmol/L
- K^+ 6mmol/L
- Mg^{2+} 0.8mmol/L

- Cl^- 142mmol/L
- SO_4^{2-} 0.8mmol/L
- H_2PO^{4-} plus HPO_4^{2-} 0.8mmol/L
- 葡萄糖 5.5mmol/L

右旋糖苷是 LPDG 的重要组分，提供了胶体渗透压，并且作为一种温和的自由基清除剂，可以在灌注过程中减少缺血再灌注损伤产生的自由基，从而减轻缺血再灌注损伤。另外，可以在炎症反应或者凝血导致损伤时保护内皮细胞。大量实验及临床试验证明，LPDG 在肺保存方面优于在其发明之前人们使用的 Euro-Collins、HTK 等其他保存液。

理想的肺灌注保存液应该能够防止灌洗保存期间肺间质水肿，抑制细胞内水肿、酸中毒，防止氧自由基（oxygen free radicals，OFR）对细胞及组织的损伤，并为肺保存期间提供必要的能量供给。研究者对现有的灌注保存液也在进行不同的尝试。Okamoto T 设计了一种新型的灌注液 extracellular-type-kyoto solution，其钾离子浓度略高。结果表明，使用该保存液对猪肺进行体内灌注和体外保存，可以达到使用 LPDG 相同的效果。

我国无锡市人民医院的肺移植专家陈静瑜教授通过加入棉籽糖（raffinose）对 LPDG 进行了改良，配置成 LPDG-R 肺保存液，加入棉籽糖后主要提高了其胶体渗透压，并可以有效减轻肺组织损伤，保护细胞完整性并可以减轻缺血末期组织损伤，提高再灌注后移植肺的功能。

Kwon 等的研究表明，在灌注保存液中增加 cAMP 可以有效地加强供肺灌注保存液对肺的保护作用，而其供肺保护的作用主要通过影响肺动脉压力和肺血管阻力（PVR）完成。近年来，有大量报道给予乌司他丁可减轻因脂多糖（LPS）、油酸吸入、肺挫伤、肺缺血再灌注等原因引起的肺损伤。乌司他丁（UTI）是一种热和酸稳定的 Kunitz 型丝氨酸蛋白酶抑制剂。UTI 可通过抑制炎性蛋白酶，包括胰蛋白酶、胰凝乳蛋白酶、纤维蛋白溶酶和嗜中性粒细胞弹性蛋白酶的活性以保护多个器官因炎症或损伤而引起的功能障碍。乌司他丁加入肺灌注液可在肺缺血再灌注损伤模型中抑制肺组织中炎症反应，减轻损伤。另有研究显示，肺移植过程中 iNOS 表达上调会导致炎症细胞源性 NO 生成增加，介导移植肺的损伤。因此可以通过外源性 NO 以补充生成不足的保护性 NO、抑制 iNOS 的表达来改善移植肺的功能，提高肺移植术后的生存率。另外有学者在其他器官的灌注保存液中分别加入组氨酸、补体活化阻断剂、抗氧化剂、激素、炎症因子抑制剂、P 物质拮抗剂、底物、腺苷 A2A 受体激活剂等成分，均在一定程度上取得了良好的改进效果。有研究者尝试在 LPDG 中添加尿激酶、维生素 C 以及维生素 E 等进行改良，供肺保存 18h 后移植仍功能良好。

但由于长时间的缺血、低温，静态冷保存技术存在一些难以克服的缺点：

①缺血期流量的变化激活内皮细胞氧化应激反应，形成活性氧化物，破坏细胞成分，导致细胞通透性增加或溶解；②低温致钠泵失活，钾外流，氯化物内流，细胞内钠蓄积导致细胞肿胀；③低氧使内皮细胞及巨噬细胞形成促凝特性，促进微循环血栓形成，阻碍了再灌注后微循环的恢复；④缺血激活巨噬细胞释放白细胞介素-8（IL-8）、肿瘤坏死因子-α（TNF-α）等促炎性细胞因子，导致再灌注受体强烈的炎性反应；⑤深低温保存过程中仍存在缺血性损伤，且呈进行性，与保存时间呈正相关；⑥保护性深低温对细胞代谢的抑制，使供体在保存过程丧失了自我修复能力。长时间的缺血保存可能导致供肺出现"无血流现象（no-reflow phenomenon）"，表现为显著的微循环损伤、血流阻塞、再灌注后血流仍不能再通而出现微循环缺血。所以目前 SCS 仅能体外保存供肺 12h 以下，以至于供肺的转运、手术的安排，乃至手术操作都受到严重限制，成为制约肺移植进一步发展的严重障碍。

二、肺脏机械灌注

由于静态冷保存法的不足，探索更好的供肺保存技术是目前亟待解决的问题。机械灌注（Machine Perfusion，MP）是一种新型的器官保存方式。器官获取后将其血管连接到机械灌注系统，在器官保存、转运阶段用灌注液持续灌注体外器官，并辅以氧气、营养物质等支持。机械灌注保存器官不是一个新概念，其最早由 Lindbergh 在 1935 年提出，在随后的 30 年里世界范围内掀起了体外灌注保存器官技术以及灌注装置研发的高潮。但终因无法克服长期体外灌注保存器官的技术瓶颈，于 20 世纪 70 年代开始此项研究陷入低潮。2001 年，此项技术被瑞典外科医生 Steen 等再次引入，结合应用 Steen 液灌注，来评估 DCD 供肺功能，并完成了世界首例经体外肺灌注技术（ex vivo lung perfusion，EVLP）评估后的 DCD 肺移植手术，开启了体外器官灌注技术的新篇章。此后，2008 年加拿大多伦多大学肺移植中心对 EVLP 体系进行了巨大改进，包括利用无细胞灌注液、降低灌注压力、闭合左心房等方法，为 EVLP 在临床肺移植中的应用开辟了广阔前景。近年 EVLP 临床应用发展迅速，已从单纯的对供肺评估，发展到不仅能对供肺进行有效评估，而且能对供肺提供有效保护、延长供肺保存时间，乃至发展到对供肺损伤进行修复的新阶段。体外灌注技术可明显减轻供体时间依赖性缺血再灌注损伤，延长供体器官保存时间及提高供体器官质量，这一理念也已在心脏、肝脏、肾脏等供体实验模型中得到了验证。

（一）肺脏机械灌注基本概念

与传统的静态冷保存相比，机械灌注能够更好地保存体外肺脏，甚至修复边缘供体肺脏，为解决肺脏短缺提供了新的思路，有望进一步扩展供肺的来源。体外肺灌注根据维持温度不同，其可以分为亚常温（10~25℃）、常温机械灌注（37℃）。目前国内外有多个研发团队致力于 MP 系统的研发，许多新系统已经服务于临床。

肺脏机械灌注的基本理念：获取供肺后静态冷保存并运输至手术室，在手术室进行体外肺脏机械灌注操作。该方法所用设备包括一个类似于体外循环装置及呼吸机；先低温摘取并用经典静态冷保存法保存运输供肺，至手术室后将离体肺的肺动脉及左心房分别与一个类似于体外循环装置的灌注管及引流管连接，使用去细胞的 Steen 液作为灌注液进行体外循环机械灌注。体外供肺的气管与呼吸机相连，其与外界的气体交换主要依靠呼吸机；灌注液从体外肺脏的肺静脉回流至储血器，通过主泵提供动能将灌注液流经脱氧装置（带加热装置）、白细胞过滤器，然后经肺动脉灌入供肺，以维持最低的代谢水平并不断排除代谢废物（图 6-21）。多伦多肺移植组的实验数据表明：在低温保存后采用 EVLP 机械灌注技术，可减少并修复由低温冷缺血期造成的肺损伤、改善供肺保存质量。离体肺灌注作为一种肺移植供肺保护方法，延长了冷缺血时间，可以使供肺得到全面的评估和治疗，使边缘性供体肺的移植成功率和标准供肺无差异，大大提高供肺的数量和质量。

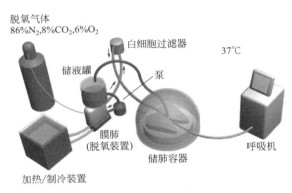

脱氧气体
86%N₂,8%CO₂,6%O₂

白细胞过滤器

37℃

储液罐

泵

膜肺
(脱氧装置)

储肺容器

呼吸机

加热/制冷装置

图 6-21　EVLP 示意图

(二) 肺脏机械灌注的发展过程

1. 肺脏机械灌注（EVLP）的技术发展历史

最早的器官机械灌注技术是由 Carrel 和 Lindbergh 提出，他们在大鼠和实验兔进行常温的体外器官灌注实验，将大鼠（或者实验兔）的甲状腺持续灌注了一周。随后的 30 年里，全世界范围内掀起了体外灌注保存器官技术以及灌注装置研发的高潮。但终因无法克服长期体外灌注保存器官的技术瓶颈，此项技术于 20 世纪 70

年代开始陷入研究低潮。2001 年，瑞典外科医生 Steen 发明了 Steen 液，再次重拾该技术，用来评估 DCD 供肺功能，并首次对 EVLP 评估后的供肺进行移植，将 1 例心肌梗死后心肺复苏 190min 无效死亡患者的供肺成功移植到 1 例 54 岁慢性阻塞性肺疾病患者体内，术后 5 个月肺功能各项指标正常。2007 年，他们对 1 例严重肺挫伤、氧合指数低于 100mmHg（1mmHg＝0.133kPa）的供肺进行 EVLP 转流评估，最终将左侧供肺成功移植到 1 例 70 岁慢性阻塞性肺疾病患者体内。在这个过程中，用低钾右旋糖苷白蛋白灌注液（又称"Steen 液"）进行体外肺灌注以防止肺水肿，改善移植结果。上述研究结果确立了 EVLP 技术的大体构成，之后欧洲和北美的大型肺移植中心均学习和应用 EVLP。

2008 年加拿大多伦多大学肺移植中心对 EVLP 体系进行了改进，包括利用无细胞灌注液、降低灌注压力、闭合左心房等方法，为 EVLP 在临床肺移植中的应用开辟了广阔前景。2011 年 Cypel 等在《新英格兰医学杂志》上发表了具有里程碑意义的研究结果，他们对 23 例不能直接利用的供肺进行 EVLP 转流，20 例灌注后功能改善进行了肺移植；将 116 例初评合格供肺作为对照组，两组的原发性移植物功能不全、术后机械通气时间、ICU 停留时间、气道并发症发生率和术后 30 天病死率差异均无统计学意义，证明了 EVLP 技术临床应用的安全性和有效性。近年 EVLP 临床应用发展迅速，已从单纯的对供肺评估，发展到不仅能对供肺进行有效评估，而且能对供肺提供有效保护、延长供肺保存时间，乃至发展到对供肺损伤进行修复的新阶段。

EVLP 改善供肺质量的主要机制包括：①利用高渗透性的灌注液改善肺水肿；②管路循环过程中利用过滤器和膜肺去除有害有毒的物质（血凝块、白细胞、炎性因子等）；③改善肺不张，达到良好的通气血流比；④可以在管路中加入药物进行相关治疗修复供肺损伤。

目前利用 EVLP 评估供肺质量已经在北美和欧洲的大型移植中心获得临床应用。Wallinder 等对 11 例原本不合格的供肺进行 EVLP 转流，将评估后合格的供肺行 3 例单肺移植和 8 例双肺移植，并与 47 例标准供肺比较，尽管 EVLP 组的拔管时间和 ICU 停留时间较长，但总住院时间并无差异，由此认为 EVLP 安全性好，能改善供肺的质量并筛选出可能合格的供肺。Henriksen 等对 33 例供肺中不合格的 7 例供肺进行 EVLP，1 例患者在住院期间发生非 EVLP 相关性死亡，其余病例恢复顺利，移植物功能恢复良好。Aigner 等对 13 例初评不合格的供肺进行 EVLP，9 例评估合格后成功移植，术后平均拔管时间为 2 天，围手术期无死亡，与常规肺移植组的效果相当。Cypel 等对 317 例肺移植进行回顾性分析，58 例不合格供肺接受 EVLP，其中 50 例再评估合格后用于移植，EVLP 组和对照组在术后拔管时间、ICU 停留时间、总住院时间、30 天病死率和 1 年存活率没有差异。Sage 等对 32 例不合格供肺进行 EVLP，将 31 例再评估后合格的供肺进行双肺移植，与同期 81

例非 EVLP 双肺移植进行比较，发现术后 30 天病死率和 1 年存活率没有明显差异。Nakajima 等将大剂量的抗生素加入 EVLP 系统，治疗因感染而不能用于临床的弃肺获得成功，并将此供肺成功植入受者体内，取得了良好效果。Machuca 等将溶栓剂加入 EVLP 系统，治疗因肺栓塞所致的临床弃肺，并成功移植，患者术后恢复良好。以上在北美和欧洲开展的研究都表明 EVLP 可以作为移植前供肺的评估和修复平台，能够有效筛选出合格的供肺并对边缘性供肺进行治疗修复，而且经过 EVLP 筛选或治疗的供肺与标准供肺相比，移植结果没有显著差异。

2. EVLP 技术

目前临床应用的 EVLP 技术主要有三大分支，分别是 Toronto 技术、Lund 技术和 OCS 技术（表 6-4）。

（1）Toronto 技术　由多伦多总医院肺移植中心开发，其 EVLP 装置主要是由离心泵、白细胞过滤器、氧合器和保护罩等构成的一个环路系统。该中心有超过 300 例的 EVLP 临床应用经验。其技术要点有：①逐渐升温至常温；②在升温时逐渐增加肺血管流量，至供肺预计心排血量的 40%；③保护性肺通气；④高胶体渗透压的无细胞灌注液。Toronto 系统的主要特点是使用不含红细胞灌注液，给予左心房正压形成完整的闭合回路及低流量灌注（维持在心排血量的 40%）。

（2）Lund 技术　其与 Toronto 技术的主要区别在于左心房处于开放状态；灌注液中含有红细胞，血细胞比容在 10% 左右；灌注流量达到心排血量的 100%。

（3）OCS 技术　OCS 是一种可携带的 EVLP 系统，左心房处于开放状态；灌注液也含有红细胞，血细胞比容为 20% 左右；灌注流量达到预计心排血量的 100%。

表 6-4　临床应用 EVLP 三大技术

参数	Toronto	Lund	OCS
灌注参数			
目标流量	心排血量的 40%	100% 心排血量	2～2.5L/min
肺动脉压		≤20mmHg	≤20mmHg
肺静脉压	3～5mmHg（闭合）	0mmHg（开放）	0mmHg（开放）
灌注液	Steen 液	Steen 液＋RBC's Hct 14%	OCS 液＋RBC's Hct 15%～25%
泵	离心泵	滚压泵	脉冲泵
呼吸参数			
起始温度/℃	32	32	32
潮气量	7mL/kg	5～7mL/kg	7mL/kg
呼吸频率 RR	7 次/分	20 次/分	10 次/分

参数	Toronto	Lund	OCS
呼吸参数			
呼吸末正压 PEEP	$5cmH_2O$	$5cmH_2O$	$5\sim7cmH_2O$
氧合指数 FiO_2/%	21	50	12
气体流速	保持 pCO_2 34～38mmHg	保持 pCO_2 34～38mmHg	保持气体流速 300mL/min
温度参数			
通气初始温度/℃	32	32	32*
灌注初始温度/℃	15	25	32
评估初始温度/℃	37	37	37

3. 商业化的 EVLP 系统

现有的商业化的体外肺脏机械灌注系统（EVLP）主要有以下几个系统：XPS（XVIVO Perfusion AB，Göteborg，SE）、OCS Lung（TransMedic，Andover，USA）以及 Lung Assist（Organ Assist，Groningen，NL）（表 6-5）。这些产品有的还处于临床试验阶段，有的已经进入特定的市场。

表 6-5　商业化的 EVLP 系统

产品名称	OCS Lung	XPS	Lung Assist
研发公司	TransMedics	XVIVO	Organ Assist
灌注温度	常温	常温（15～39℃）	低温 常温（10～38℃）
便携性	便携式	携带受限	携带受限
灌注方式	脉冲式	持续	持续
灌注的目标流量	2.5L/min	心排血量的 40%	
灌注液	OCS 液＋红细胞	Steen 液	
灌注时间	运输的时间	4～6h	
左心房压	开放，0mmHg	关闭，3～5mmHg	
临床试验开展情况	2011 年 11 月至 2016 年 4 月：OCS^{TM} Lung INSPIRE Trail 2013 年 11 月至今：OCS^{TM} EXPAND Lung Trail	2011 年 5 月至今：The NOVEL Lung Trial	
使用目的	运输供肺	评估并修复供肺	
供体类型	标准供肺	边缘供肺	
上市地区	美国、欧盟、澳大利亚	美国、欧盟	欧盟
保存时间	24h	12h 以上	

（1）XPS　位于瑞典的 XVIVO Perfusion AB 是一家在器官移植领域深耕的医疗技术公司，专注于研究最优的移植器官、组织、细胞保存以及灌注解决方案。

XPS 是 XVIVO Perfusion AB 公司推出的一款灵活的常温体外肺脏机械灌注平台（图 6-22）。XPS 是第一个美国 FDA 通过的 EVLP 设备，同时也获得了欧盟认证。XPS 是一款功能高度整合的肺脏灌注产品，不仅具有完善的管路系统（泵头、传感器、过滤器等），还集成了先进的 ICU 呼吸机（Hamilton C2）、离心泵（MAQUET CardioHelp）以及 Hirtz 的加热冷却器。除此之外，与其他设备相比，XPS 还提供了 X 线成像解决方案，可以在 EVLP 期间对肺脏进行实时的影像学评估。XPS 从 2011 年 5 月就开始在美国进行长期的临床试验（FDA NOVEL lung trial）。

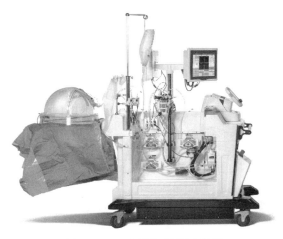

图 6-22　XPS 灌注系统示意图

（2）OCS Lung　OCS Lung 是 TransMedics 公司开发的一款便携式的肺脏灌注设备，是唯一一款采用脉冲式灌注的商业产品（图 6-23）。OCS Lung 设计紧凑，高度集成，便于灌注及转运。OCS Lung 集成了灌注、呼吸机以及监控系统，保持供体器官处于近生理状态。尽管过去一些年里对脉冲式和非脉冲式灌注存在一些争议，但一些文献表明脉冲式灌注更加接近生理状态，可能对肺脏血管系统的恢复有益。在 2014 年 1 月，TransMedics 已经完成了全球范围内的 INSPIRE 临床试验，主要对比了常温机械灌注保存与静态冷保存之间的差异。OCS Lung 的设计理念先进，便于手术操作，也便于转运，具有一定的前瞻性。

（3）Lung Assist　Lung Assist 是荷兰的 Organ Assist 公司研发的一款肺脏灌注设备（图 6-24）。Organ Assist 是一家研发和制造器官灌注系统的公司，为肝脏、肾脏以及肺脏的移植提供更高质量的器官提供一整套的解决方案。Lung Assist 是一款为肺移植获取器官和保障器官的仪器，可以对不可控 DCD 肺脏进行定点评估，该系统适用于肺移植的定点体外灌注，但不能用于异地转运。Lung Assist 设计简便，预置一个可控的旋转泵头，为肺脏的灌注提供连续的动力；管路简单，集成了膜式氧合器、流量传感器、和白细胞过滤器等基本的部件；温度可控，可以在 $10\sim38℃$ 之间控制灌注温度，因此该设备可以对肺脏进行低温、亚常温、常温的机械灌注。

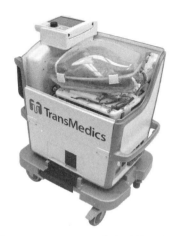
图 6-23　OCS Lung 灌注系统示意图

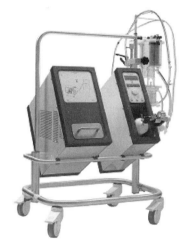
图 6-24　Lung Assist 灌注系统示意图

4. 肺脏机械灌注（EVLP）应用特点

（1）器官活力评估　目前采用 EVLP 灌注装置模拟生理状态下的灌注方式，并给予肺部气管插管和机械通气等支持手段。利用多种传感器测量 EVLP 系统中的多种参数，包括肺动静脉气体分压、pH、温度、流量、灌注压、通气参数等，此外，组织学、影像学等技术也可应用于肺功能状态的评估。通过这些测量手段可以在 EVLP 过程中任意时间得到即时数据从而量化肺功能指标，有助于对肺功能的评估。EVLP 中的观察指标有 6 个，包括灌注液气体和血流动力学、肺干湿重量比、葡萄糖消耗量、组织学评估、影像学评估以及炎性因子的表达情况。

（2）临床应用　随着 EVLP 的广泛应用，对供肺损伤的新的治疗方法在不断进行研究。EVLP 期间对供肺进行基因和干细胞疗法已经在动物实验和人的弃肺上取得成功，具有良好的应用前景。在供肺功能评估方面，未来高效的肺功能生物学标志物的发现，能够更准确更快速地进行供肺评估，减少移植后 PGD 的发生。EVLP 不仅能够应用于肺移植，还可以应用于其他器官移植、再生医学以及肺部肿瘤。比如作为肺脏的去细胞化和再细胞化生物反应器，在肺部肿瘤的治疗中用于研究化疗药物的抗肿瘤活性以及毒性等。我国目前对 EVLP 还处于基础研究阶段，缺乏相应的临床试验。如果 EVLP 发展成为一项成熟的技术在临床上得到广泛应用，能在一定程度上缓解供肺短缺，进一步推动肺移植的发展。

（3）便携性　大量研究数据显示，灌注前过长的冷缺血时间是不利的。设备的便携性仍然是技术的可变因素。一方面，便携性意味着冷缺血时间可能最小化；另一方面，便携性意味着可携带该设备抵达器官获取地点及时实施机械灌注保存。

（4）增加器官供体池　机械灌注最重要的潜在贡献是增加潜在肺移植供体池。如果该技术成功，则提升边缘供体器官的临床应用，需要对以前的边缘供体进行重新认识和再定义。

目前器官移植领域低温机器灌注系统应用较广泛，但灌注的途径、灌注的流速及压力、氧合的程度、温度等主要参数，目前尚无统一共识。

（5）未来应用　EVLP的应用能使生物标记评估成为一种实时的检测方法，从而更准确地评估供肺功能、诊断肺损伤。EVLP期间还能靶向输送药物来治疗受损的肺组织，而避免对其他器官的毒性作用。其他应用还包括：EVLP期间使用基因或干细胞疗法来修复肺组织；将EVLP作为肺细胞再生的生物反应堆；治疗肺肿瘤等。我国现已经废除死囚途径的器官移植，公民逝世后自愿器官捐献成为器官移植使用的唯一渠道。在此背景下，DBD和DCD供体成为肺移植供肺的主要来源。但DCD本身系边缘供肺，具有其自身的特点和临床特征。因此进行DCD边缘供体的常温机械灌注具有重大的现实意义。但我国目前在这方面研究较少，截至目前我国还没有一台国产的经验证的体外肺脏常温灌注设备。因此突破其关键技术，解决上述设备的国产化，进行实验和临床前试验获得科学证据，已经引起国内各大器官移植中心极大兴趣，并激发了研发热情。

EVLP技术是可靠的供肺质量评估手段，能筛选出具备恢复潜能的供肺，在一定程度上改善供肺短缺的局面。另外，在EVLP系统的各个环节中加入药物等对供肺进行修复正处于临床前试验阶段，有望成为改善供肺质量的有力途径。便携式EVLP装置能够在转运途中进行供肺评估和保存，从而能够增加供肺的获取半径，也将为转运途中尽早修复供肺提供重要的技术平台。

(三) 肺脏机械灌注的方法与途径

1.肺脏机械灌注的实现方案

体外肺脏机械灌注的实现方案是通过医用PVC管与体外肺脏的动静脉管贯通连接，持续循环灌注液，并实时进行温度、流量、灌注压力和呼吸参数的监控及控制，根据灌注的需求间断性地添加药物，以在常温环境下实现体外器官的长时间保存。主要组件有（图6-25）：①容器，体外肺脏保存于该容器中。②管路循环子系统，体外肺脏的管腔贯通连接。③控制子系统，分别与管路循环子系统和离心泵子系统通信连接，控制子系统用于采集并显示管路循环子系统和离心泵子系统的运行参数；控制子系统还用于根据操控指令调整管路循环子系统和离心泵子系统的运行参数。④离心泵子系统，与管路循环子系统贯通连接，用于向体外肺脏泵入灌注修复液。⑤呼吸机子系统，与管路循环子系统贯通连接，用于向体外肺脏提供氧气，并进行肺复张。⑥服务器，与控制子系统通信连接，用于存储运行参数。⑦移动监控设备，分别与服务器和控制子系统通信连接。

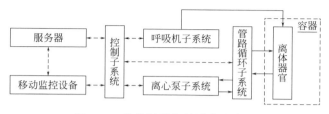

图 6-25　体外肺脏机械灌注示意图

管路循环子系统包括灌注修复液管路、连接动静脉之间的桥管、储液罐、膜肺氧合器、混合气装置、恒温水浴装置、气管管路、过滤器和桥管：①储液罐与离心泵子系统连接，该离心泵子系统还通过灌注液管路与膜肺氧合器连接，用于将储液罐中的灌注液泵入膜肺氧合器；②混合气装置通过气管管路与膜肺氧合器连接，用于向膜肺氧合器中输入与灌注液进行气体交换的混合气体；③恒温水浴装置通过管路与膜肺氧合器连接，用于向膜肺氧合器输入与灌注液进行热交换的流动水；④膜肺氧合器依次通过过滤器和桥管连接至体外肺脏的动脉管腔，用于对经气体交换后的灌注液进行过滤并灌注至体外肺脏中；⑤该体外肺脏通过静脉管腔将灌注液回流至储液罐中。

2. 肺脏机械灌注的灌注液方案

（1）Steen 液　瑞典隆德大学 Steen 等首次研制出低钾右旋糖苷白蛋白灌注液进行体外肺灌注以防止肺水肿，改善移植效果，并于 2001 年首次使用其进行供肺 EVLP 评估，然后成功完成移植。2007 年，他们再次使用此灌注液对 1 例边缘性供肺进行 EVLP 转流评估，最终将左侧供肺成功移植。由于 Steen 液具有生理性晶体渗透压和较高的胶体渗透压的特性，使得在灌注过程中可以清除肺间质和肺泡多余的水分，稳定细胞连接，确保肺泡毛细血管膜的完整性，用于 EVLP 后的肺移植效果良好，使其成为各大肺移植中心中的最广泛应用的灌注液，已经有多年的应用历史，目前的多伦多 EVLP 系统和 Lund 系统使用的灌注液均为 Steen 液。

区别于其他器官的灌注液，肺移植使用的 Steen 液主要成分与细胞外液成分相似，是一种低钾细胞外液型灌注液，包含了 Na^+、K^+、Cl^-、Ca^{2+}、Mg^{2+} 等无机离子和右旋糖苷 40、白蛋白、葡萄糖。每部分成分的作用如下。

① 白蛋白是灌注液里面最重要的成分，主要作用提供胶体渗透压，防止灌注过程产生肺水肿。其次白蛋白的分解产物氨基酸可以为细胞提供营养物质，白蛋白还可以结合微量元素等营养物质，进行营养物质运输。最后还有其他研究发现

白蛋白对维持细胞内其他的酶稳定有重要作用。

②右旋糖苷 40 作为一种温和的自由基清除剂，可以在灌注过程中减轻缺血再灌注过程中产生的自由基，从而减轻缺血再灌注损伤。另外，可以在炎症反应或者凝血导致损伤时保护肺内皮细胞。右旋糖苷也可以提供部分胶体渗透压。

③低钾型细胞外液成分可以减少缺血再灌注自由基的生成，防止灌注过程血管痉挛。

根据现行的肺移植标准，约有五分之四的捐献肺无法达到移植标准而被丢弃掉。而通过 Steen 液进行 EVIP 可以有效扩大供体池，许多移植中心已经接受了这种方式，并将越来越多的边缘性肺通过这样的方式应用于肺移植当中。尽管有多年的使用经验，Steen 液在肺灌注机制方面仍有待深入研究，少有文献报道。Roberto Carnevale 深入研究了 Steen 液在抗自由基方面的具体作用。该研究小组通过使用 Steen 液培养人白细胞和红细胞，并在其中加入可以产生自由基的刺激因子，研究发现 Steen 液可以降低 NADPH 酶活性以及增加 NO 的生成从而减少氧自由基 ROS 及 NOX2 的生成。

（2）OCS 液 OCS 液为另一个常用的灌注液，由 Transmedics 公司生产，并在 OCS（Organ care system）系统中应用。与 EVLP 系统相似，OCS 系统也为模拟人体生理性环境的体外肺灌注系统，用来保存和灌注肺脏。OCS 液在 Perfadex 液的基础上改进而来，含有与 Perfadex 液相似的成分和浓度，但其在用于体外肺灌注时临时增加碳酸氢钠缓冲剂及营养素、红细胞等成分提高灌注效果，目前 OCS 团队已报道了 24h 的延长的体外肺灌注时间。

OCS 液主要组分如下。

- 5% 右旋糖苷 40
- Na^+ 137mmol/L
- K^+ 10.2mmol/L
- Mg^{2+} 0.8mmol/L
- Cl^- 147mmol/L
- SO_4^{2-} 0.8mmol/L
- $H_2PO_4^-$ plus HPO_4^{2-} 0.8mmol/L
- 葡萄糖 11mmol

（3）国产的 EVLP 灌注液 目前肺移植中使用的灌注保存液主要为 Steen 液和 OCS 液，依靠进口，价格昂贵，产品单一，严重限制了我国肺移植的发展。并且目前临床肺灌注的安全时间仅为 4～6h。研究可以长期有效保存供肺，并且能够进行肺灌注修复的灌注液成为当前器官保存和修复领域研究的焦点。因此，对现有灌注及保存液进行改良以及研发新型的灌注及保存液，无疑将成为另一个发展趋势。

笔者带领的无锡肺移植团队目前正在积极探索 EVLP 供肺修复的研究和 EVLP 灌注液的研发，笔者团队以 LPDG-R 液为基础液加入白蛋白配制成的新型的肺灌注液代替昂贵的 Steen 液，大大降低了成本，为我国肺移植事业做出重要贡献。目前国产 EVLP 灌注液的研发正在实验室研发阶段。

(四) EVLP 的适应证及评估方法

目前临床上 EVLP 的适应证主要是脑死亡供者的边缘供肺和心脏死亡供肺。国外学者提出的 EVLP 可归纳如下。

（1）供肺氧合指数 $PaO_2/FiO_2 < 300mmHg$（$1mmHg = 0.133kPa$）；

（2）胸部 X 线片或体格检查显示有感染或肺水肿的征象；

（3）取肺过程中检查示肺顺应性较差；

（4）10 次以上的输血史或可疑的误吸；

（5）DCD 供者热缺血前期（撤除生命支持治疗到心脏停搏）间隔时间大于 60min。

目前采用的 EVLP 灌注装置模拟生理状态下的灌注方式，并给予肺部气管插管和机械通气等支持手段。在 EVLP 过程中对供肺进行全方位评估，利用多种传感器测量 EVLP 系统中的多种参数，包括肺动静脉气体分压、pH、温度、流量、灌注压、通气参数等，此外，组织学、影像学等技术也可应用于肺功能状态的评估。通过这些测量手段可以在 EVLP 过程中任意时间得到即时数据从而量化肺功能指标，有助于对肺功能的评估。这种连续、多参数的评估方式使得移植团队对"边缘供肺"是否符合移植标准并实施移植的决策更可靠。EVLP 4～6h 后，若供肺达到可移植标准，则进入临床肺移植程序；若供肺仍不达标，则将该供肺废弃。

EVLP 中的观察指标包括 6 个。

（1）灌注液气体和血流动力学　局部氧分压（PaO_2）和二氧化碳分压（$PaCO_2$）、氧合指数（PaO_2/FiO_2）、肺血管阻力（pulmonary vascular resistance，PVR）｛$PVR = PAP/pulmonary\ artery\ flow \times 80[dynes/(s \cdot cm^5)]$｝以及肺顺应性［潮气量/气道平台压力 − PEEP（mL/cmH_2O）］是 EVLP 过程中评估肺功能的直接指标。

（2）肺干湿重量比（W/D of lung weight ratio）　肺干湿重量比已经成为一种间接但可靠的评估指标。通过比较不同时间段所取到标本的肺干湿重量比，可以判断供肺保存质量以及供肺是否发生肺水肿、再灌注损伤、肺泡损伤等。

（3）葡萄糖消耗量及乳酸水平　通过监测 EVLP 期间葡萄糖消耗量和乳酸水平可以估计肺的代谢情况，进而推断肺功能。Valenza 等通过对 EVLP 猪模型研究，发现肺功能越差，EVLP 期间肺葡萄糖消耗量就越大，并且葡萄糖消耗与肺水肿有关。

（4）组织学评估 观察供肺在 EVLP 不同阶段的病理切片可以直接发现肺损伤征象，如水肿、出血等。Medeiros 等通过对 16 例不符合肺移植标准的供肺研究发现，经 EVLP 后，肺水肿征象较前减轻，凋亡细胞的平均数量有减少趋势（EVLP 前 $40/mm^2$ 及 EVLP 后 $20/mm^2$，$P=0.063$）。

（5）影像学评估 常规 X 线、螺旋 CT 等影像学技术的应用可以用来证实临床诊断，如肺水肿征象在 EVLP 前后的变化等。

（6）炎性因子的表达 在缺血再灌注损伤过程中，细胞因子在介导导致肺永久功能失调的炎性损伤中起重要作用。Sadari 等对 7 例未达到移植标准的供肺研究发现，在经过 12 h 的 EVLP 之后，促炎细胞因子白细胞介素-8（Interleukin，IL-8）、IL-6、单核细胞趋化蛋白-1（monocyte chemoattractantprotein-1，MCP-1）和粒细胞集落刺激因子（granulocyte colony-stimulating factor，G-CSF）表达增多，GM-CSF 表达减少，而抗炎细胞因子 IL-10 在 EVLP 过程中未被检测出。

（陈静瑜）

参 考 文 献

[1] 顾畅，叶波，孙益峰，等.离体肺灌注技术在肺移植中的应用进展 [J].中国胸心血管外科临床杂志，2016，11：1103-1107.

[2] Aboelnazar N，Himmat S，Freed D，et al. Ex-Vivo Lung Perfusion：From Bench to Bedside [J]. Research Gate，2016，10：235-256.

[3] 胡春晓，许波，王志萍，等.特发性肺动脉高压患者肺移植围手术期应用体外膜肺氧合的临床效果 [J].中华器官移植杂志，2017，38（5）：267-271.

[4] 黄伟明，朱艳玲，荣健.体外循环搏动灌注在心肺移植中的应用 [C] //广东省生物医学工程学会.2008 广州（国际）生物医学工程学术大会论文集，2008：54.

[5] 李海斌，石炳毅，张向华，等.体外膜肺氧合技术在心肺移植中的应用 [J].解放军医学院学报，2012，33（1）：9-11.

[6] 欧竹君，李芸，赵萍，等.1 例双肺序贯移植术后应用体外膜肺氧合技术的护理 [J].中华现代护理杂志，2007，13（36）：3592-3594.

[7] 潘旭峰，王瑞，付世杰，等.体外肺灌注技术在肺移植中的应用进展 [J].中华外科杂志，2016，54（12）：944-946.

[8] 张真榕，刘德若.肺移植供肺保存技术的进展 [J].北京医学，2007，29（5）：297-300.

[9] Carnevale R，Biondizoccai G，Peruzzi M，et al. New Insights into the Steen Solution Properties：Breakthrough in Antioxidant Effects via NOX2 Downregulation [J]. Oxidative Medicine & Cellular Longevity，2015，2014（7）：242180.

[10] 陈静瑜.一种用于器官移植的灌洗保存液 [P].CN 1415200 A.2003.

[11] Kwon K Y，Cho C H，Kang Y N，et al. Ultrastructural evaluation of the protective effect of nitroglycerin in preservation-reperfusion injury of rat lungs [J]. Transplantation Proceedings，2004，36（7）：1936-

1938.

［12］严飞. 持续肺动脉灌注含乌司他丁氧合冷血对体外循环后肺损伤保护作用的临床研究［D］. 新疆医科大学，2010.

［13］Kaestle S M，Reich C A，Yin N，et al. Nitric oxide-dependent inhibition of alveolar fluid clearance in hydrostatic lung edema［J］. American Journal of Physiology Lung Cellular & Molecular Physiology，2007，293（4）：859-869.

［14］Gazoni L M，Laubach V E，Mulloy D P，et al. Additive protection against lung ischemia-reperfusion injury by adenosine A2A receptor activation before procurement and during reperfusion［J］. Journal of Thoracic & Cardiovascular Surgery，2008，135（1）：156-165.

［15］Nishi H，Date H，Aoe M，et al. Canine bilateral lung transplantation after 18-hour preservation using non-heart-beating donors［J］. Journal of Heart & Lung Transplantation，2007，26（6）：610-616.

［16］王凯. 体外膜肺氧合在肺移植围术期的应用进展［J］. 实用器官移植电子杂志，2016，4（3）：190-192.

［17］王兴安，姜格宁. 我国肺移植的发展现状：问题与反思［J］. 中华外科杂志，2016，54（12）：881-885.

［18］Steen S，Sjöberg T，Pierre L，et al. Transplantation of lungs from a non-heart-beating donor［J］. Lancet，2001，357：825-829.

［19］Cypel M，Yeung J C，Hirayama S，et al. Technique for prolonged normothermic ex vivo lung perfusion［J］. J Hear Lung Transpl，2008，27：1319-1325.

［20］王凯. 体外膜肺氧合在肺移植围术期的应用进展［J］. 实用器官移植电子杂志，2016，4（3）：190-192.

［21］Andreasson A S，Dark J H，Fisher A J. Ex vivo lung perfusion in clinical lung transplantation-state of the art［J］. European journal of cardio-thoracic surgery：official journal of the European Association for Cardio-thoracic Surgery，2014，46（5）：779-788.

［22］杨柯佳，刘峰，陈静瑜，等. 体外肺灌注技术在肺移植中的应用优势及研究进展［J］. 实用器官移植电子杂志，2017，5（5）：375-378.

［23］张航，崔键. 体外肺灌注在肺移植中的研究进展［J］. 中华胸部外科电子杂志，2015，2（4）：222-226.

［24］Andrade C F，Martins L K，Tonietto T A，et al. Partial liquid ventilation with perfluorodecalin following unilateral canine lung allotransplantation in non-heart-beating donors［J］. Journal of Heart & Lung Transplantation，2004，23（2）：242-251.

［25］Carrel A，Lindbergh C A. The culture of whole organs［J］. Science，1935，81：621-623.

［26］Steen S，Ingemansson R，Eriksson L，et al. First human transplantation of a nonacceptable donor lung after reconditioning ex vivo［J］. Ann Thorac Surg，2007，83：2191-2194.

［27］Cypel M，Yeung J C，Liu M，et al. Normothermic ex vivo lung perfusion in clinical lung transplantation［J］. N Engl J Med，2011，364：1431-1440.

［28］Machuca T N，Mercier O，Collaud S，et al. Lung transplantation with donation after circulatory determination of death donors and the impact of ex vivo lung perfusion［J］. Am J Transplant，2015，15：993-1002.

［29］Valenza F，Rosso L，Coppola S，et al. Ex vivo lung perfusion to improve donor lung function and increase the number of organs available for transplantation［J］. Transpl Int，2014，27（6）：553-561.

［30］Piantadosi C A，Carraway M S，Babiker A，et al. Heme oxygenase-1 regulates cardiac mitochondrial biogenesis via Nrf2-mediated transcriptional control of nuclear respiratory factor-1［J］. Circ Res，2008，103：1232.

［31］张晓阳，李欣. 离体肺灌注技术的应用现状［J］. 中国体外循环杂志，2015，4：245-248.

[32] 祝艳翠.三种不同体外肺灌注方式对犬离体肺保护作用的对比研究 [D].昆明医科大学，2017.

[33] Wallinder A，Ricksten S E，Silverborn M，et al. Early results in transplantation of initially rejected donor lungs after ex vivo lung perfusion：a case-control study [J]. Eur J Cardiothorac Surg，2014，45（1）：40-44.

[34] Henriksen I，Sørensen H M，Christian H M，et al. First Danish experience with ex vivo lung perfusion of donor lungs before transplantation [J]. Dan Med J，2014，61（3）：1-6.

[35] Aigner C，Slama A，Hötzenecker K，et al. Clinical ex vivo lung perfusion-pushing the limits [J]. Am J Transplant，2012，12：1839-1847.

[36] Cypel M，Yeung J C，Machuca T，et al. Experience with the first 50 ex vivo lung perfusions in clinical transplantation [J]. J Thorac Cardiovasc Surg，2012，144：1200-1206.

[37] Nakajima D，Cypel M，Bonato R，et al. Ex vivo perfusion treatment of infection in hunman donor lungs [J]. AmJ Transplant，2016，16（4）：1229-1237.

[38] Machuca T N，Mercier O，Collaud S，et al. Lung transplantation with donation after circulatory determination of death donors and the impact of ex vivo lung perfusion [J]. Am J Transplant，2015，15（4）：993-1002.

[39] Moradiellos Diez F J，Varela de U A. Ex-vivo Perfusion：Assessment，Recovery and Optimisation of Human Lungs for Transplant [J]. Archivos De Bronconeumología，2010，46（5）：213-214.

[40] Oka T，Puskas J D，Mayer E，et al. Low-potassium UW solution for lung preservation. Comparison with regular UW，LPD，and Euro-Collins solutions [J]. Transplantation，1991，52（6）：984-988.

[41] Ott H C，Clippinger B，Conrad C，et al. Regeneration and orthotopic transplantation of a bioartificial lung [J]. Nature Medicine，2010，16（8）：927-933.

[42] Paik H C，Haam S J，Park M S，et al. Ex VivoLung Perfusion of Cardiac-death Donor Lung in Pigs [J]. The Journal of the Korean Society for Transplantation，2014，28（3）：154.

[43] Popov A F，Sabashnikov A，Patil N P，et al. Ex Vivo Lung Perfusion-State of the Art in Lung Donor Pool Expansion [J]. Medical Science Monitor Basic Research，2015，21：9-14.

[44] Sang W P，Kim M，Brown K M，et al. Paneth cell-derived interleukin-17A causes multiorgan dysfunction after hepatic ischemia and reperfusion injury [J]. Hepatology，2011，53（5）：1662.

[45] Steen S，Berg T，Pierre L，et al. Transplantation of lungs from a non-heart-beating donor [J]. Lancet，2001，357（9259）：825-829.

[46] Tikkanen J M，Marcelo C，Machuca T N，et al. Functional outcomes and quality of life after normothermic ex vivo lung perfusion lung transplantation [J]. J Heart Lung Transplant，2015，34（4）：547-556.

[47] Valenza F，Rosso L，Pizzocri M，et al. The consumption of glucose during ex vivo lung perfusion correlates with lung edema [J]. Transplantation Proceedings，2011，43（4）：993-996.

[48] Van Schil P E，Hendriks J M，Van Putte B P，et al. Isolated lung perfusion and related techniques for the treatment of pulmonary metastases [J]. European journal of cardio-thoracic surgery，2008，33（3）：487-496.

[49] Warnecke G，Moradiellos J，Tudorache I，et al. Normothermic perfusion of donor lungs for preservation and assessment with the Organ Care System Lung before bilateral transplantation：a pilot study of 12 patients [J]. The Lancet，2012，380（9856）：1851-1858.

[50] Steen S. Evaluation and preservation solution：EP [P]. US8012677.

[51] Ware L B，Wang Y B，Fang X H，et al. Assessment of langs rejected for transplantation and implications

for donor selection [J]. Lancet 2002，360：619-620.

[52] Loor G，Howard B T，Spratt J R，et al. Prolonged EVLP using OCS lung：cellular and acellular perfu-
    sates [J]. Transplantation，2017，101：2303-2311.

[53] Spratt J R，Mattison L M，Iaizzo P A，et al. An experimental study of the recovery of injured porcine
    lungs with prolonged normothermic cellular ex vivo lung perfusion following donation after circulatory
    death [J]. Transpl Int，2017，30：932-944.

[54] Inci I，Ampollini L，Arni S，et al. Ex vivo reconditioning of marginaldonor lungs injured by acid aspira-
    tion [J]. J Heart Lung Transplant，2008，27（11）：1229-1236.

[55] Valenza F，Rosso L，Pizzocri M，et al. The consumption of glucoseduring ex vivo lung perfusion corre-
    lates with lung edema [J]. Transplant Proc，2011，43（4）：993-996.

[56] Meers C M，Tsagkaropoulos S，Wauters S，et al. A model of ex vivoperfusion of porcine donor lungs in-
    jured by gastric aspiration：astep towards pretransplant reconditioning [J]. J Surg Res，2011，170（1）：
    159-167.

[57] Medeiros I L，Pêgo-Fernandes P M，Mariani A W，et al. Histologicand functional evaluation of lungs re-
    conditioned by ex vivo lungperfusion [J]. J Heart Lung Transplant，2012，31（3）：305-309.

[58] Egan T M，Haithcock J A，Nicotra W A，et al. Ex vivo evaluation of human lungs for transplant suita-
    bility [J]. Ann Thorac Surg，2006，81（4）：1205-1213.

[59] De Perrot M，Sekine Y，Fischer S，et al. Interleukin-8 release duringearly reperfusion predicts graft
    function in human lung transplantation [J]. Am J Respir Crit Care Med，2002，165（2）：211-215.

[60] Sadaria M R，Smith P D，Fullerton D A，et al. Cytokine expressionprofile in human lungs undergoing
    normothermic ex-vivo lungperfusion [J]. Ann Th orac Surg，2011，92（2）：478-484.

第三节　动物实验进展

　　EVLP 模型可以用于小动物的实验研究，动物实验为 EVLP 的研究提供了方便。Pierre 等对大鼠肺进行了 EVLP 研究，证明缓慢（即渐进）再灌注的危害小于快速再灌注。Silva 等研究了经过 EVLP 的大鼠肺，证实肺保存技术扰乱了肺结构，导致缺血再灌注损伤。Paego-fernandes 等利用一种 IL-22 分离系统进行了研究，该系统被称为"离体大鼠或豚鼠肺灌注系统"。该系统可以对心肺模块进行通气和灌注，能够测量呼吸力学和血流动力学参数。很多研究通过比较灌注液或通过灌注液中添加剂的影响，对该系统本身和肺脏保存进行评估。

　　尝试使用 EVLP 逆转 DBD 和 DCD 动物模型的肺损伤。尽管与使用盐酸诱导气道损伤的动物模型相比，误吸要复杂得多，误吸及其在气道中的毒性作用是众所周知的。Meers 等在猪模型中证实 EVLP 可用于 2h 内的胃酸性肺损伤。这些肺有肺水肿、PVR 升高、顺应性降低等表现。在进一步的研究中，还发现氧合受损和胃酸损伤引起的炎症反应增加。Sahara 等在 GalT-KO（半乳糖转移酶基因敲除）猪中使用了人血灌注与野生型进行对比。他们发现 PVR 在 GalT-KO 组中有较小的增长。然而，此研究并没有研究血管外肺含血量。我们认为补体（C3a）的减少、血小板活化和肺内血小板沉积可以保护肺免受伤害。

肺组织中富含乳酸脱氢酶，能催化丙酮酸转化为乳酸和NADPH。乳酸可以抑制糖酵解，从而降低葡萄糖的供应，影响肺的活性。肺脏代谢是产生乳酸的生理过程之一。在猪的模型中使用标准化的人类脑电图协议，Valenza等证明高葡萄糖消耗决定了肺功能和肺水肿的恶化。虽然乳酸盐的产生和消耗是一个持续的过程，但正如Koike等的猪模型所显示的，乳酸/丙酮酸（L/P）和葡萄糖水平可能是预后不良的指标。他们发现，经过4h EVLP的弃肺中，L/P比率明显较高。在啮齿动物的模型中，低温环境下的卵黄蛋白降低了PVR，增加了氧合和肺顺应性。这防止了缺血再灌注损伤，与活性氧的减少有关。

EVLP开辟了对某些疾病的一些可能的治疗途径。在一项随机研究中，在猪的模型中注入了舒喘宁或安慰剂。在治疗组中发现了肺动脉收缩压降低、氧合和肺力学指标改善。腺苷A2A激动剂在EVLP期间使用，可以降低湿/干比和炎症细胞因子，如干扰素-f、白细胞介素（IL-1a、IL-6和IL-8）。在急性肺损伤猪模型中，甲强龙和克拉霉素在肺水肿、PVR或肺顺应性方面没有改善作用。卡多索等在一个啮齿动物模型中发现，静脉注射和使用卤代前列腺素I2可以改善肺力学，与生理盐水相比，肺动脉压降低。预防性表面活性剂吸入已被证明可以提高肺顺应性，降低与ATP水平增加相关的PVR，并降低IL-6和IL-6/IL-10的mRNA比率。初步证据表明，可溶性三糖聚合物（GAS914）有望结合aGal抗体，从而保护肺异种移植物免受超急性排斥。研究人员观察到，一种混合了GAS914的猪模型中，超急性排斥的发生率较低。在DCD啮齿动物模型中，一氧化氮（NO）对一氧化氮合成酶或减少缺血再灌注损伤和毛细血管泄漏没有影响。这与湿/干比率的降低有关，而且现在越来越多人使用这种方法。Yeung等对猪进行了人IL-10基因的腺病毒随机转移到体外或体内组，发现了体外灌注组肺功能改善和炎症减轻。

猪肺移植模型目前比较成熟，世界上多个肺移植中心均可开展。此模型被用来测试EVLP疗效、缺血再灌注损伤治疗药物的效果等。此外，猪肺误吸损伤模型、DCD模型均已成熟开展，用于移植损伤修复相关研究。

在EVLP系统构造和参数设置方面，Wipp等的一项研究表明，在EVLP中使用开放式管路和旋转泵，相对于使用闭合管路和离心泵，更有利于减轻肺水肿。在大鼠模型中，Fisher等表明，在12mg/(min·g)的低流量灌注在保护肺水肿方面优于25mg/(min·g)。Sasaki等在兔模型中，测试了不同的灌注压力，得出的结论是10～15mmHg的压力没有伴有肺水肿，而少于5mmHg或超过20mmHg则导致肺水肿增加、肺功能不良。肺泡压力梯度（肺泡压力和胸膜内压力的差异）影响毛细血管通透性和水肿的形成。Cypel等采用低压灌注程序（占心脏输出量的40%），对猪和人肺进行体外灌注后12h，肺功能仍保持良好。

目前最完善和最广泛使用的 EVLP 方案是 Lund 和 Toronto 的方案。两种方案在温度调节、灌注和通气策略方面存在差异（图 6-26）。Lund 方法基于温度设置点的逐渐升高，而 Toronto 方法的目标是在时间设置点提高温度。Lund 方法中达到的最大流量是 100% 的心排血量，而多伦多流量只有 40% 的心排血量。在两种方案中，灌注液的最大流量都受到预设的安全上限的限制。Lund 方案使用 50% FiO_2，而多伦多协议使用 21% FiO_2。在 Lund 方案中，通气系统在 32℃ 时启动，根据重量计算其在设定温度下的呼吸速率和潮气量，而多伦多方案使用 7ml/kg 的潮气量和每分钟固定的呼吸次数。白细胞过滤器是 EVLP 的组成部分，但其价值目前存在争议。Noda 等研究表明，EVLP 过程中的循环白细胞会损害供肺，而白细胞滤器可通过去除这些白细胞而提高肺功能。而 Kakishita 等通过在猪 EVLP 模型中证实了使用吸附剂膜可降低灌注液和肺组织中 IL-8 和 TNF-α，然而，这并不能改善 EVLP 后的肺功能。关于白细胞滤器的作用目前尚无定论，需要进一步研究。

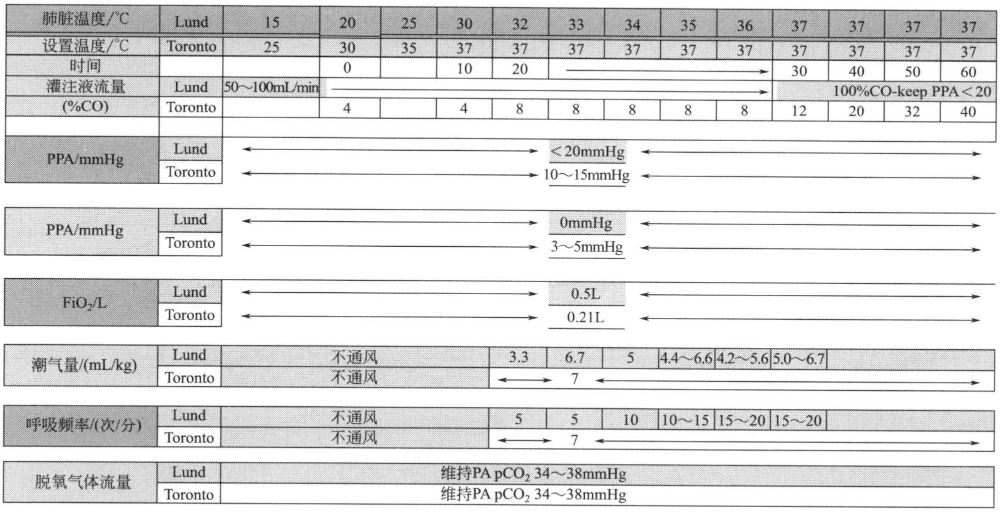

肺脏温度/℃	Lund	15	20	25	30	32	33	34	35	36	37	37	37	37
设置温度/℃	Toronto	25	30	35	37	37	37	37	37	37	37	37	37	37
时间			0		10	20	→				30	40	50	60
灌注液流量	Lund	50~100mL/min	→								100%CO-keep PPA<20			
(%CO)	Toronto		4		4	8	8	8	8	8	12	20	32	40
PPA/mmHg	Lund	←				<20mmHg								→
	Toronto	←				10~15mmHg								→
PPA/mmHg	Lund	←				0mmHg								→
	Toronto	←				3~5mmHg								→
FiO₂/L	Lund	←				0.5L								→
	Toronto	←				0.21L								→
潮气量/(mL/kg)	Lund	不通风			3.3	6.7	5	4.4~6.6	4.2~5.6	5.0~6.7				
	Toronto	不通风			←	7								→
呼吸频率/(次/分)	Lund	不通风			5	5	10	10~15	15~20	15~20				
	Toronto	不通风			←	7								→
脱氧气体流量	Lund		维持PA pCO₂ 34~38mmHg											
	Toronto		维持PA pCO₂ 34~38mmHg											

图 6-26 比较 Lund 和 Toronto EVLP 肺灌注-通气操作的异同

在 EVLP 中多种潜在的肺活性生物标志物已被研究。在 12 个肺样本队列中，Koike 等发现，在 EVLP 期间乳酸含量明显增高的供肺术后发生排斥反应的概率增加。然而，在他们后续的一项更大的研究（24 个肺）中，同样的学者没有发现 L/P 比率与移植后早期结果之间存在相关性。内源性 NO 合成酶水平在可移植肺中高于应用 EVLP 未成功修复的供肺，可能作为同种异体移植物功能的早期预测指标。目前还没有令人信服的 EVLP 生物标记能预测移植物的功能。

（陈静瑜）

参 考 文 献

［1］ Pierre A F，De Campos K N，Liu M，et al. Rapid reperfusion causes stress failure in ischemic rat lungs ［J］. J Thorac Cardiovasc Surg，1998，116 (6)：932-942.

［2］ Silva C A，Carvalho R S，Cagido V R，et al. Influence of lung mechanical propertiesand alveolar architecture on the pathogenesis ofischemia-reperfusion injury ［J］. Interact Cardiovasc Thorac Surg，2010，11 (1)：46-51.

［3］ Pêgo-Fernandes P M，Werebe E，Cardoso P F，et al. Experimental model of isolated lung perfusion in rats：first Brazilian experience usingthe IL-2 isolated perfused rat or guinea pig lung system ［J］. Transplant Proc，2010，42 (2)：444-447.

［4］ Pêgo-Fernandes P M，Werebe Ede C，Cardoso P F，et al. Experimentalmodel of isolated lung perfusion in rats：techniqueand application in lung preservation studies ［J］. J BrasPneumol，2010，36 (4)：490-493.

［5］ Simões E A，Pêgo-Fernandes P M，Cardoso P F，et al. Comparing theperformance of rat lungs preserved for 6 or 12 hoursafter perfusion with low-potassium dextran orhistidine-tryptophan-ketoglutarate ［J］. TransplantProc，2011，43 (5)：1520-1524.

［6］ Cardoso P F，Pazetti R，Moriya H T，et al. An experimental ratmodel of ex vivo lung perfusion for the assessment oflungs after prostacyclin administration：inhaled versusparenteral routes ［J］. J Bras Pneumol. 2011；37 (5)：589-597.

［7］ Wipper S，Janna L，Dupree A，et al. 493：Ex-Vivo Repair of Donor Pig-Lungs Damaged by Aspiration ［J］. Journal of Heart & Lung Transplantation，2009，28 (2)：S237.

［8］ Meers C M，Tsagkaropoulos S，Wauters S，et al. A Model of Ex Vivo Perfusion of Porcine Donor Lungs Injured by Gastric Aspiration：A Step Towards Pretransplant Reconditioning ［J］. Journal of Surgical Research，2011，170 (1)：159-167.

［9］ Cypel M，Pierre K，Yasufuku M，et al. 325 5 years experience with lung donation after cardiacdeath ［J］. J Heart Lung Transplant，2012，31：S116.

［10］ Meers C M，Wever W，Verbeken E，et al. A porcine model to study ex vivo reconditioning of injured donor lungs ［J］. J Surg Res 2011；166：e175-e185.

［11］ Sahara H，Nagashima H，Sekijima M，et al. Prevention of hyper-acute pulmonary xenograft dysfunction using GalT-KO swine in an ex-vivo lung perfusion model ［J］. Xenotransplantation，2011，18：299.

［12］ Nguyen B N，Azimzadeh A M，Schroeder C，et al. Absence of Gal epitope prolongs survival of swinelungs in an ex vivo model of hyperacute rejection ［J］. Xenotransplantation，2011，18：94.

［13］ Ohsumi A，Hamasaki A，Nakagawa H，et al. A model explaining genotypic and ontogenetic variation of leaf photosynthetic rate in rice (Oryza sativa) based on leafnitrogen content and stomatal conductance ［J］. Ann Bot，2007，99：265.

［14］ Valenza F，Rosso L，Pizzocri M，et al. The consumption of glucose during ex vivo lungperfusion correlates with lung edema ［J］. Transplant Proc，2011，43：993.

［15］ Otani N，Nawashiro H，Fusui S，et al. Enhanced hippocampal neurodegeneration after traumaticor kainate excitotoxicity in GFAP-null mice ［J］. J Clin Neurosci，2006，13：934.

［16］ Koike T，Yeung S C，Cypel M，et al. 283：Lactate production during acellular normothermic ex vivopig and human lung perfusion ［J］. J Heart Lung Transplant，2010，29：S96

［17］ Nakajima D，Yamada T，Chen F，et al. Hypothermic ex vivo perfusion prevents ischemiareperfusion injury in rat lungs from non-heart-beating donors ［J］. J Heart Lung Transplant，2011，30：S142.

［18］ Valenza F，Rosso L，Coppola S，et al. Beta-adrenergic agonist infusion during extracorporeal lung perfu-
sion：effects on glucose concentration in the perfusionfluid and on lung function ［J］. J Heart Lung Trans-
plant，2012，31：524.

［19］ Emaminia A，Damien J L，Zhao Y，et al. Adenosine A2A agonist improves lung functionduring ex vivo
lung perfusion ［J］. Ann Thorac Surg，2011，92：1840.

［20］ Meers C M，Wauters S，Verbeken E，et al. Preemptive therapy with steroids but not macrolidesim-
proves gas exchange in caustic-injured donor lungs ［J］. J Surg Res，2011，170：e141.

［21］ Cardoso P F，Pêgo-Fernades P M，Canzian M，et al. An experimental rat model of ex vivo lung perfusion
for the assessment of lungs after prostacyclin administration：inhaledversus parenteral routes ［J］. J Bras
Pneumol，2011，37：589.

［22］ Wiebe K，Mehmet O，Jochen P，et al. Potential of an injectable polymer to prevent hyperacuterejection
of ex vivo perfused porcine lungs ［J］. Transplantation，2006，82：681.

［23］ Kurrek M M，Castillo L，Bloth K D，et al. Inhaled nitric oxide does not alter endotoxininduced nitric ox-
ide synthase activity during rat lung perfusion ［J］. J Appl Physiol，1995，79：1088.

［24］ Lindberg L，Sjöberg T，Ingemansson R，et al. Inhalation of nitric oxide after lung transplantation ［J］.
Ann Thorac Surg，1996，61：956.

［25］ Dong B M，Abano J B，Egan T M. Nitric oxide ventilation of rat lungsfrom non-heart-beating donors im-
proves posttransplant function ［J］. Am J Transplant，2009，9：2707.

［26］ Yeung J C，Wagnetz D，Koike T，et al. Ex vivo adenoviral vector gene delivery results indecreased vec-
tor-associated inflammation pre-and post-lung transplantation in the pig ［J］. Mol Ther，2012，
20：1204.

［27］ Cypel M，Liu M，Rubacha M，et al. Functional repair of human donor lungs by IL-10 genetherapy ［J］.
Sci Translat Med，2009，1：4ra9.

［28］ Hauge A，Lunde P，Waaler B. Vasoconstriction in isolated blood-perfusedrabbit lungs and its inhibition
by cresols ［J］. Acta Physiol Scand，1966，66：226.

［29］ Pearse D，Sylvester J. Spontaneous injury in isolated sheep lungs：role of resident polymorphonuclear leu-
kocytes ［J］. J Appl Physiol，1992，72：2475.

［30］ Medeiros I L，Pêgo-Fernandes P M，Wasum A，et al. Histologic and functional evaluation of lungsrecon-
ditioned by ex vivo lung perfusion ［J］. J Heart Lung Transplant，2012，31：305.

［31］ Wipper S，Rittberg Y，Lindner J，et al. Closed or open circuit during ex-vivo lung perfusion for recondi-
tioning of damaged donor-lungsVwhich shall we use? ［J］. J HeartLung Transplant，2010，29：S79.

［32］ Sasaki M，Rhusuke M，Yukio C，et al. Influence of pulmonary arterial pressure during flushingon lung
preservation ［J］. Transplantation，1996，61：22.

［33］ Fu Z，Costello M，Tsukimoto K. High lung volume increases stressfailure in pulmonary capillaries ［J］. J
Appl Physiol，1992，73：123

［34］ Cypel M，Jonathan C Y，Hirayama S，et al. Technique for prolonged normothermic ex vivo lungperfu-
sion ［J］. J Heart Lung Transplant，2008，27：1319.

［35］ Cypel M，Rubacha M，Yeung J，et al. Normothermic ex vivo perfusion prevents lung injury compared to
extended cold preservation for transplantation ［J］. Am JTransplant，2009，9：2262.

［36］ Cypel M，Keshavjee S. Extracorporeal lung perfusion ［J］. Curr OpinOrgan Transplant，2011，16：469.

［37］ Cypel M，Yeung J C，Liu M，et al. Normothermic ex vivo lung perfusion in clinical lungtransplantation ［J］. N Engl J Med，2011，364：1431.

［38］ Kakishita T，Oto T，Hori S，et al. Suppression of inflammatory cytokines duringex vivo lung perfusion with an adsorbent membrane ［J］. Ann Thorac Surg，2010，89：1773.

［39］ Koike T，Yeung J C，Cypel M，et al. Kinetics of lactate metabolism during acellular normothermic ex vivo lung perfusion ［J］. J Heart Lung Transplant，2011，30：1312.

［40］ George T J，Arnaoutakis G J，Beaty C A，et al. A physiologic and biochemical profile of clinically rejected lungs on a normothermic ex vivo lung perfusion platform ［J］. J Heart Lung Transplant，2012，31：S105.

第四节 EVLP 临床应用进展

EVLP 技术是可靠的供肺质量评估手段，通过对边缘供肺进行二次评估，筛选出具备恢复潜能的供肺，在一定程度上改善供肺短缺的局面。临床上已经有大量EVLP 应用报告，证实了 EVLP 不仅可以评估供肺，还可以保护和改善供肺功能。此外，随着研究的深入，EVLP 还在器官再生和器官的体外免疫调节方面发挥着至关重要的作用。

1. EVLP 与供肺修复

近年 EVLP 临床应用发展迅速，已从单纯的对供肺评估，发展到不仅能对供肺进行有效评估，而且能对供肺提供有效保护、延长供肺保存时间，乃至发展到对供肺损伤进行修复的新阶段。比如，EVLP 过程中通过灌注不同的药物减轻IRI，EVLP 期间吸入治疗气体（NO、CO、H_2）以减轻炎症反应和肺水肿，利用间充质干细胞治疗内毒素和感染引起的肺损伤，利用 IL-10 基因治疗以预防 IRI。当损伤类型明确时，在 EVLP 下还可针对特异性损伤进行靶向治疗。例如，大剂量广谱抗菌药物被添加到灌注液治疗供肺感染，EVLP 过程中进行肺泡灌洗和表面活性剂喷洒来治疗误吸所致猪肺损伤和 EVLP 灌注液中添加大剂量溶栓剂消除肺栓塞等。

2. EVLP 与肺脏再生工程

哈佛大学 Ott 教授等在 2010 年报道了世界第一个成功的人工再生肺脏。他们使用 EVLP 作为灌注平台，用洗涤剂洗脱掉大鼠肺脏的细胞成分，制造出大鼠肺框架结构，并用同样的灌注方法将肺上皮细胞和内皮细胞贴入此肺脏框架内，创造出全新的人工生物大鼠肺脏，随后将再生的左肺进行了原位肺移植。生物人工肺拔管后在体内提供了长达 6h 的气体交换。随后，Ott 团队改进了技术，再次制造出大鼠人工肺脏并进行了移植，植入后人工鼠肺在大鼠体内工作长达 7 天，功能良好。随后，他们将人肺和猪肺利用 EVLP 平台成功进行了去细胞化，使肺再生工程向临床迈进了一大步。类似的灌注方法目前也已被用于进行人工再生肾、心、肝的研究。

3. EVLP 与体外免疫调节

EVLP 也为器官免疫调节提供了一个潜在的平台。Martens 等在 EVLP 过程中，在气道中注入多功能干细胞，随后观察到支气管肺泡灌洗液中促炎细胞因子和中性粒细胞减少，证明了 EVLP 下应用干细胞可进行免疫系统调节，可能在移植后减少 PGD 发生。有研究证明，在 EVLP 过程中将供体器官与受体血清进行预灌注可以一定程度预防超急性排斥反应的发生。此外，体外灌注技术通过清除受体的异种反应性天然抗体，为减轻异种移植排斥反应提供了一个有效的平台。

EVLP 为供肺损伤修复提供了一条有效途径，其在接近生理温度循环基础上进行供肺保存的成功，促使了对器官保存和修复/免疫调节的进一步深入研究。为了延长 EVLP 灌注时间，需要优化目前的灌注液并对 EVLP 系统进行改进，使其更接近生理环境，以满足体外肺脏代谢需要。延长 EVLP 灌注时间为肺修复和再生打开了一扇门，此领域为当今世界研究的焦点，需要更深入的研究和新的策略来提高移植前供肺质量。

（陈静瑜）

参 考 文 献

[1] Wagner C E, Pope N H, Charles E J, et al. Ex vivo lung perfusion with adenosine A2A receptor agonist allows prolonged cold preservation of lungs donated after cardiac death [J]. J Thorac Cardiovasc Surg, 2016, 151: 538-546.

[2] Huerter M E, Sharma A K, Zhao Y, et al. Attenuation of pulmonary ischemia-reperfusion injury by adenosine A2B receptor antagonism [J]. Ann Thorac Surg, 2016, 102: 385-93.

[3] Martens A, Boada M, Vanaudenaerde B M, et al. Steroids can reduce warm ischemic reperfusion injury in a porcine donation after circulatory death model with ex vivo lung perfusion evaluation [J]. Transpl Int, 2016, 29: 1237-1246.

[4] Dong B M, Abano J B, Egan T M. Nitric oxide ventilation of rat lungs from non-heart-beating donors improves posttransplant function [J]. Am J Transplant, 2009, 9: 2707-2715.

[5] Dong B, Stewart P W, Egan T M. Postmortem and ex vivo carbon monoxide ventilation reduces injury in rat lungs transplanted from non-heart-beating donors [J]. J Thorac Cardiovasc Surg, 2013, 146: 429-436.

[6] Noda K, Shigemura N, Tanaka Y, et al. Hydrogen preconditioning during ex vivo lung perfusion improves the quality of lung grafts in rats [J]. Transplantation, 2014, 98: 499-506.

[7] Lee J W, Krasnodembskaya A, McKenna D H, et al. Therapeutic effects of human mesenchymal stem cells in ex vivo human lungs injured with live bacteria [J]. Am J Respir Crit Care Med, 2013, 187:

751-60.

[8] Cypel M，Liu M，Rubacha M，et al. Functional repair of human donor lungs by IL-10 gene therapy [J]. Sci Transl Med，2009，1： .

[9] Machuca T N，Cypel M，Bonato R，et al. Safety and efficacy of ex vivo donor lung adenoviral IL-10 gene therapy in a large animal lung transplant survival model [J]. Hum Gene Ther，2017，28：757-765.

[10] Andreasson A，Karamanou D M，Perry J D，et al. The effect of ex vivo lung perfusion on microbial load in human donor lungs [J]. J Hear Lung Transplant，2014，33：910-916.

[11] Nakajima D，Cypel M，Bonato R，et al. Ex vivo perfusion treatment of infection in human donor lungs [J]. Am J Transplant，2016，16：1229-1237.

[12] Inci I，Hillinger S，Arni S，et al. Reconditioning of an injured lung graft with intrabronchial surfactant instillation in an ex vivo lung perfusion system followed by transplantation [J]. J Surg Res，2013，184：1143-1149.

[13] Khalifé-Hocquemiller T，Sage E，Dorfmuller P，et al. Exogenous surfactant attenuates lung injury from gastric-acid aspiration during ex vivo reconditioning in pigs [J]. Transplant J，2014，97：413-418.

[14] Nakajima D，Liu M，Ohsumi A，et al. Lung lavage and surfactant replacement during ex vivo lung perfusion for treatment of gastric acid aspiration-induced donor lung injury [J]. J Heart Lung Transplant，2017，36：577-585.

[15] Ott H C，Clippinger B，Conrad C，et al. Regeneration and orthotopic transplantation of a bioartificial lung [J]. Nat Med，2010，16：927-933.

[16] Song J J，Kim S S，Liu Z，et al. Enhanced in vivo function of bioartificial lungs in rats [J]. Ann Thorac Surg，2011，92：998-1006.

[17] Gilpin S E，Guyette J P，Gonzalez G，et al. Perfusion decellularization of human and porcine lungs：bringing the matrix to clinical scale [J]. J Hear Lung Transplant，2014，33：298-308.

[18] Baptista P M，Orlando G，Mirmalek-Sani S-H，et al. Whole organ decellularization - a tool for bioscaffold fabrication and organ bioengineering [J]. Conf Proc IEEE Eng Med Biol Soc，2009，2009：6526-6529.

[19] Martens A，Ordies S，Vanaudenaerde B M，et al. Immunoregulatory effects of multipotent adult progenitor cells in a porcine ex vivo lung perfusion model [J]. Stem Cell Res Ther，2017，8：159.

[20] Cantu E，Gaca J G，Palestrant D，et al. Depletion of pulmonary intravascular macrophages prevents hyperacute pulmonary xenograft dysfunction [J]. Transplantation，2006，81：1157-1164.

[21] Azimzadeh A，Meyer C，Watier H，et al. Removal of primate xenoreactive natural antibodies by extracorporeal perfusion of pig kidneys and livers [J]. Transpl Immunol，1998，6：13-22.

第七章 ▶▶

ECMO在供体器官维护中的应用

目前社会对器官移植供体器官的需求量与日俱增，而捐献的供体器官相对不足，成为医疗界亟待解决的问题。我国于 2015 年正式全面停止使用死囚器官进行移植，公民自愿器官捐献成为我国器官移植的唯一来源。我国器官捐献受传统观念和脑死亡未正式立法的影响，自愿捐献器官者很少，因此如何对稀少捐献器官进行有效的保护和利用是器官移植医务工作者首要面对的问题。体外膜肺氧合（ECMO）作为一种重要的生命支持技术主要用于心肺功能支持患者，近年来 ECMO 在器官移植领域的应用越来越多，从对供体器官的保护到移植前及移植过程中受者的生命支持，再到移植后各种并发症的抢救，ECMO 的应用在器官移植领域取得了显著的成效。本章主要通过 ECMO 维护供体器官的机制和操作流程来讲述 ECMO 在供体器官维护中的应用。

第一节 ECMO 维护供体器官的机制研究

一、ECMO 与器官捐献

ECMO 是由血泵（人工心）提供动力将静脉血从体内引流到体外，通过膜式氧合器（人工肺）对静脉血进行氧合并排出二氧化碳，使静脉血成为高血氧含量的动脉血后注回体内以维持体内的血流和氧供。

心脏死亡器官捐献（DCD）供体可显著扩大供体池。1995 年美国马萨诸塞大学医学院首次对 DCD 心脏供体进行了分类，即 Maastricht 分类。

M-Ⅰ：入院前已经宣告死亡，但时间不超过 45min。

M-Ⅱ：于医院外发生心脏停搏，急诊入院后经心肺复苏 10min 无效，宣告死亡。

M-Ⅲ：受到严重的不可救治性损伤，通常为毁灭性脑外伤，但还没有完全达到或完全满足脑死亡的全套医学标准；同时生前有意愿捐献器官，经家属主动要求或同意，在 ICU 中有计划地撤除生命支持和治疗，主要手段为终止呼吸机人工通气给氧，使心脏缺氧而停搏及残余脑细胞彻底失活，等待死亡的发生。

M-Ⅳ：脑死亡判定成立后、器官捐献手术之前所发生的非计划性、非预见性心脏停搏。

M-Ⅴ：住院患者发生心脏停搏（2003 年新增标准），主要为 ICU 中抢救过程中发生的非计划性、非预见性心脏停搏。

在此基础上，Casavilla 等又将 DCD 分为不可控型和可控型两大类，M-Ⅰ、M-Ⅱ、M-Ⅳ和 M-Ⅴ类均属不可控型 DCD，M-Ⅲ类则属可控型 DCD。中国人体器官捐献分三类：中国一类（C-Ⅰ）即国际标准化脑死亡器官捐献（DBD），中国二类（C-Ⅱ）即国际标准化心脏死亡器官捐献（DCD），中国三类（C-Ⅲ）即中国脑-心双死亡标准捐献（DBCD）。器官捐赠者发生脑死亡后血流动力学极不稳定，使用大剂量血管活性药物如儿茶酚胺，不仅可影响外周组织的微循环灌注，导致器官功能障碍，还有可能造成心肌损害。运用 ECMO 技术将血液从体内引流至体外进行氧合，既保证了器官的血流灌注，纠正了器官的低氧血症，又避免了大量使用血管活性药物带来的不良后果，使全身氧供和血流动力学处于相对稳定的状态。

二、ECMO 维护供体器官伦理学问题

(一) 脑死亡的临床判断标准及其精准性

脑死亡概念最早由法国神经病学家提出，继美国哈佛医学院提出脑死亡标准后，世界各国专家相继发表了 30 多种关于脑死亡的诊断标准。脑死亡标准是临床诊断死亡的重要依据，决定着患者生死存亡和医生对医疗行为的选择。脑死亡供者一般大脑结构受到大面积不可逆损害且处于深度昏迷状态。在人体生理学上，机体的心、脑、肺三个重要脏器之间存在着密切的联系，其中任何一个器官的衰竭或死亡都会严重影响其他器官的功能或导致其衰竭及死亡。但是，由于医学技术的发展，特别是 ECMO 可以进行心肺功能支持，在判断捐献者脑死亡后进行 ECMO 介入，有案例出现病情好转并恢复自主呼吸功能的情况。因此从伦理学的角度出发，专业精准的脑死亡判定是 ECMO 介入维护供体器官的必要前提。

脑死亡是包括脑干在内的全脑功能不可逆的丧失，即死亡。根据 2019 年我国国家卫生健康委员会发布的《中国成人脑死亡判定标准与操作规范（第二版）》的要求，所选案例均有 3 名脑死亡判定医师，从事临床工作都超过了 5 年的执业医师进行评估判定。

脑死亡判定的先决条件：昏迷原因明确，排除各种原因的可逆性昏迷。

脑死亡临床判定：①深昏迷；②脑干反射消失；③无自主呼吸（靠机械通气、

自主呼吸激发试验均证实无自主呼吸），这三项要同时具备。

脑死亡临床确认试验：①正中神经短潜伏期体感诱发电位（SLSEP），正中神经 SLSEP 显示双侧 N9 和（或）N13 存在，P14、N18 和 N20 消失；②脑电图（EEG），成电静息状态；③经颅多普勒超声（TCD），显示颅内前循环和后循环血流呈震荡波、收缩早期尖小收缩波或血流信号消失。

临床确认试验的优先顺序为 SLSEP、EEG 及 TCD，3 项确认试验至少具备 2 项符合脑死亡判定标准。

在首次判定为脑死亡后经过 12h 再次判定仍符合标准，方可确认为脑死亡。

（二）心死亡的临床判断标准

心死亡的判定标准，即呼吸和循环停止，反应消失。由于 DCD 对于时间的限制，需要运用监测或检验来快速而准确地判断循环停止。在可能的情况下，可以应用有创动脉血压监测和多普勒超声进行确认。判定死亡时，由于在循环停止后的几分钟内心电活动仍可能存在，不应以心电监测为准。为确定循环停止的不可逆性或永久性，应观察一段时间再宣布死亡。观察期至少为 2min，不多于 5min。

三、ECMO 维护供体器官机制

（一）ECMO 原理及对器官功能保护作用机制

ECMO 亦可称为体外生命支持或体外心肺支持，它是以体外循环系统为基本设备，采用体外循环技术进行操作和管理的一种中、短期心、肺辅助治疗技术。其主要机制是将静脉血从体内引流到体外，利用体外循环替代自然循环，由泵提供血流动力，通过气体交换装置对静脉血进行氧合、清除 CO_2，成为血氧浓度高和 CO_2 浓度低的动脉血后灌注入体内。因此，ECMO 可辅助或替代肺脏和心脏的功能，使全身的氧供和血流动力学处于相对稳定的状态，保证了器官的血流灌注及氧气供应。其优势在于：①首先 ECMO 提供了有效的循环支持，其能代替部分甚至全部的心脏泵血功能，从而保障了全身各组织器官灌流，改善了循环，对已衰竭的心脏，可减轻甚至替代其工作，减少正性肌力药和血管加压药物的使用，甚至可适当使用扩血管药以改善微循环灌注。②ECMO 通过引流体内静脉血在体外进行氧合并排除二氧化碳，有效地进行气体交换，明显改善低氧血症。③由于 ECMO 有效的气体交换功能，避免了机械通气所致的肺损伤。在 ECMO 运行期间，进行机械通气只是为了避免肺泡萎陷，不需要很高的气道压力。④ECMO 引流部分静脉血至体外，减少了前负荷，从而减轻了充血性心力衰竭对肝、肾功能的影响。⑤ECMO 支持期间，心脏及肺得到了休息的机会，为心肺功能恢复赢得了时间，同时心肌及肺脏利用这段"休息时间"进行修复，这在常规的治疗手段中是无法达到的。⑥组织及器官通过 ECMO 充分有效的氧合血灌注，使组织缺氧得以改善，氧供与氧耗逐渐平衡。⑦ECMO 对心功能的强大支持作用，减少了强烈缩血管活性药物的使用。正是由于 ECMO 在呼吸和循环支持方面的独特作用，使 ECMO 成为可用于循环功能不稳定的脑死亡供体器官功能保护的有效手段。大约 25％的供者在器官获取前器官即已死亡，从而导致器官获取的失败，器官资源的浪费。此时，ECMO 可起到暂时维持呼吸循环稳定的作用，为完善器官捐献法律流程争取时间。同时在此过程中可有充足的时间纠正内环境紊乱，减少不可预测的心搏骤停。而且在 ECMO 支持下，组织器官获取时为持续灌注状态，避免了二次热缺血，外科医生可从容进行器官获取手术，无热缺血时间，使获取的组织器官质量更有保证。

（二）ECMO 在 DCD 器官移植中的作用及维护机制

1. DCD 器官移植的发展史

1955 年 Hume 首次报道了 DCD 器官移植，由于移植后原发性移植物无功能（PNF）和移植物丢失发生率高，20 世纪 60 年代末随着脑死亡相继立法，DCD 逐渐被脑死亡器官捐献（DBD）替代。直到 20 世纪 90 年代，为了解决移植等待名单、病死率不断攀升问题，DCD 作为边缘供体再度使用。1995 年美国马萨诸塞医学院对 DCD 进行分类即 Maastricht 分类，同年 Casavilla 等将 DCD 分为可控型和不可控型两大类，发现不可控型 DCD 的 PNF 发生率可高达 50％，而可控型 DCD 的 PNF 则显著降低。M-Ⅰ、M-Ⅱ、M-Ⅳ和 M-Ⅴ类均属不可控型 DCD，M-Ⅲ类属于可控型 DCD。近十余年来，随着 DCD 器官获取流程不断完善和器官保护技术的不断改进，DCD 器官移植受者疗效显著改善，临床上 DCD 器官移植数量也不断增多。Mateo 等报道除外 DCD 供体和受体的危险因素，DCD 与 DBD 移植物存活率无明显差异。Thamara 统计 2009—2010 年 DCD 占所有死亡供体比例，英国达35％，西班牙 2010 年占 8.6％。美国 Wisconsin 大学 DCD 占了全部捐献者 30％。Thuluvath 等统计美国 1999 年 DCD 肝移植仅占全年肝移植总数的 0.5％，至 2007年则上升至 4.9％。韩国截止到 2011 年也实施了 400 余例 DCD 器官移植。

2. DCD 后的供体热缺血损伤机制

随着 DCD 供体器官的使用，如何解决供体热缺血损伤成为大家关注的热点。在 DCD 供体心脏停搏过程，供体由于经历低血压、休克、缺血、缺氧等热缺血损伤，可能影响供体器官质量，甚至无法使用。研究表明，DCD 供体热缺血损伤期间血流减少和氧缺乏直接导致细胞供氧不足，线粒体呼吸链功能发生改变，无氧酵解增多导致乳酸、酮体沉积，引起代谢性酸中毒。细胞内三磷酸腺苷的降低导致细胞膜离子交换紊乱，抑制了 Na^+-K^+-ATP 酶的活性，引起细胞内 Na^+ 蓄积，从而导致细胞的肿胀和坏死。细胞膜通透性改变、Na^+-Ca^{2+} 交换异常、酸中毒等导致细胞内 Ca^{2+} 水平增高，而钙超载被认为是引起不可逆损伤的决定性环节。细胞内钙水平的增加可促使黄嘌呤脱氢酶向黄嘌呤氧化酶转化，从而为氧自由基的产生提供催化剂。同时，库普弗细胞的激活可通过释放大量毒性介质参与或介导肝脏损伤。此外，氧自由基可损伤蛋白、酶类、细胞骨架、细胞膜及脂质类超氧化物，导致线粒体功能下降及脂质类超氧化物减少，氧自由基还引起内皮细胞损伤，导致微血管丧失完整性和血流量减少。中山大学附属第一医院器官移植中心马毅等通过动物实验发现：供肝经受<30min 热缺血损伤，肝组织微循环的变化处于可复性阶段，复流后能恢复至正常的形态和功能；热缺血时间 45min，复流后大部分肝血窦腔可逐渐恢复通畅，但部分血窦仍充满较多的膜浆泡和血细胞积滞；45min 的热缺血时间可能是供肝微循环功能耐受热缺血损伤的极限。热缺血损伤 60min 以上，复流后内皮细胞损伤不但不能恢复，且出现加重、扩大趋势，呈现不可逆性的微循环变化。缺血再灌注也会对肝脏造成损伤。在肝移植后，血流再通，会引起肝细胞损伤进一步加重，主要与库普弗细胞活化、内皮细胞受损、白细胞激活及以上细胞引起的一系列应激反应有关。

3. ECMO 保护 DCD 供者器官的机制

目前多认为 ECMO 保护 DCD 供者器官的机制与 ECMO 通过常温含氧血对供者器官的灌注减少了热缺血时间并对供者器官的热缺血和缺血再灌注损伤进行了修复有关。1997 年西班牙巴塞罗那大学用 ECMO 对经历热缺血损伤的猪肝进行修复研究，结果显示常温下 ECMO 在心死亡状态下可以让部分肝细胞恢复活性。St Peter 等观察到，常温含氧血灌注 24h 能使经历了 60min 热缺血损伤的猪肝脏恢复功能。Net 等发现 ECMO 保护供肝作用机制是通过维持肝细胞中腺苷及黄嘌呤高水平表达实现的。ECMO 保护 DBCD 供者器官机制目前尚不能完全阐明，可能与以下有关：首先，DBCD 供者在心脏停搏过程和停搏 5min 等期间肝肾器官仍有含氧血流灌注，ECMO 的支持避免或减轻了供者器官热缺血损伤；其次，与 ECMO 保护 DCD 供者器官机制一样，宣布死亡后 ECMO 对供者器官的复灌，对供者器官起到修复作用；此外，还可能存在"缺血预处理"假说，即心脏停搏过程和心脏停搏 5min 期间，较低的 ECMO 流量可起到缺血预处理作用，对其后产生的缺血再灌注损伤有保护作用。Net 等研究也提出过"缺血预处理"假说。"缺血预处理"假说在 DBCD 中的作用有待进一步研究证实。

4. ECMO 用于 DCD 器官移植

ECMO 在临床上主要用于呼吸功能不全和心功能不全的支持，使心脏和肺得到充分休息，改善低氧血症，保证循环稳定，改善全身微循环灌注。ECMO 用于

DCD 首先开始于肾移植。1989 年 Koyama 等首次报道 ECMO 在低温条件下保护 DCD 肾脏，移植受者获得满意康复。2000 年台湾 Ko 等首次在 ECMO 支持下联合球囊导管阻断胸主动脉，在低温条件下对 4 例可控型 DCD 进行支持，完成 8 例肾脏获取和移植手术，除前 2 例肾功能恢复延迟外，其余 6 例肾功能均迅速恢复。Magliocca 等在 2000 年至 2004 年首次在常温下利用 ECMO 对 15 例 M-Ⅲ类供者支持，肾移植受者均获满意疗效。ECMO 用于肝移植始于 1997 年，美国 Johnson 等首次报道 1 例供肝来自 ECMO 支持 29 天的供者，受者术后 3 周康复出院。2005 年台湾 Wang 等报道 1 例供肝来自不可控型 DCD，供者心脏停搏 40min 后利用 ECMO 在 5℃低温冷循环条件下支持了 250min，受者术后 28 天康复出院，随访 2 年无异常。西班牙 Fondevila 等首次在常温条件下对不可控型 DCD 使用 ECMO 支持供肝获取，完成了 10 例肝移植，与同期 20 例 DBD 肝移植比较，两组移植肝存活率和受者 1 年生存率的差异无统计学意义。Jimenez-Galanes 等 2009 年报道 20 例 ECMO 常温条件下支持不可控型 DCD 肝移植，移植肝存活率和受者的 1 年生存率分别为 80.0% 和 85.5%，与 40 例 DBD 肝移植受者生存率比较，差异无统计学意义。2012 年，Fondevila 等再次报道了 ECMO 支持 M-Ⅱ类供者 145 例，平均热缺血时间为 30min，最终获取肝脏 34 个，肾脏 187 个，移植物存活率和肝移植受者 1 年生存率分别为 70% 和 82%，平均随访 44 个月，与同期 538 例 DBD 肝移植受者生存率比较，差异无统计学意义。

5. ECMO 用于 DCD 器官保护的方法

（1）用于 M-Ⅱ类供者 患者入院前呼吸、心搏骤停，医院抢救无效宣告死亡即进行全身肝素化（3mg/kg），继续胸外按压并利用气管插管持续人工呼吸，快速经股动静脉进行 ECMO 插管，同时经对侧股动脉插入球囊导管并送至胸主动脉，常温下启动 ECMO 并用球囊阻断胸主动脉，ECMO 流量维持 2~3L/min，期间间断给予肝素（1.5mg/kg），并监测血气、血常规、血生化等指标，pH 值维持在 7.0~7.4。ECMO 支持期间，器官获取主治医师对供者进行全面评估，确认供者器官功能符合捐献要求，无器官捐献禁忌证，待家属同意捐献器官后，ECMO 支持下将供者转送至手术室行器官获取手术，冷灌注开始后再停止运转 ECMO。ECMO 最长支持时间可达 240min。

（2）用于 M-Ⅲ类供者 使用前首先要获得家属对 ECMO 的知情同意，家属同意后即可经股动静脉行 ECMO 置管，同时经对侧股动脉插入球囊导管并将球囊导管送至胸主动脉，暂不启动 ECMO 也不充气球囊。主治医师拔除气管插管、撤除升压药后，待心脏停搏 5min 宣布患者临床死亡，再启动 ECMO 并充气球囊阻断胸主动脉，ECMO 流量维持 2~3L/min，持续运转 30~70min 后，开始器官获取手术，供者器官冷灌注开始时即停止运转 ECMO。

（三）ECMO 在 DBD 器官移植的作用及维护机制

1. DBD 后病理生理的变化及器官受损机制

在脑死亡发生后，会出现一系列病理生理的改变，包括血流动力学紊乱、内分泌紊乱、代谢异常、炎症反应失控、凝血功能异常等，其中血流动力学紊乱是脑死亡最重要的一个表现。统计发现，81％脑死亡患者会出现低血压。脑死亡早期，交感肾上腺髓质系统被过度激活，引发"交感风暴"，导致强烈的血管收缩，从而血压升高、心动过速，心排血量和氧输送增加，以及心肌氧需的继发性升高，即所谓的高动力状态。脑死亡后 45min，心肌收缩力从高血流动力学的峰尖降至明显低于正常水平以下，且实验过程中不会再恢复。交感张力丧失导致全身血管阻力降低，致使全身毛细血管开放，有效容量减少，其结果是心脏前、后负荷均降低，冠状动脉灌注流量减少，心肌收缩力减弱，患者很快进入低血压状态。在"交感风暴"期间，大量的儿茶酚胺释放诱发冠状动脉收缩，心肌氧耗增加，但心肌氧输送并未同步增加，心肌氧需与氧供之间的不平衡，从而引发心内膜下缺血。儿茶酚胺的大量释放还能显著增加细胞内的钙离子浓度，导致 ATP 生成障碍以及自由基增加，从而进一步加重细胞损害。脑死亡后严重的应激反应可以诱导细胞因子、趋化因子、细胞间黏附因子-1、血管黏附因子-1 以及主要组织相容复合物（MHC）-Ⅱ类分子表达上调。伴随这些因子上调，T 细胞、巨噬细胞和多形白细胞浸润显著增加，活化后的细胞可分泌多种炎症介质参与调节机体的免疫应答，对心肌造成进一步的损害。心肌结构损害主要表现为心肌溶解、收缩束坏死、心内膜下出血、水肿形成及单个核细胞在间质的浸润。这种紊乱过后，收缩压、舒张压和心律恢复正常水平，然后表现为进一步降低，体、肺循环阻力出现连续性下降至低于正常值的 50％。低灌注将造成心肌缺血，使循环难以维持。同时，脑死亡后，通常有快速明显的激素水平下降，如 T3、T4、糖皮质激素和抗利尿激素，这一改变与脑死亡后的血流动力学变化相关，严重的代谢紊乱随着内分泌系统的紊乱而出现，心肌能量供应由有氧代谢转为无氧代谢，消耗大量高能磷酸盐，乳酸盐代谢产物积聚，加重细胞损伤。有高达 53％～60％的脑死亡患者因抗利尿激素分泌的减少会出现神经源性尿崩症，导致有效循环血量的进一步减少，组织器官灌注不足。因此，脑死亡发生后，心肌细胞的直接损害、有效血容量不足、全身炎症反应失控、缺血再灌注损伤、能量及物质代谢障碍等最终结果都会造成循环功能的不稳定，导致器官灌注及氧供不足，无氧代谢增加，酸性物质堆积，进一步加重了器官功能的损伤。

2. ECMO 对 DBD 供体的保护机制

脑死亡后躯体的最终血流动力学特征是有效循环血容量明显降低和组织器官

低灌注，导致器官功能受损，其中组织细胞缺氧是最重要的损伤作用机制。因此，公民逝世后器官功能保护的目标应是纠正组织细胞缺氧。ECMO 在有效而迅速改善低氧血症和低灌注方面具有明显的优越性，为实质性器官的功能保护提供了根本的理论和技术保障——氧气供应和灌注。ECMO 在进行腹部器官功能保护方面有其明显的优越性。

（1）有效的循环支持，部分代替了心脏的泵血功能，ECMO 流量可达心排血量的 $80\%\sim100\%$，增加组织器官灌流，改善循环，对已衰竭的心脏，可减轻甚至替代其工作，减少正性血管活性药物的使用，甚至可适当使用扩血管药以改善微循环灌注；ECMO 引流部分静脉血至体外，减少了前负荷，从而减轻了充血性心力衰竭对肝、肾功能的影响，由此减少脑死亡后不可预测的心搏骤停。

（2）有效地进行气体交换，明显改善低氧血症。

（3）供者均采用股动静脉插管的 A-V 模式，这种灌注方式可以保证对肾动脉和腹腔干等的充分氧合灌注，直接的受益者是腹部器官。

（4）有利于纠正和稳定内环境：由于 ECMO 充分有效的氧合血灌注，纠正组织缺氧，使氧气供应与氧耗逐渐平衡，可提供充足的时间纠正紊乱的内环境，如躯体出现了肝肾功能急性受损，ECMO 可提供稳定的血流动力学联合血液净化技术对躯体器官功能进行修复。

（5）ECMO 需要肝素化，有利于防治弥散性血管内凝血。

（6）ECMO 强调治疗的综合性，保证了稳定的躯体灌注和氧气供应，提高了其他的器官功能保护措施的治疗效果。

（7）ECMO 可为部分紧急的捐献供者提供完善器官捐献法律流程的时间和空间。

（8）部分循环功能不稳定的供者，因所在医疗机构或部门等原因不能实施器官捐献和获取而需转运至适合捐献的场所，此类供者在转运过程中随时会发生心搏骤停和严重低血压，使用 ECMO 转运，可保证稳定的循环灌注功能和氧合功能，修复和保护腹部器官功能。

（9）在 ECMO 支持下，组织器官获取时为持续灌注状态，外科医生可从容进行规范的器官获取手术，无热缺血时间，减少器官获取过程中外科操作对器官的损伤。

3. ECMO 用于 DBD 供者器官保护的临床操作流程

文献报道 ECMO 主要用于 DCD 供者的器官获取临床操作，其方法为供者抢救无效宣告死亡后立即全身肝素化，无需征求家属同意即从股动静脉行 ECMO 插管，并在对侧股动脉将带有球囊的导管插入胸主动脉，在常温下启动 ECMO 并使球囊充气阻断胸主动脉，家属签署器官捐献同意书后，在 ECMO 支持下，将供体转至手术室行器官获取手术，冷灌注开始进行时结束ECMO转流，最长时间240min。我国台湾地区Hsieh等将ECMO用于不可逆的脑损伤供者，其最大的特点是在脑死亡判定前使用ECMO，在ECMO支持下行脑死亡判定，而后进行器官获取。本研究使用ECMO的流程与以上不同：首先，相关专家进行严格的脑死亡判定，在符合脑死亡标准后，中国红十字会相关人员主持，供者亲属签署器官捐献知情同意书和ECMO使用同意书，而后进行ECMO置管，胸主动脉不放置球囊导管，不阻断胸主动脉，常温下运行ECMO，根据供者体重、血流动力学及血气分析等结果调整ECMO流量（1.5～3.8L/min），冷灌注开始进行时停止使用ECMO。

4. 捐献供体功能维护的新治疗目标

目前，国内外多数移植中心仍沿用血压恢复正常、心率下降、尿量恢复等作为复苏目标（收缩压>100mmHg，尿量>100mL/h，PaO_2>100mmHg，血红蛋白>100g/L）的"四个100"原则。但脑死亡患者往往存在严重循环功能及呼吸功能障碍，就现有医疗技术水平及医疗条件，很多情况下不能达到以上目标。在我国，脑死亡是一个相对较新鲜的事物，对于脑死亡的病理生理变化及支持性治疗等方面的理论和研究尚未在广大医务人员中普及和开展，针对脑死亡后出现这种血流动力学不稳定的情况，医务人员往往是使用大剂量正性肌力药物来维持血压。然而，这种做法可导致心内膜坏死，很容易发生中至重度心肌损害，同时大剂量的血管活性药物还会导致血管的强烈收缩，加重组织器官的灌注不足，提示大剂量的正性肌力药物并非供体复苏治疗的理想药物。因此，从脑死亡病理生理角度来看，即使通过药物等治疗方式达到上述复苏目标后，机体仍然存在器官组织低灌注导致的缺血缺氧，不能阻止继续向MODS进展。故而以"四个100"原则作为复苏目标显然对器官组织的保护作用是有限的。捐献供体功能维护的目的是防止出现器官功能和形态上的损伤，挽救器官，努力提高捐献器官的质量和数量。脑死亡后组织细胞缺血缺氧是本质，器官功能维护应以改善器官组织灌注和纠正缺氧为首要目标。

（四）ECMO用于DBCD过程的治疗措施

1. 扩容、输血

若供体血压低、中心静脉压低，考虑供体血容量不足，在使用升压药的同时给予低分子右旋糖苷、羟乙基淀粉注射液等扩容药物，或者在ECMO运转过程中发现ECMO管道抖动明显，同样需要扩容；若供体血红蛋白<70g/L，则需要进行输入红细胞悬液以提高血红蛋白量，从而提高携氧能力，满足脏器的氧耗。

2. 抗感染

多数供体由于长时间卧床或外伤后的肺损伤而存在肺部感染甚至全身感染，

此外，ECMO 插管作为体内异物，会导致局部感染甚至诱发全身感染。ECMO 过程中因大量血液标本的采集、静脉输液和用药等多种操作，血液循环将频繁与外界接触，同样会增加血液被污染的机会。因此，无论供体在 ECMO 术前是否存在感染征象，均要预防性使用抗生素。

3. 护肝护肾，纠正酸中毒

无论术前评估中供体的肝功能好坏，均要使用护肝药，停用肾损害药物，如甘露醇，采用碳酸氢钠溶液经 ECMO 管道快速滴入，尽可能维持血液 pH 值接近 7.4。

(五) ECMO 的并发症

1. 并发症

（1）出血　先进的管理可以减少 ECMO 的并发症，但其发生率仍然较高，其首要的原因就是出血和血栓形成，出血是 ECMO 最致命的并发症也是最常见的并发症。主要原因有：①ECMO 转流的患者血液在体外与大量非生理的异物表面接触，管路需要全身肝素化以避免血液凝固和血栓形成；②管道固定不稳固，患者活动造成穿刺处出血；③血小板的严重消耗及功能下降；④炎症反应引起促凝血与抗凝血机制激活；⑤长时间体外转流引起凝血功能紊乱。常见的出血部位包括脑、消化道、手术切口、插管部位或其他脏器等，最严重的是脑出血。

（2）栓塞　有研究表明，体外膜肺氧合患者中有 20% 遭受重大血栓栓塞并发症。ECMO 治疗时，抗凝不足、血流缓慢、血小板激活并黏附于管道和氧合器表面形成血栓，血液在体外流转，导致血细胞破坏，凝血因子释放，微血栓形成，随血流走向而停留在四肢及脑部等血流缓慢的血管管腔内形成栓子，或因凝血机制障碍导致的弥散性血管内凝血。主要部位有脑部、四肢的血管及左心大量血栓等。

（3）感染　研究发现感染可降低患者的成活率，是导致患者死亡的重要原因，在甲型 H1N1 患者运用 ECMO 治疗中，医院感染是最常见的并发症。感染可发生在全身各个部位，以肺炎最多见。主要是由于 ECMO 治疗中，手术创伤、插管时间长、患者营养及机体免疫力下降等增加了感染发生的危险性；侵入性管道多，如股动静脉插管、中心静脉插管、桡动脉插管等易成为病原菌侵入血液的途径；ECMO 治疗期间肠道黏膜功能衰竭和呼吸机使用也增加了患者感染的机会。

（4）神经系统损伤　有研究表明，在 87 例经 ECMO 治疗的成人中有 42 例（48.3%）发生过神经系统损伤，包括蛛网膜下隙出血、缺血性梗死、缺氧缺血性脑病、不明原因的昏迷及脑死亡；在应用 ECMO 患儿中，有 22% 患儿出现过急性神经系统损伤。神经系统并发症主要表现为脑出血及脑栓塞所引起的中枢神经系统异常。脑血管自身调节系统依赖于搏动性血流灌注，而 V-A ECMO 时脑部为非搏动性血流灌注，将加重脑水肿；上半身重要脏器的血供含氧量低，可直接导致神经系统损害。ECMO 如果是经颈动脉、静脉方式治疗，撤除后结扎颈部血管，引起脑部血流的变化，对脑组织有一定的损伤。

（5）肢体缺血性损伤　ECMO 时外周血管插管技术的重点是防止肢体缺血性损伤。由于 ECMO 插管较粗，置于股动脉、股静脉时易影响下肢血运，造成下肢缺血性坏死，下肢末端缺血最为常见。

（6）肝肾功能不全　肝肾功能不全是 ECMO 最常见的并发症之一，占 ECMO 支持者的 16.7%～27.2%。肾功能不全与 ECMO 治疗期间溶血、体外转流、儿茶酚胺分泌增加、栓子形成栓塞、全身炎性反应等因素有关。ECMO 支持期间，由于存在严重的代谢性酸中毒以及大量血管活性药物的应用，肝脏也存在一定程度的缺血，易出现肝功能不全。

（7）溶血　发生原因为静脉血引流不良，造成离心泵前负压过大，引起溶血；离心泵轴心产生血栓，造成泵转动不平衡或血栓在泵内转动，直接破坏红细胞，造成溶血，表现为血红蛋白下降、血红蛋白尿、血浆游离血红蛋白升高，甚至急性肾衰竭。

（8）压疮　ECMO 患者由于治疗需要，通常配合呼吸机、体外球囊反搏等，身上治疗管道多，有时需要进行保护性约束，患者长期卧床、创伤、营养低下、机体免疫力下降等原因，增加局部组织受压的危险性。有学者在儿科重症监护病房的研究发现，使用 ECMO 治疗会增加 2.49% 的压疮发生率。

（9）低心排综合征及心肌震晕　经股动脉、静脉建立 V-A ECMO 辅助时，经膜肺氧合的血液主要供应下半部分躯体，冠状动脉的灌注由经自身肺氧合心脏排出的低氧血液供应，氧供不足，缺血再灌注损伤、动脉导管位置不对、冠状动脉血充氧不足等造成心脏收缩无力。如患者出现血压下降、脉压变窄或消失、中心静脉压上升、尿量减少同时伴有心率增快、脉搏细弱、肢端湿冷苍白或发绀等症状，疑低心排综合征可能。

（10）其他　如导管扭曲可造成致命的并发症；意外出现的威胁生命的髂腰肌血肿；氧合器使用时间过长、血浆渗漏、气体交换功能下降等 ECMO 系统异常；ECMO 置管位置不佳，造成血管损伤破裂口引起的大动脉破裂等。这些并发症发生率低，但是往往容易忽视，导致严重后果。

2. ECMO 并发症的预防及护理措施

（1）出血的预防及护理措施　处理好出血是 ECMO 成功的最基本条件。

① 对患者进行保护性约束，避免管道移位。

② 定时监测凝血功能：凝血酶原激活时间（ACT）、凝血酶原时间（PT）、活化部分凝血酶原时间（PTT）、血小板计数等，并依此调整肝素用量，维持 ACT 在 160～200s，ACT 大于 300s 应停用肝素，直到 ACT 恢复到正常范围。初期 1h

测 1 次 ACT，24h 后 2h 测 1 次。

③ 严密观察动静脉穿刺部位、手术切口、引流液、大便、尿及全身出血情况，尽量减少不必要的穿刺，延长注射部位按压时间。

④ 严密观察意识及瞳孔变化。

⑤ 有出血倾向或出血时，及时遵医嘱应用止血药及对症处理：伤口或穿刺置管处出血时，使用湿棉球蘸取凝血酶冻干粉 500U 或云南白药涂于渗血部位，每天 2 次，同时采用油纱局部压迫止血，或外用沙袋压迫；消化道出血时，减少肝素用量，使 ACT 控制在 140～160s，同时胃管内注入生理盐水 20mL＋凝血酶 500U，6h 1 次；4℃生理盐水 500mL＋去甲肾上腺素 8mg，每次注入 80～100mL，6h 注射 1 次。必要时补充凝血因子及输血浆、血小板等。

（2）栓塞、脑损伤、肢体缺血的预防及护理措施

① 每日观察瞳孔及意识状况，使用 Glasgow 昏迷评分量表评估患者意识状况，及时发现脑血栓的发生。

② 严密观察四肢动脉，尤其是穿刺侧肢体动脉搏动、皮肤温度、颜色、感觉、有无水肿等情况，每日测量穿刺侧肢体臂围/腿围，并与对侧肢体对比，注意有无缺血、僵硬、皮肤发白等，每班记录。

③ 注意房间温度，做好肢体保温，如肢体皮肤温度下降、颜色发绀、足背动脉搏动减弱或未触及，及时用多普勒超声检查，采取针对性措施。

④ 注意观察肢体活动的变化。

⑤ 必要时给予头部降温或脱水治疗。

⑥ 严密监测管道之间的衔接是否紧密，避免管道脱开，造成空气栓塞。

⑦ 每 4～6h 观察 ECMO 循环系统内有无血栓形成，用听诊器听泵的异常声音，用手电照射整个 ECMO 管路，血栓表现为管路表面颜色深暗且不随血液移动的区域，如出现＞5mm 的血栓或仍在继续扩大的血栓应考虑更换 ECMO 系统。

（3）感染的预防及护理措施

① 为了减少 ECMO 治疗中发生感染的机会，要加强病房管理，将患者置于单间病房，保持空气清洁；加强消毒隔离措施，限制人员进出，避免交叉感染；加强病房空气、地面、用物等消毒，定时做细菌培养。

② ECMO 管路预冲、穿刺置管及其他各种有创操作时严格无菌操作，切口、各穿刺处按时换药，如有出血或渗出及时消毒更换无菌敷料，保持局部无菌干燥。

③ 使用呼吸机期间要严格无菌吸痰，做好呼吸道湿化，及时清理呼吸道分泌物；如患者痰液黏稠、咳嗽能力差、痰液不易吸引时进行纤维支气管镜下吸痰，以防止痰液淤积和肺不张，预防肺部感染。

④ 监测白细胞计数及体温变化，观察伤口、穿刺处有无红肿及脓性分泌物等

感染表现。

⑤ 遵医嘱按时预防性应用抗生素。

⑥ 加强基础护理，定期翻身，保持皮肤清洁。

⑦ 加强营养，给予早期胃肠内营养治疗。

（4）肝肾功能不全及溶血的预防及护理措施

① 在满足灌流的情况下，尽可能使静脉引流的负压绝对值最小。

② 观察患者每小时尿量，维持尿量＞1mL/(kg·h)，4～6h 检查患者尿的颜色，如出现尿量明显减少、无尿或肉眼血尿或深茶色尿应立即通知医生。

③ 定期监测生化全套、血常规、尿常规，注意肝肾功能变化。

④ 避免使用对肝肾功能损害的药物，随病情调整。

⑤ 监测血浆游离血红蛋白浓度，如有溶血应立即更换氧合器及管路，严重溶血时可行血浆置换。

⑥ 如出现肾功能不全，使用连续肾替代治疗或腹膜透析方法。

（5）压疮的预防及护理措施

① 使用气垫、软枕、水垫等，减少局部受压，如有发辫，要解开辫子。

② 保持病室温度，避免过高或过低。

③ 2～3h 翻身 1 次，翻身时注意各管路的畅通，避免打折、扭曲、脱落。

④ 保持床单位清洁、干燥、柔软、平整、舒适。

⑤ 观察皮肤情况，注意患者皮肤清洁，发现异常及时对症处理。

⑥ 定时给予胃肠内营养及静脉补充营养。

（6）心肌震晕及低心排综合征的观察及护理

① 严密观察动脉血压的变化，注意脉压的波动，记录每小时血压。

② 监测 CVP 波动情况。

③ 监测脉搏强弱及注意有无肢体湿冷等低心排表现。

④ 合理安排 24h 补液量及顺序，根据医嘱调整输液速度。

（7）ECMO 系统异常预防措施　密切关注 ECMO 各个部位运转情况并做好记录，发现情况变化及时分析并报告医生及相关机器维护人员；每小时观察氧合器工作情况，发现血浆渗漏、气体交换功能下降且影响机体氧供时，及时通知医生更换氧合器。

（8）其他预防措施　要妥善固定管道，翻身、搬动、转移患者时动作轻柔，保持管道通畅，避免拖、拉、拽管道以避免导管扭曲、大动脉破裂、髂腰肌血肿等异常情况，杜绝人为的疏忽而导致的意外出现。

（何洹　雷志斌　何锡然）

参 考 文 献

［1］ Hosgood S A，Nicholson M L. Normothermic kidney preservation ［J］. Current opinion in organ transplan-
    tation，2011，16（2）：169-173.

［2］ 刘永锋.中国心脏死亡器官捐献工作指南（第 2 版） ［J］.中华移植杂志（电子版），2012，6（3）：
    221-224.

［3］ George T J，Beaty C A，Kilic A，et al. Outcomes and temporal trends among high-risk patients after lung
    transplantation in the United States ［J］. J Heart Lung Transplant，2012，31（11）：1182-1191.

［4］ Frazier W J，Shepherd E G，Gee S W. Development of a new interfacility extracorporeal membrane oxy-
    genation transport program for pediatric lung transplantation evaluation ［J］. Ann Transl Med，2017，5
    （4）：68.

［5］ Suzuki Y，Cantu E，Christie J D. Primary graft dysfunction ［J］. Seminars in respiratory and critical care
    medicine，2013，34（3）：305-319.

［6］ Wang C C，Wang S H，Lin C C，et al. Liver transplantation from an uncontrolled non-heart-beating donor
    maintained on extracorporeal membrane oxygenation ［J］. Transplantation proceedings，2005，37（10）：
    4331-4333.

［7］ Jackson A，Cropper J，Pye R，et al. Use of extracorporeal membrane oxygenation as a bridge to primary
    lung transplant：3 consecutive，successful cases and a review of the literature ［J］. The Journal of heart
    and lung transplantation：the official publication of the International Society for Heart Transplantation，
    2008，27（3）：348-352.

［8］ Hume D M，Merrill J P，Miller B F，et al. Experiences with renal homotransplantation in the human：re-
    port of nine cases ［J］. The Journal of clinical investigation，1955，34（2）：327-382.

［9］ Moers C，Leuvenink H G，Ploeg R J. Donation after cardiac death：evaluation of revisiting an important
    donor source ［J］. Nephrology，dialysis，transplantation：official publication of the European Dialysis and
    Transplant Association-European Renal Association，2010，25（3）：666-673.

［10］ Kootstra G，Daemen J H，Oomen A P. Categories of non-heart-beating donors ［J］. Transplantation pro-
    ceedings，1995，27（5）：2893-2894.

［11］ Casavilla A，Ramirez C，Shapiro R，et al. Experience with liver and kidney allografts from non-heart-
    beating donors ［J］. Transplantation proceedings，1995，27（5）：2898.

［12］ Mateo R，Cho Y，Singh G，et al. Risk factors for graft survival after liver transplantation from donation
    after cardiac death donors：an analysis of OPTN/UNOS data ［J］. American journal of transplantation：
    official journal of the American Society of Transplantation and the American Society of Transplant Sur-
    geons，2006，6（4）：791-796.

［13］ Perera M T，Bramhall S R. Current status and recent advances of liver transplantation from donation after
    cardiac death ［J］. World journal of gastrointestinal surgery，2011，3（11）：167-176.

［14］ Bellingham J M，Santhanakrishnan C，Neidlinger N，et al. Donation after cardiac death：a 29-year expe-
    rience ［J］. Surgery，2011，150（4）：692-702.

［15］ Thuluvath P J，Guidinger M K，Fung J J，et al. Liver transplantation in the United States，1999-2008
    ［J］. American journal of transplantation：official journal of the American Society of Transplantation and
    the American Society of Transplant Surgeons，2010，10（4 Pt 2）：1003-1019.

［16］ Kim J M，Kim S J，Joh J W，et al. Kidney donation after cardiac death in Korea ［J］. Transplantation proceedings，2011，43（5）：1434-1437.

[17] Lemasters J J，Theruvath T P，Zhong Z，et al. Mitochondrial calcium and the permeability transition in cell death [J]. Biochimica et biophysica acta，2009，1787（11）：1395-1401.

[18] Orrenius S，Gogvadze V，Zhivotovsky B. Calcium and mitochondria in the regulation of cell death [J]. Biochemical and biophysical research communications，2015，460（1）：72-81.

[19] Monbaliu D R，Dubuisson C N，Zeegers M M，et al. Increased serum phospholipase A2 activity after non-heart-beating donor liver transplantation and association with ischemia-reperfusion injury [J]. The Journal of surgical research，2009，151（1）：125-131.

[20] Sato H，Takeo T，Liu Q，et al. Hydrogen peroxide mobilizes Ca2+through two distinct mechanisms in rat hepatocytes [J]. Acta pharmacologica Sinica，2009，30（1）：78-89.

[21] 马院院，李济宇.枯否细胞在肝移植手术后缺血再灌注损伤中的作用 [J].中国普外基础与临床杂志，2012，19（3）：341-345.

[22] 马毅，何晓顺，陈规划，等.无心跳供体中供肝微循环的动态变化 [J].中华实验外科杂志，2003，10：32-33+100.

[23] Zeng Z，Huang H F，Chen M Q，et al. Heme oxygenase-1 protects donor livers from ischemia/reperfusion injury：the role of Kupffer cells [J]. World journal of gastroenterology，2010，16（10）：1285-1292.

[24] Gonzalez F X，Garcia-Valdecasas J C，Lopez-Boado M A，et al. Adenine nucleotide liver tissue concentrations from non-heart-beating donor pigs and organ viability after liver transplantation [J]. Transplantation proceedings，1997，29（8）：3480-3481.

[25] Valero R，Garcia-Valdecasas J C，Tabet J，et al. Hepatic blood flow and oxygen extraction ratio during normothermic recirculation and total body cooling as viability predictors in non-heart-beating donor pigs [J]. Transplantation，1998，66（2）：170-176.

[26] St Peter S D，Imber C J，Lopez I，et al. Extended preservation of non-heart-beating donor livers with normothermic machine perfusion [J]. The British journal of surgery，2002，89（5）：609-616.

[27] Net M，Valero R，Almenara R，et al. The effect of normothermic recirculation is mediated by ischemic preconditioning in NHBD liver transplantation [J]. American journal of transplantation：official journal of the American Society of Transplantation and the American Society of Transplant Surgeons，2005，5（10）：2385-2392.

[28] Koyama I，Hoshino T，Nagashima N，et al. A new approach to kidney procurement from non-heart-beating donors：core cooling on cardiopulmonary bypass [J]. Transplantation proceedings，1989，21（1 Pt 2）：1203-1205.

[29] Ko W J，Chen Y S，Tsai P R，et al. Extracorporeal membrane oxygenation support of donor abdominal organs in non-heart-beating donors [J]. Clinical transplantation，2000，14（2）：152-156.

[30] Magliocca J F，Magee J C，Rowe S A，et al. Extracorporeal support for organ donation after cardiac death effectively expands the donor pool [J]. The Journal of trauma，2005，58（6）：1095-1101；discussion 1101-1092.

[31] Johnson L B，Plotkin J S，Howell C D，et al. Successful emergency transplantation of a liver allograft from a donor maintained on extracorporeal membrane oxygenation [J]. Transplantation，1997，63（6）：910-911.

[32] Fondevila C，Hessheimer A J，Ruiz A，et al. Liver transplant using donors after unexpected cardiac

death：novel preservation protocol and acceptance criteria [J]. American journal of transplantation：official journal of the American Society of Transplantation and the American Society of Transplant Surgeons，2007，7（7）：1849-1855.

[33] Jimenez-Galanes S，Meneu-Diaz M J，Elola-Olaso A M，et al. Liver transplantation using uncontrolled non-heart-beating donors under normothermic extracorporeal membrane oxygenation [J]. Liver transplantation：official publication of the American Association for the Study of Liver Diseases and the International Liver Transplantation Society，2009，15（9）：1110-1118.

[34] Fondevila C，Hessheimer A J，Flores E，et al. Applicability and results of Maastricht type 2 donation after cardiac death liver transplantation [J]. American journal of transplantation：official journal of the American Society of Transplantation and the American Society of Transplant Surgeons，2012，12（1）：162-170.

[35] Nicholls T P，Shoemaker W C，Wo C C，et al. Survival，hemodynamics，and tissue oxygenation after head trauma [J]. Journal of the American College of Surgeons，2006，202（1）：120-130.

[36] Belzberg H，Shoemaker W C，Wo C C，et al. Hemodynamic and oxygen transport patterns after head trauma and brain death：implications for management of the organ donor [J]. The Journal of trauma，2007，63（5）：1032-1042.

[37] Venkataraman R，Song M，Lynas R，et al. Hemoadsorption to improve organ recovery from brain-dead organ donors：a novel therapy for a novel indication [J]. Blood purification，2004，22（1）：143-149.

[38] Brandon Bravo Bruinsma G J，Nederhoff M G，Te Boekhorst B C，et al. Brain death-induced alterations in myocardial workload and high-energy phosphates：a phosphorus 31 magnetic resonance spectroscopy study in the cat [J]. The Journal of heart and lung transplantation：the official publication of the International Society for Heart Transplantation，1998，17（10）：984-990.

[39] Bartlett R H，Gattinoni L. Current status of extracorporeal life support（ECMO）for cardiopulmonary failure [J]. Minerva anestesiologica，2010，76（7）：534-540.

[40] Blum J M，Lynch W R，Coopersmith C M. Clinical and billing review of extracorporeal membrane oxygenation [J]. Chest，2015，147（6）：1697-1703.

[41] 秦科，孙煦勇.体外膜肺氧合技术在心脏死亡或脑死亡器官捐赠中应用的进展 [J].中华器官移植杂志，2012，33（11）：702-704.

[42] 孙煦勇，秦科，董建辉，等 体外膜肺氧合用于循环功能不稳定的中国一类捐赠者的器官保护三例 [J]. 中华器官移植杂志，2012，33（11）：657-660.

[43] Hsieh C E，Lin H C，Tsui Y C，et al. Extracorporeal membrane oxygenation support in potential organ donors for brain death determination [J]. Transplantation proceedings，2011，43（7）：2495-2498.

第二节　ECMO 操作流程

一、应用场景

心死亡患者在家属未明确捐献意愿前使用 ECMO 进行全身支持，待患者家属同意捐献后改为灌注液低温体内灌注直至获取器官。如明确只获取腹腔器官，则在腹主动脉以上使用球囊进行阻断胸主动脉，单纯进行腹腔灌注。

二、体内灌注的方式

主要包含热灌注和冷灌注两种功能。热灌注也被称为常温灌注，通常是指 ECMO 将人体内的静脉血抽到设备中，经过氧交换和热交换，转换成正常人体体温的动脉血，回输到人体体内。冷灌注也被称为低温灌注，通常是指设备将人体的静脉血或灌注液抽到设备中进行热交换和氧合，使血液或灌注液温度低于正常体温（国际指南认为体温降至 32～34℃ 保持 24h 能降低脑损伤风险），再从动脉插管回输到人体内。

三、临床操作流程

图 7-1 为马斯特里赫特（Maastricht）M-Ⅱ类心死亡的临床操作流程和接管示意图。

图 7-2 为马斯特里赫特（Maastricht）M-Ⅲ类心死亡的临床操作流程和接管示意图。

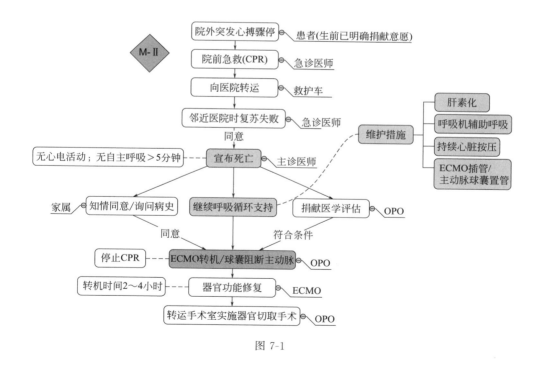

图 7-1

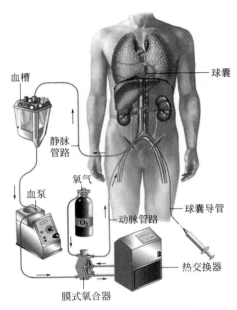

图 7-1 M-Ⅱ类心死亡的临床操作流程和接管示意图

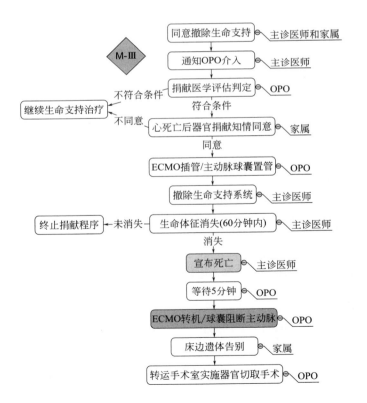

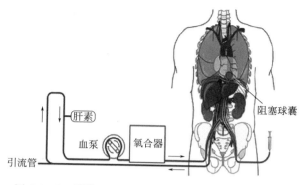

图 7-2　M-Ⅲ类心死亡的临床操作流程和接管示意图

四、ECMO 的操作流程

目前，世界各国的立法、文化及伦理等均严重影响着 ECMO 相关技术应用方式，使其呈现不均衡状态。在西班牙和法国，潜在供者家属在签署器官捐献同意书之前，移植医生即有权对非控制型 DCD 行 ECMO 支持。而在其他国家和地区（如美国、中国台湾等），这一行为并未得到政府立法支持。

（一）非控制型供体（UDCD）

有目击证人的突发性心搏骤停患者，心搏骤停后 15～20min 内行心肺复苏，无高血压、糖尿病、恶性肿瘤、白血病、艾滋病等疾病，无滥用药物史，无严重的出血性损伤，立法支持。具体操作过程：供者宣布死亡后，迅速于股动、静脉插入灌流套管，对侧股动脉置入一根闭塞的球囊导管至剑突水平，扩张球囊以阻断通往胸主动脉血流，胸部 X 线片或者超声检查确定导管位置，留取血标本行相关免疫、病毒、生化、常规以及器官功能指标的评估。管路中预充填适当比例的乳酸林格、碳酸氢钠、甘露醇以及胶体混合液，加入肝素（3mg/kg）后建立体外膜肺氧合循环系统。转流途径为：股静脉—离心泵—膜肺—股动脉，平均流量 2～3L/min，维持血温在 37～38℃ 或 32～33℃ 之间，转流期间间断给予小剂量肝素（1.5mg/kg）以预防血栓形成，同时监测血气、血常规、血生化等指标，维持 pH 值在 7.0～7.4 之间。在西班牙和法国，所允许的 ECMO 最长支持供体时间为 240min。患者家属同意捐献器官并签署器官捐献同意书等相关法律文件后，供体在 ECMO 的支持下迅速转移至手术室以获取器官。仔细探查移植物以确保得到 ECMO 系统的有效灌注（外观正常），充分游离腹腔器官后，停止 ECMO 运转，通过灌流套管快速灌注低温（0～4℃）保存液（3～4L）后获取器官低温保存以备移植。

(二) 控制型供体 (CDCD)

ECMO 在 CDCD 应用过程与 UDCD 基本相同，主要区别是灌流套管放置时间及 ECMO 起始运行时间不同。有些在撤除治疗之前放置，有些在撤除治疗之后放置。宣布死亡后，CDCD 经过 5~10min "no touch" 阶段后开始运转 ECMO 系统。ECMO 低温灌洗的供体体温常在一定时间内降至 15℃或 4℃。

(三) ECMO 插管与外科技巧

建立并维持良好的血流进出体内通路是 ECMO 支持的关键，正确、合理的插管方式以及良好的插管技术是血流出入通畅的保证，ECMO 插管根据支持类型、年龄、体重及具体临床情况不同，插管技术和方式也各异。

按照 ECMO 支持的方式和目的，可分为两种：①静脉—动脉 ECMO（V-A ECMO）；②静脉—静脉 ECMO（V-V ECMO）

1. V-A 方式 ECMO

V-A 方式 ECMO：静脉血经静脉引流管引出体外，氧合后经动脉插管注入体内，可维持较高的 PaO_2，为患者提供足够的氧供和有效的循环支持，常用的插管方式有三种：①股动—静脉插管；②颈内静脉—颈总动脉插管；③中心插管，即右心房—升主动脉插管。

（1）股动—静脉插管　将静脉插管从股静脉置入，插管向上延伸至右心房，引出的静脉血在氧合器中氧合，经泵驱动从股动脉注入体内。可将 80%回心血引流至氧合器，降低肺动脉压和心脏前负荷。

该方法在临床较为常用，但也存在上半身、冠状动脉和脑组织灌注不充分的缺点，另外肺循环血流骤然减少，使肺的血液淤滞，增加了肺部炎症和血栓形成的危险性。目前认为在 ECMO 治疗中维持一定的肺血流和肺动脉压力，有利于肺功能和结构的恢复。

（2）颈内静脉—颈总动脉插管　是目前婴幼儿 ECMO 最常用的方法。由于右颈部血管对插管有很强的耐受力，一般通过颈内静脉插管，经右心房将血液引流至氧合器，氧合血通过颈动脉插管至主动脉弓输入体内。优点是可降低肺动脉压力，依赖人工呼吸的成分少，适用于严重的呼吸衰竭者。不足之处为非搏动灌注成分较多，血流动力学不易保持稳定，插管拔管操作复杂。

（3）中心插管　右房插管将静脉血引流至氧合器，经颈动脉或腋动脉将动脉血泵入主动脉弓。适用于不能脱离体外循环机，术中插管较为方便，并且预计支持时间较短。

2. V-V 方式 ECMO

V-V 方式 ECMO：静脉血引出体外，氧合后再还回到静脉系统，两个静脉通路可以分别作为引流管或灌注管。可代替肺功能为低氧的血液提供氧合，同时把呼吸机参数设置为可接受的最低范围，以最大限度地减少呼吸机所致肺损伤。常用的插管方式有两种。

① 通过两根插管，股静脉—右颈内静脉插管。

② 通过一根双腔管由右颈内静脉插入右心房实现，双腔血流一进一出。

V-V ECMO 的优点如下。

① 不需动脉插管，减少了潜在动脉栓塞以及动脉供血远端区域缺血。

② 没有动脉插管，不需要结扎或者修补动脉，拔管后保存了供血区域的血流。

③ 提高肺循环血液的氧分压，且不影响血流动力学，避免了 ECMO 支持期间长期平流血液灌注。

3. ECMO 插管的选择

（1）灌注阻力的影响因素

$$灌注阻力＝黏度×直径^4$$

① 插管的直径比插管的长度更为重要。

② 公式的直径指的是插管的内径，而非外径。

③ 插管的商品型号是指外径（大小＝周长，单位为 mm）。

④ 选择插管时必须考虑插管壁的厚度。

（2）静脉插管选择

① 影响静脉插管流量的因素以及选择插管的原则：在 ECMO 系统中，在容量足够的情况下，流量取决于插管的阻力。插管的阻力与插管的长度成正比与插管半径的四次方成反比。

② 选择静脉引流管的原则是：内径尽量大，插管长度尽量短。插管大小是根据其外径划分的，相同尺寸的插管尽量选择管壁薄而坚固为佳，带有钢丝缠绕设计的插管弹性好，不容易发生折曲。

③ 静脉插管的形状：静脉插管一般都具有端孔、侧孔，当其中的一个孔堵塞时，另一个孔还可以继续引流，这种设计主要基于静脉插管是靠重力以及虹吸引流静脉血，血流方向是进入插管，容易造成贴壁而考虑的。

④ "M 值"：文献中提及的 "M 值" 是衡量插管性能的一种方法。具体解释为插管流量-阻力特性描述方法，根据 "M 值" 可以大体估计出在特定压力下的流量。标准 "M 值" 以及流量值是在重力落差为 100cm 情况下测定的（表 7-1）。

动脉插管内的血流方向由驱动泵驱动流出，不容易贴壁。设计插管时，为了降低插管的阻力，提高流量，通常需要增加插管的弹性以及降低插管壁的厚度，但这样一来插管却变得容易折曲。插管的阻力与插管的长度成正比与插管半径的四次方成反比，所以应根据患者流量的需求决定动脉插管的型号（表 7-2、表 7-3）。

表 7-1　插管 M 值及流量值（股静脉）

插管尺寸	长度/cm	M 值	流量/（L/min）@100cmH$_2$O
17F	25	3.05	2.4
19F	25	2.8	3.8
21F	25	2.6	5.0
23F	25	2.4	6.5

注：@100cmH$_2$O 表示在相当于 100cm 高的水柱压力条件下。

表 7-2　插管型号选择（V-A）

体重	<2kg	2～5kg	5～10kg	10～20kg	20～35kg	35～70kg	>70kg
管子	1/4*	1/4*	1/4*	3/8*	1/2*	1/2*	1/2*
管路	1/4*	1/4*	1/4*～3/8*	1/4*～3/8*	1/2*	1/2*	1/2*
氧合器	0.4m^2	0.8m^2	1.5m^2	2.5m^2	3.5m^2	4.5m^2	4.5m^2
插管（Fr）	A：8-10 V：8-10	A：8-14 V：10-16	A：16-20 V：12-17	A：17-21 V：17-19	A：17-21 V：19-21	A：19-21 V：21-23	A：21 V：23

注：* 表示英寸。

表 7-3　插管型号选择（V-V）

体重	2～5kg	10～20kg	20～30kg	30～50kg	>50kg
管子	1/4*	3/8*	3/8*	1/2*	1/2*
管路	1/4*	3/8*～1/2*	1/2*	1/2*	1/2*
氧合器	0.8～1.5m^2	2.5～3.5m^2	3.5～4.5m^2	4.5m^2	4.5m^2
插管（Fr）	A：12-15 V：12-15	A：16-19 V：14-19	A：17-21 V：17-21	A：19-21 V：19-23	A：21 V：21-23

注：* 表示英寸。

（3）双腔插管选择　儿童的 V-V 方式 ECMO 经常使用薄壁双腔插管，这种类型插管具有两个独立的腔，分别起到引流、灌注功能，由于插管直径有限，所以该种插管在婴幼儿方面受到一定限制。另外，这种薄壁双腔插管在临床使用过程中证明容易发生折曲。但随着材料技术的改进，以上缺点正逐步得以克服，双腔插管以其创伤小操作简便，将会在临床得到广泛应用，目前成人也开始使用这种插管（图 7-3）。

（4）ECMO 插管方式选择

① 婴幼儿插管方式的选择：婴幼儿的血管细小，所以插管尤其困难。插管的方式依据所选用 ECMO 的方式、体重以及具体的临床情况不同而不同。婴幼儿 ECMO 支持方式的选择。

A.如果心、肺功能均需要支持，推荐采用 V-A 方式 ECMO。

B.非常小的婴幼儿，即使仅需呼吸支持，但插管困难时，也可以采用 V-A 方式 ECMO。

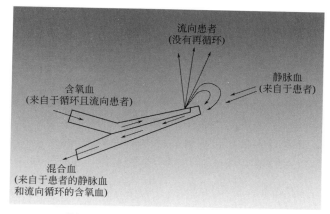

Avalon Elite™ Bi-Caval Dual Lumen（改进技术，减少再循环）

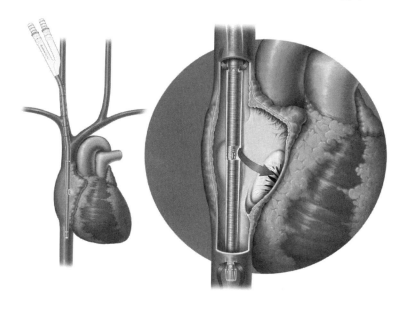

图 7-3　双腔插管

a. V-A 方式 ECMO 的插管

i. 右颈内静脉—颈总动脉。婴幼儿的脑组织占体重比例较大，所以供应头部的血管相对较粗大，插管也相对比较容易。

ii. 有时候也采用中心插管，这种方式的插管在流量较低的情况下容易导致左心室射血阻力增加，因为婴幼儿的升主动脉较细。

b. V-V 方式 ECMO 的插管

i. 通常采用双腔静脉插管，经由右颈内静脉插入右心房。这种插管取决于右颈内静脉的粗细，如右颈内静脉过细，将会给插管带来困难。

ii. 颈内静脉—股静脉插管。可克服因颈内静脉过细而不能进行双腔插管。可将颈内静脉作为灌注管，股静脉作为引流管，虽然不利于引流，但可以减少再循环血量，能够较好地提高血氧饱和度。

② 儿童插管方式的选择

A. 支持方式的选择：大于10kg的儿童与成人类似，他们的血管较粗，插管的方式有较多选择。

a. V-V方式ECMO多数用于呼吸功能不全的支持。

b. V-A方式ECMO多用于心肺功能不全的支持，包括心脏术后脱离体外循环困难。

B. 插管方式的选择

a. 股动—静脉插管，简单易行效果好。

b. 颈内静脉-颈总动脉插管：体重较小的儿童或呼吸功能不全。

c. 中心插管：不能脱离体外循环机，术中插管较为方便，并且预计支持时间较短。

③ 成人插管方式的选择

A. 支持方式的选择：与儿童相同。

B. 插管方式的选择

a. 股动—静脉插管：股动、静脉插管能够提供良好的远端灌注，但是对主动脉弓各分支以及降主动脉近段灌注差。在合并肺功能不全的情况下，心脏射血含氧量低，将会导致上半身缺氧。

解决方法：增加一个静脉灌注插管，将动脉血通过股静脉或者颈内静脉灌注到体内，这样就增加了右心室血的含氧量，有点像V-V方式ECMO，但是能够提供肺功能的支持。这种方式插管可能增加右心室负荷。

增加一个右腋动脉或颈动脉插管，改善脑以及上半身的氧合血供应。

b. 颈内静脉—颈总动脉插管：这种插管尤其适用于心功能不全同时合并肺功能不全的情况，其能对主动脉弓各分支以及远端提供良好的灌注，不足之处是提高了主动脉内的压力，增加了心脏的后负荷。

c. 中心插管：中心插管适用于接受体外循环手术不能脱离体外循环机的患者，并且预计辅助时间较短，开胸心肺复苏等。

（5）ECMO插管技术

① 切开插管技术：切开技术适用于各种插管方式。以颈内静脉、颈总动脉为例说明切开技术。

A. 暴露游离血管

体位：患者取仰卧位，头偏向左侧。

切口：在颈部锁骨上方一横指处，右胸锁乳突肌下部做2～3cm长度横切口。

B. 暴露颈动脉鞘

C. 分离血管

D. 插管：放置插管；固定插管；连接管道。

② 半切开技术插管

A. 切口以及暴露静脉：在锁骨上方大约 2cm 处，胸锁乳突肌两头之间的颈部做一个长 1.5～2cm 的横向切口，分离暴露颈内静脉，观察静脉直径，选择合适口径静脉插管。

B. 放置导丝：使用套管针在切口上方 2cm 处穿刺皮肤，套管针可以在穿刺进入皮肤后，颈部切口上方进入颈内静脉，也可以进入切口视野，在切口处直视进入颈内静脉。退出针头，通过套管插入导丝，直至右心房，退出套管。通过导丝置入导芯，直至右心房。皮肤的出口使用锐器轻轻扩大，为下一步放置插管做准备。

C. 置管：注射肝素后，将插管通过导芯直视下插入静脉，插管动脉口需朝向三尖瓣，使进入体内的动脉血大部分进入三尖瓣，减少再循环。从插管进入皮肤处到插管尖端是 6～9cm。

D. 缝合切口固定插管（图 7-4）

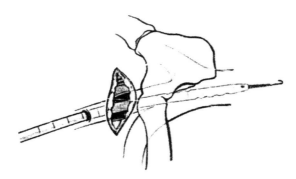

图 7-4　缝合切口固定插管

③ 经皮穿刺插管：动脉、静脉置管都可以采取穿刺方式，但是不易掌握，尤其是患者情况危重情况下，不论是此时的患者血管状况还是病情都不适合穿刺置管。动脉穿刺置管可以减少插管远端肢体缺血，拔管后容易导致动脉狭窄或者假性动脉瘤。但随着插管技术和插管质量的不断改进，经皮穿刺插管临床应用正在增加。

④ 左心房插管：不管任何年龄段的患者，在左心功能非常差的情况下，由于左心室不能有效地将左心内血液射出，导致左心室胀满不利于心功能恢复，需要安置左心房引流管，将血液引流至静脉端，然后通过泵泵入体内。

（6）ECMO 拔管技术　经过一段时间的辅助，综合评价患者可以脱离 ECMO 时，需要拔除插管，具体分几种情况。

① 切开技术插管

A. 静脉的处理：新生儿颈内静脉拔管后可以结扎，一般情况下患者能够耐受，但是容易造成一些脑部并发症。静脉上缝置荷包线，这样拔管后可以结扎荷包线止血，最多静脉会有狭窄，而不至于堵塞，有条件的也可以修补静脉，需要有牛心包或者自体心包。股静脉不能结扎，拔管后必须恢复股静脉通畅。

B. 动脉的处理：颈总动脉拔管需要对患者进行肝素化，阻断插管部位血管。婴幼儿可安全结扎颈动脉远端，儿童和成人可以用滑线缝合血管壁切口，或者用生物材料修补血管壁，股动脉的处理同颈总动脉。

② 半切开技术插管：不需要做血管结扎。

③ 拔除插管后需要压迫止血

（7）ECMO 插管常见问题　ECMO 插管经常会遇到一些问题。充分的术前准备、对插管医生进行培训，大多数问题都能够避免或者减少，进而减少 ECMO 支持期间插管相关不良事件的发生。

① 静脉系统或引流管常见的问题

A. 静脉插管困难

a. 在新生儿或者儿童，因为静脉过细，插管相对较粗；血容量不足；切口较小，静脉游离不充分等情况都会导致静脉插管困难。

b. 有时候患者的头过伸或者扭曲过度，致使锁骨或者第一肋骨阻碍静脉插管的进入，也会造成颈内静脉插管困难。

c. 气胸、膈疝以及胸腔积液也可以导致纵隔严重移位，致使插管困难。

d. 成人的股静脉插管困难比较少见，注意正确使用导丝、导芯，多数能够顺利插入。

B. 静脉破裂

C. 静脉引流不畅

a. 颈静脉引流不畅导致灌注流量不够，不能提供满意的支持。

常见原因：管路扭曲，插管位置不当，血容量不足。

排除方法：检查管路是否通畅，胸部 X 线检查确定插管位置是否合适，必要时调整插管位置，补足容量。

b. 成人股静脉引流不畅，可造成插管下肢坏死，通常下肢肿胀较重，多在短期发生。

解决办法：选择合适口径静脉插管，静脉插管过粗常导致静脉引流不畅；缝置荷包进行静脉插管，不阻断插管远端静脉。

c. 严密监测：辅助初期每小时测量插管下肢固定位置的周径，并做记录；严密观察插管下肢温度、颜色以及甲床血运。或者行插管下肢插管远端超声检查，密切关注插管远端血供。

d.小儿颈静脉插管远端引流不好的不良影响：可导致颅内压增高，神经系统并发症发生率增加。

解决办法：选择合适口径静脉，通过 X 片调整静脉插管位置。

② 动脉系统常见的问题

A.股动脉插管情况下肢体远端易发生缺血。虽然存在髋关节动脉网作为插管远端下肢的侧支循环，但是由于机体在常温状态辅助时间长难以代偿，一些患者可出现插管侧的下肢缺血。

B.由股动脉插管分出动脉管，对插管远端肢体进行灌注。给肢体远端进行供血的动脉分支不必太粗，通常使 16Fr 动脉穿刺针就可保证插管远端血供。

C.足背动脉穿刺测压可了解插管下肢远端血供情况，如果低于 50mmHg 应该设法增加血供。通过超声多普勒也可了解下肢血流。

(四) ECMO 的管理

1. ECMO 指征

（1）ECMO 的心脏标准

心脏指数	$<2L/(m^2/min)$　　3h
代谢性酸中毒	$BE>-5mmol$　　3h
MAP	新生儿$<40mmHg$；婴幼儿$<50mmHg$；儿童$<60mmHg$
少尿	$<0.5mL/(kg \cdot h)$
术后	大量活性药效果不佳，难脱机者（基于确切手术）

（2）ECMO 的肺标准

肺氧合功能障碍	$PaO_2<50mmHg$ 或 $DA\text{-}aO_2>620mmHg$
急性肺损伤	$PaO_2<40mmHg$、pH 小于 7.3 达 2h
机械通气 3h	$PaO_2<55mmHg$、pH 小于 7.3

机械通气出现气道压伤

（3）心肺疾病适应证

① 心脏手术重建后右室衰竭合并可逆肺高压。

② 心室辅助，为心脏手术做准备或为心脏移植过渡。

③ 心脏手术后严重的左室功能顿抑。

④ 可恢复性心肌病变：如心肌炎、冠状动脉痉挛等。

⑤ 先心病手术重建后单或双室心功能衰竭。

⑥ 急性呼吸窘迫综合征。

（4）ECMO 支持的禁忌证

① 新生儿在 ECMO 肝素化后易发生颅内出血，死亡率高。

② 合并重要畸形或其他重要脏器的严重损伤；严重的先天性肺发育不全、膈

肌发育不全患儿用 ECMO 难以纠正实际的或可能的严重脑损害。

③ 长时间休克状态。

代谢性酸中毒（BE<-5mmol/L 超过 12h）

尿少 [尿<0.5ml/（kg·h）超过 12h]

④ 长时间低心排。

⑤ 长时间呼吸机换气（新生儿 10 天，成人 7 天）长时间的人工呼吸可导致肺组织纤维化和严重的气压伤等不可逆改变。

2. ECMO 建立

① ECMO 插管可在 ICU 或手术室中进行。

② 插管前应用潘可罗宁或司可林等肌松剂，静脉给吗啡，局部给利多卡因。

③ 常用插管为颈部的动静脉，胸腔内的近心端大血管，股动静脉。新生儿一般取右侧颈部切口，暴露颈总动脉和颈内静脉。

④ 给肝素 100U/kg 后，进行动静脉插管。插管不可太粗，能提供 2～3L/min 流量即可。在时间允许的情况下，尽可能切开直视插管。插管不能过深，应倾斜一些，避免垂直插管压力过高出现崩脱、喷血，插好后要在 X 线下确认。插管缝合好后，再固定管道。

⑤ 新生儿颈内静脉插管型号一般为 12～14F，颈总动脉一般为 8～10F。若静脉引流不充分，可考虑通过用其他静脉缓解，如股静脉、脐静脉等。

⑥ ECMO 开始的 15min 应尽量提高灌注流量，机体缺氧改善后，根据心率、血压、中心静脉压等调整最适流量，并根据血气结果调整酸碱电解质平衡。

3. ECMO 支持

① 药物调整：尽量不用血管活性药，让肺和心脏得到充分的休息。

② 机械通气：ECMO 中的机械通气可提高肺泡氧分压，降低肺血管阻力。常规低压低频的呼吸治疗使肺得到休息。

具体方法：峰值压力为 2.0～2.4kPa（20～24cmH$_2$O），频率 10 次/min，FiO$_2$ 为 21%。对肺部已有气压伤的患者可不用人工呼吸。

③ 氧代谢平衡：掌握好氧供和氧耗的平衡。氧供和氧耗的比值一般情况下为 4:1。如果动脉血氧合完全、机体的代谢正常，最佳的静脉饱和度应为±70%。氧供明显减少时，氧耗量也会下降，并伴有酸中毒、低血压等。

④ 血气监测：在 ECMO 开始的 8h 内每小时进行一次动脉血气监测，一旦病情稳定，可以延长。通常 ECMO 可维持 PaO$_2$ 在 10.6～15.9kPa（80～120mmHg），PaCO$_2$ 维持在 4.6～5.9kPa（35～45mmHg）。

⑤ 抗凝管理：ECMO 过程中需全身肝素化，除初始剂量外，以后每小时给肝素 30～60U/kg，使 ACT 维持在 200～250s。避免肝素用量过大，血流量为

2000mL/min 时，ACT≥160s 即可。

⑥ 血液稀释：ECMO 中的血液稀释度 Hct 35% 左右，胶体渗透压 > 15mmHg。

⑦ 血液破坏：一般情况下 ECMO 期间溶血较轻。如果溶血较严重，出现血红蛋白尿，应适当碱化尿液，促进游离血红蛋白的排除，保护肾功能。

⑧ 血压管理：ECMO 期间血压可偏低，特别是在 ECMO 初期。ECMO 中平均动脉压不宜太高，维持在 6.6～7.9kPa（50～60mmHg）即可。组织灌注的情况主要根据静脉血气、末梢经血氧饱和度来估计。

⑨ 温度管理：ECMO 时注意保持体温在 35～36℃。温度太高，机体氧耗增加；温度太低，易发生凝血和血流动力学的紊乱。

⑩ 水电解质：ECMO 期间过多的水分应尽量由肾排除，用呋塞米、利尿酸、丁脲胺、甘露醇等促进肾脏排水，也可用人工肾滤水。尿量 >1mL/(kg·h)。此外，ECMO 中也应重视水的丢失，可据中心静脉压、皮肤弹性等适当地补水。

⑪ 管道管理：静脉管路引流不畅，引不回血时，管道会出现抖动；负压过高（>30mmHg）时会出现溶血；管路应用药棉包裹，避光或避免血液散失；对管道系统操作前，必须先停泵。

⑫ 离心泵底座会发热易出现血栓：当转数与流量不相符、出现血红蛋白尿等情况时，提示可能有血栓产生。如出现血栓，可用听诊器听到泵的异常声音。

⑬ 出血处理：ECMO 全身肝素化，出血不可避免，严重出血将危及患者生命，适当应用止血类药物如氨基己酸、抑肽酶等可明显减轻出血。

⑭ 常规护理：ECMO 可使口腔、鼻腔出血，要经常对上述部位进行清洗。患儿长期仰卧，应经常适度翻身，避免压疮的发生。

⑮ 预防感染：ECMO 要求 ICU 或手术室定时空气消毒，并常规给抗生素预防感染，注意无菌操作。

⑯ 能量补充：ECMO 中应重视能量的补充，可通过 CO_2 产生量计算出能量的消耗，平均每天补充的热量为 57kcal/kg。

⑰ 膜肺更换：长时间 ECMO 膜肺出现血浆渗漏、气体交换不良、栓塞时应更换膜肺。

⑱ 液体预充：ECMO 预充包括晶体预充、蛋白附着和血液预充，预充血液时应在甘肃化的同时使用钙剂。当血小板 $<5×10^9$/L 时应预充血小板。ECMO 中血小板维持在 $5×10^9$～$7×10^9$/L，低于这个水平应加新鲜的血小板血浆。

4. ECMO 撤除

① ECMO 一般持续 3～4 天。

② 开始的 1～2 天内肺功能常常不佳，由于呼吸道压力骤降、肺渗出增加，

X线胸片呈薄雾样改变，肺听诊有明显的湿啰音。这期间患者完全依赖ECMO。

③ 随着ECMO支持延长，患者肺功能逐渐恢复。当循环流量仅为患者血流量的10%～25%，可维持正常代谢时，可考虑终止ECMO。

④ ECMO脱机指标

A. 肺恢复：清晰的X线；肺顺应性改善；$PaO_2\uparrow$，$PaCO_2\downarrow$；气道峰压$\downarrow$。

B. 心脏恢复：$SvO_2\uparrow$；脉压$\uparrow$，心电图正常。

C. V-V：停止气流时无变化。

D. V-A：流量<心排血量的10%。

⑤ 逐步调整强心或血管活性药的剂量，缓慢减少ECMO的流量，减少至流量仅为患者血流量的10%～25%时，可考虑停机。停机前，体内适量加一些肝素，撤机。

⑥ 在终止ECMO 1～3h后病情稳定，可拔除循环管道。

⑦ 缝合血管易产生气栓，且婴幼儿颈部、脑部血管对闭合一侧颈血管有强大的代偿力，所以对血管进行修复时大多将右颈总动脉和颈内静脉结扎。

⑧ 在ECMO 7～10天后有下述情况应终止ECMO。

A. 不可逆的脑损伤。

B. 其他重要器官功能严重衰竭。

C. 顽固性出血。

D. 肺部出现不可逆损伤。

五、临床ECMO应用进展

(一) 严重急性呼吸衰竭

急性呼吸衰竭存在潜在可逆过程，如急性呼吸窘迫综合征（acute respiratory distress syndrome，ARDS）可利用ECMO作为移植桥梁，ECMO已成为治疗成人严重急性呼吸衰竭的最常见的治疗方法。呼吸机诱导的正压通气会对肺造成损伤、氧化应激和进一步的肺的不良影响。在这些患者中使用ECMO可以通过更多保护性的呼吸机设置使肺休息。

在20世纪90年代和21世纪初，ECMO病例系列报告的生存率提高到52%～75%，在H1N1流感大流行期间，患者经常出现严重ARDS并伴有难治性低氧血症，接受ECMO治疗的患者生存率高达79%。2009年，针对成人ARDS患者的第一个ECMO随机对照试验CESAR试验发表。它评估了转移到ECMO转诊中心的重症ARDS患者与常规治疗患者的结果。虽然在任何时间点的病死率都没有显著差异，但研究发现转移至ECMO转诊中心的患者6个月生存率明显高于未转移的对照组，其中只有75%的患者接受了ECMO转诊。因此，可能是ECMO中心的其他方面的护理，而不一定是 ECMO 本身，导致了改进。严重急性呼吸窘迫综合征（EOLIA）的体外膜氧合试验正在进行中，评估在机械通气启动后 3h 内早期 ECMO 对难治性低氧血症和严重 ARDS 患者的影响。如果这项试验发现早期 EC-MO 对 ARDS 有好处，那么协调转移到 ECMO 有能力的转诊中心进行早期 ECMO 支持，这可能对患者预后很重要。除了支持氧合外，ECMO 对于无法通过机械治疗的高碳酸血症性呼吸衰竭患者可能是一个有益的选择。

（二）心搏骤停

尽管在管理方面取得了进展，住院和院外心搏骤停（out-of-hospital cardiac arrest，OHCA）的结果仍然很差。在医院接受传统心肺复苏（cardiopulmonary resuscitation，CPR）治疗的心搏骤停通常有 15%～17% 的存活率，院外心搏骤停（OHCA）的存活率甚至更低，只有 8%～10%。最坏的结果是患者延长恢复自发循环的时间。长时间的脑灌注不足会导致严重的神经学后遗症，而体外心肺复苏（ECPR）的早期启动与静脉-动脉（V-A）ECMO 可能有助于缩短从停搏到脑灌注恢复的间隔时间。

住院骤停最有希望，可能是因为从停搏开始到 ECMO 开始的时间间隔较短。虽然到目前为止还没有随机试验，但观察性研究报道了 ECPR 和提高存活率之间的联系。在一项回顾性、单中心、倾向匹配的分析中，与传统 CPR 治疗相比，采用 ECPR 住院阻滞患者的神经学预后良好，可提高生存率。Chen 等发现 ECPR 与常规心肺复苏相比，30 天和 1 年生存率相似。这两项研究都表明，当心搏停止时，结果有所改善。另一项回顾性研究显示，在住院时间延长（>15min）或自发循环恢复后出现顽固性休克的患者中，近一半的患者在使用 ECPR 时，CPC 得分为 1 或 2。其他观察性研究发现，ECPR 的使用在病死率方面有不同程度的改善。一项最新 Meta 分析显示，在 1990 年至 2007 年对 135 例患者进行的 ECPR 不收费的医院，生存率为 40%。

来自 OHCA 研究的报告没有那么有力，尽管有戏剧性的报道称 ECMO 拯救了一些无望的病例。Haneya 等比较了在急诊室进行的 OHCA 的 ECPR 与在医院进行的心搏骤停的 ECPR，发现住院患者的生存率为 42%，而在 OHCA 患者中仅为 15%。ECPR 联合低温治疗和主动脉内球囊泵置入近期被证实可以改善 OHCA 合并室颤或无脉性室性心动过速患者的神经学预后。本研究中，8 例 ECPR 患者中有 11.2% 的患者存活，而传统 CPR 6 个月的生存率为 2.6%。在澳大利亚的一项小型观察性先导研究中也报道了类似的结果，该研究结合了机械压缩设备、ECPR 和对难治性心搏骤停患者的低温治疗。在这项小型研究中，11 例 OHCA 患者中有 5 例存活，15 例住院心搏骤停患者中有 9 例存活，一半的幸存者取得了良好的神经学结果。

对于心源性 OHCA 来说，ECPR 在神经学上更有利于生存（29% ECPR 比 8.9% CPR）有更大的改善。最近的一项观察性研究报告显示，当 ECPR 与机械压缩装置和低温联合使用时，26 例患有屈光不正性心搏骤停的患者（住院或 OHCA）的神经系统生存率为 54%。然而，这些数据并没有被复制，类似的研究报道了 4%～15% 的存活率。当 ECPR 能够迅速启动时，OHCA 的预后可能与住院心搏骤停患者的预后相似。虽然没有大的前瞻性随机试验，而且难治性心搏骤停的存活率很低，但 ECPR 可能提供了一种工具，在选择的患者早期开始时，可以提供良好的神经学结果来提高存活率。

虽然使用 ECPR 对 OHCA 生存的乐观估计可能在 15%～20% 范围内，但决定成功与否的关键因素似乎是从开始到 ECMO 流动的持续时间。这可能就是为什么住院的心搏骤停研究通常报告更好的结果。此外，符合 ECPR 最佳标准的患者的数量，包括在实施 CPR 的较短时间间隔内见证室颤/心动过速、尽管进行了最理想的复苏但仍出现难治性停搏以及年龄小于 75 岁的人群占 OHCA 患者的很小一部分（<10%）。此外，ECPR 并发症发生率仍然很高。目前，美国心脏协会的立场是，证据并不支持 ECPR 的建议，尽管它可能被认为是在高度专业化的中心，有潜在可逆疾病和心搏骤停短时间的患者。心搏骤停护理医学研究所最近的研究表明，ECMO 是一种新兴的技术，在改善心搏骤停护理方面具有广阔的前景，值得开发和研究。

（三）休克

除 ECPR 外，ECMO 还可能在特定的心源性或感染性休克、毒性吸入、甲状腺毒症或创伤患者中发挥作用。对于感染性休克患者，高生存率是可以实现的，尽管在多器官衰竭和心搏骤停时插管的患者中生存率显著降低。ECMO 作为支持急性心肌梗死、大面积肺栓塞或心肌炎引起的心源性休克患者血流动力学的方法，已显示出良好的结果。ECMO 可能比主动脉球囊泵更好，因为它可以通过增加右心室引流和支持气体交换来提供更强的双心室支持，并且可以在床边快速使用。然而，ECMO 对于心脏支持的不利之处在于，由于逆行主动脉血流，左心室后负荷和氧需求增加，长时间辅助会影响左心室的前向排血，导致心脏逐渐膨胀，需要进行左心室减压。ECMO 可以作为恢复、设备植入或心脏移植的桥梁。小型试验表明，将 ECMO 作为连接左心室辅助装置的桥梁并随后进行移植的患者存活率有所提高。有几项小型研究显示 ECMO 在治疗心源性休克方面取得了成功，但没有数据比较 ECMO 和替代抢救方式的疗效。在急诊科传统治疗难治性休克的已知严重心功能障碍患者中，安排 ECMO 启动可能是一个可行的选择。

（何洹　卢艳　陈耀）

参 考 文 献

[1] Gravel M T，Arenas J D，Chenault R，et al. Kidney transplantation from organ donors following cardiop-ulmonary death using extracorporeal membrane oxygenation support [J]. Annals of transplantation，2004，9（1）：57-58.

[2] Magliocca J F，Magee J C，Rowe S A，et al. Extracorporeal support for organ donation after cardiac death effectively expands the donor pool [J]. The Journal of trauma，2005，58（6）：1095-1101.

[3] Farney A C，Hines M H，Al-Geizawi S，et al. Lessons learned from a single center's experience with 134 donation after cardiac death donor kidney transplants [J]. Journal of the American College of Surgeons，2011，212（4）：440-451；discussion 451-443.

[4] Lee C Y，Tsai M K，Ko W J，et al. Expanding the donor pool：use of renal transplants from non-heart-beating donors supported with extracorporeal membrane oxygenation [J]. Clinical transplantation，2005，19（3）：383-390.

[5] Ventetuolo C E，Muratore C S. Extracorporeal life support in critically ill adults [J]. American journal of respiratory and critical care medicine，2014，190（5）：497-508.

[6] Schmidt M，Stewart C，Bailey M，et al. Mechanical ventilation management during extracorporeal mem-brane oxygenation for acute respiratory distress syndrome：a retrospective international multicenter study [J]. Critical care medicine，2015，43（3）：654-664.

[7] Brogan T V，Thiagarajan R R，Rycus P T，et al. Extracorporeal membrane oxygenation in adults with se-vere respiratory failure：a multi-center database [J]. Intensive care medicine，2009，35（12）：2105-2114.

[8] Lewandowski K，Rossaint R，Pappert D，et al. High survival rate in 122 ARDS patients managed accord-ing to a clinical algorithm including extracorporeal membrane oxygenation [J]. Intensive care medicine，1997，23（8）：819-835.

[9] Hou X，Guo L，Zhan Q，et al. Extracorporeal membrane oxygenation for critically ill patients with 2009 influenza A（H1N1）-related acute respiratory distress syndrome：preliminary experience from a single center [J]. Artificial organs，2012，36（9）：780-786.

[10] Zangrillo A，Biondi-Zoccai G，Landoni G，et al. Extracorporeal membrane oxygenation（ECMO）in pa-tients with H1N1 influenza infection：a systematic review and meta-analysis including 8 studies and 266 patients receiving ECMO [J]. Critical care（London，England），2013，17（1）：R30.

[11] Noah M A，Peek G J，Finney S J，et al. Referral to an extracorporeal membrane oxygenation center and mortality among patients with severe 2009 influenza A（H1N1）[J]. Jama，2011，306（15）：1659-1668.

[12] Kutlesa M，Novokmet A，Josipovic Mraovic R，et al. Extracorporeal membrane oxygenation treatment for H1N1-induced acute respiratory distress syndrome（ARDS）：results of the Croatian Referral Center for Respiratory ECMO [J]. The International journal of artificial organs，2014，37（10）：748-752.

[13] Peek G J，Mugford M，Tiruvoipati R，et al. Efficacy and economic assessment of conventional ventilato-ry support versus extracorporeal membrane oxygenation for severe adult respiratory failure（CESAR）：a multicentre randomised controlled trial [J]. Lancet（London，England），2009，374（9698）：1351-1363.

[14] Tillmann B W，Klingel M L，Iansavichene A E，et al. Extracorporeal membrane oxygenation（ECMO）

as a treatment strategy for severe acute respiratory distress syndrome （ARDS） in the low tidal volume era: A systematic review ［J］. Journal of critical care, 2017, 41: 64-71.

[15] Chiu L C, Tsai F C, Hu H C, et al. Survival predictors in acute respiratory distress syndrome with extracorporeal membrane oxygenation ［J］. The Annals of thoracic surgery, 2015, 99 （1）: 243-250.

[16] Kluge S, Braune S A, Engel M, et al. Avoiding invasive mechanical ventilation by extracorporeal carbon dioxide removal in patients failing noninvasive ventilation ［J］. Intensive care medicine, 2012, 38 （10）: 1632-1639.

[17] Peberdy M A, Kaye W, Ornato J P, et al. Cardiopulmonary resuscitation of adults in the hospital: a report of 14720 cardiac arrests from the National Registry of Cardiopulmonary Resuscitation ［J］. Resuscitation, 2003, 58 （3）: 297-308.

[18] Mcnally B, Robb R, Mehta M, et al. Out-of-hospital cardiac arrest surveillance—Cardiac Arrest Registry to Enhance Survival （CARES）, United States, October 1, 2005—December 31, 2010 ［J］. Morbidity and mortality weekly report Surveillance summaries （Washington, DC: 2002）, 2011, 60 （8）: 1-19.

[19] Shin T G, Choi J H, Jo I J, et al. Extracorporeal cardiopulmonary resuscitation in patients with inhospital cardiac arrest: A comparison with conventional cardiopulmonary resuscitation ［J］. Critical care medicine, 2011, 39 （1）: 1-7.

[20] Chen Y S, Lin J W, Yu H Y, et al. Cardiopulmonary resuscitation with assisted extracorporeal life-support versus conventional cardiopulmonary resuscitation in adults with in-hospital cardiac arrest: an observational study and propensity analysis ［J］. Lancet （London, England）, 2008, 372 （9638）: 554-561.

[21] Bednarczyk J M, White C W, Ducas R A, et al. Resuscitative extracorporeal membrane oxygenation for in hospital cardiac arrest: a Canadian observational experience ［J］. Resuscitation, 2014, 85 （12）: 1713-1719.

[22] Soar J. An observational study of extracorporeal CPR for in-hospital cardiac arrest secondary to myocardial infarction ［J］. Emergency medicine journal: EMJ, 2014, 31 （6）: 440.

[23] Siao F Y, Chiu C C, Chiu C W, et al. Managing cardiac arrest with refractory ventricular fibrillation in the emergency department: Conventional cardiopulmonary resuscitation versus extracorporeal cardiopulmonary resuscitation ［J］. Resuscitation, 2015, 92: 70-76.

[24] Cardarelli M G, Young A J, Griffith B. Use of extracorporeal membrane oxygenation for adults in cardiac arrest （E-CPR）: a meta-analysis of observational studies ［J］. ASAIO journal （American Society for Artificial Internal Organs: 1992）, 2009, 55 （6）: 581-586.

[25] Nusbaum D M, Bassett S T, Gregoric I D, et al. A case of survival after cardiac arrest and 3 （1/2） hours of resuscitation ［J］. Texas Heart Institute journal, 2014, 41 （2）: 222-226.

[26] Haneya A, Philipp A, Diez C, et al. A 5-year experience with cardiopulmonary resuscitation using extracorporeal life support in non-postcardiotomy patients with cardiac arrest ［J］. Resuscitation, 2012, 83 （11）: 1331-1337.

[27] Sakamoto T, Morimura N, Nagao K, et al. Extracorporeal cardiopulmonary resuscitation versus conventional cardiopulmonary resuscitation in adults with out-of-hospital cardiac arrest: a prospective observational study ［J］. Resuscitation, 2014, 85 （6）: 762-768.

[28] Stub D, Bernard S, Pellegrino V, et al. Refractory cardiac arrest treated with mechanical CPR, hypothermia, ECMO and early reperfusion （the CHEER trial） ［J］. Resuscitation, 2015, 86: 88-94.

［29］ Le Guen M，Nicolas-Robin A，Carreira S，et al. Extracorporeal life support following out-of-hospital re
fractory cardiac arrest ［J］. Critical care (London，England)，2011，15 (1)：R29.

［30］ Johnson N J，Acker M，Hsu C H，et al. Extracorporeal life support as rescue strategy for out-of-hospital
and emergency department cardiac arrest ［J］. Resuscitation，2014，85 (11)：1527-1532.

［31］ Avalli L，Maggioni E，Formica F，et al. Favourable survival of in-hospital compared to out-of-hospital
refractory cardiac arrest patients treated with extracorporeal membrane oxygenation：an Italian tertiary
care centre experience ［J］. Resuscitation，2012，83 (5)：579-583.

［32］ Wang C H，Chou N K，Becker L B，et al. Improved outcome of extracorporeal cardiopulmonary resusci-
tation for out-of-hospital cardiac arrest--a comparison with that for extracorporeal rescue for in-hospital
cardiac arrest ［J］. Resuscitation，2014，85 (9)：1219-1224.

［33］ Leick J，Liebetrau C，Szardien S，et al. Door-to-implantation time of extracorporeal life support systems
predicts mortality in patients with out-of-hospital cardiac arrest ［J］. Clinical research in cardiology：offi-
cial journal of the German Cardiac Society，2013，102 (9)：661-669.

［34］ Park S B，Yang J H，Park T K，et al. Developing a risk prediction model for survival to discharge in car-
diac arrest patients who undergo extracorporeal membrane oxygenation ［J］. International journal of cardi-
ology，2014，177 (3)：1031-1035.

［35］ Ryu J A，Cho Y，Sung K，et al. Predictors of neurological outcomes after successful extracorporeal car-
diopulmonary resuscitation ［J］. BMC Anesthesiology，2015，15 (1)：26.

［36］ Poppe M，Weiser C，Holzer M，et al. The incidence of "load & go" out-of-hospital cardiac arrest candi-
dates for emergency department utilization of emergency extracorporeal life support：A one-year review
［J］. Resuscitation，2015，91：131-136.

［37］ Patel J K，Schoenfeld E，Parnia S，et al. Venoarterial Extracorporeal Membrane Oxygenation in Adults
With Cardiac Arrest ［J］. Journal of intensive care medicine，2016，31 (6)：359-368.

［38］ Xie A，Phan K，Tsai Y C，et al. Venoarterial extracorporeal membrane oxygenation for cardiogenic
shock and cardiac arrest：a meta-analysis ［J］. Journal of cardiothoracic and vascular anesthesia，2015，
29 (3)：637-645.

［39］ Cheng R，Hachamovitch R，Kittleson M，et al. Complications of extracorporeal membrane oxygenation
for treatment of cardiogenic shock and cardiac arrest：a meta-analysis of 1，866 adult patients ［J］. The
Annals of thoracic surgery，2014，97 (2)：610-616.

［40］ Weinberg R L，Bouchard N C，Abrams D C，et al. Venoarterial extracorporeal membrane oxygenation
for the management of massive amlodipine overdose ［J］. Perfusion，2014，29 (1)：53-56.

［41］ Hsu L M，Ko W J，Wang C H. Extracorporeal membrane oxygenation rescues thyrotoxicosis-related cir-
culatory collapse ［J］. Thyroid：official journal of the American Thyroid Association，2011，21 (4)：
439-441.

［42］ Ried M，Bein T，Philipp A，et al. Extracorporeal lung support in trauma patients with severe chest inju-
ry and acute lung failure：a 10-year institutional experience ［J］. Critical care (London，England)，
2013，17 (3)：R110.

［43］ Kar B，Basra S S，Shah N R，et al. Percutaneous circulatory support in cardiogenic shock：interventional
bridge to recovery ［J］. Circulation，2012，125 (14)：1809-1817.

［44］ Brechot N，Luyt C E，Schmidt M，et al. Venoarterial extracorporeal membrane oxygenation support for
refractory cardiovascular dysfunction during severe bacterial septic shock ［J］. Critical care medicine，

2013, 41 (7): 1616-1626.

[45] Park T K, Yang J H, Jeon K, et al. Extracorporeal membrane oxygenation for refractory septic shock in adults [J]. European journal of cardio-thoracic surgery: official journal of the European Association for Cardio-thoracic Surgery, 2015, 47 (2): e68-74.

[46] Sharma A S, Weerwind P W, Maessen J G. Extracorporeal membrane oxygenation resuscitation in adult patients with refractory septic shock [J]. The Journal of thoracic and cardiovascular surgery, 2014, 147 (4): 1441-1442.

[47] Esper S A, Bermudez C, Dueweke E J, et al. Extracorporeal membrane oxygenation support in acute coronary syndromes complicated by cardiogenic shock [J]. Catheterization and cardiovascular interventions: official journal of the Society for Cardiac Angiography & Interventions, 2015, 86 (1): 45-50.

[48] Diddle J W, Almodovar M C, Rajagopal S K, et al. Extracorporeal membrane oxygenation for the support of adults with acute myocarditis [J]. Critical care medicine, 2015, 43 (5): 1016-1025.

[49] Pagani F D, Aaronson K D, Swaniker F, et al. The use of extracorporeal life support in adult patients with primary cardiac failure as a bridge to implantable left ventricular assist device [J]. The Annals of thoracic surgery, 2001, 71 (3): 77-81.

[50] Combes A, Leprince P, Luyt C E, et al. Outcomes and long-term quality-of-life of patients supported by extracorporeal membrane oxygenation for refractory cardiogenic shock [J]. Critical care medicine, 2008, 36 (5): 1404-1411.

[51] 龙树. ECMO 体外膜肺氧合 [M]. 北京: 人民卫生出版社, 2016.

[52] 黄伟明. ECMO 实用手册 [M]. 北京: 人民卫生出版社, 2014.

第八章 ▶▶

器官保存与灌注液的研究发展

第一节　器官保存与灌注液应用现状

　　器官移植已被公认为治疗各种器官终末期疾病的有效治疗方法。器官保存是移植学的三大支柱之一，器官保存的目的就是最大限度地减少移植器官的损伤，使移植器官保存一定的活性，为临床提供充分时间完成器官运送及手术，并以便术后迅速恢复功能。从静态冷保存技术到现今逐渐发展起来的机械灌注技术，Collins 液、UW（University of Wisconsin）液、HTK（histidine-tryptophan-ketoglutarate）液等器官保存与灌注液相继问世，随着对器官保存过程中组织和细胞损伤分子机制的进一步认识，对器官保存与灌注液的要求也越来越多。目前 UW 液作为器官保存的金标准，但该液价格昂贵，且自身存在一定的缺陷，而国内除自行研制的 HCA 液之外，器官保存与灌注液基本依赖于进口，故尽早研制出对单个器官或多个器官的保存效果优良且价格实惠的保存与灌注液迫在眉睫。以下针对常用的器官保存与灌注液进行介绍。

（季茹　郭家钚）

第二节　器官保存与灌注液的介绍及其特点

一、Collins 液和 Euro-Collins 液

　　Collins 液是美国 Collins 和同事研制的仿细胞内液型冷保存液。Collins 液成分简单、价格低廉，是世界最早应用在临床试验的冷保存液。1976 年，在 Collins 液的基础上，经过实验研究改进了其配方，去掉了其中的镁离子，制成 Euro-Collins

液（EC 液）。EC 液是临床肾移植的标准保存液，也应用于肝脏、心脏和肺的保存。但由于其成分中的葡萄糖用于维持渗透压，会导致出现酸中毒，使供体质量受到严重影响，故目前已很少使用。

二、UW 液

UW 液（University of Wisconsin）是 Belzer 等在美国威斯康星大学研制成功的一种仿细胞内液型保存液。UW 液的成分中使用大分子乳糖盐、棉籽糖和羟乙基淀粉，前两者主要用于维持渗透压，而羟乙基淀粉作为一种大分子胶体物质，能有效地减少毛细血管与细胞外间隙之间过多的旁路途径，其代替了 Collins 液中的葡萄糖，不但可以抑制细胞水肿，也避免引起酸中毒。但因 UW 液中含有羟乙基淀粉，故黏滞性高。有动物实验证明 UW 液与血液混合物在 4℃时黏滞性比 37℃的血液高 1.3 倍，且红细胞聚集程度较全血高 9 倍，导致微循环絮乱、移植肝窦灌注不充分，影响移植物术后功能恢复。UW 液的成分中还含有磷酸盐缓冲对，其可以有效缓冲组织酸化。腺苷作为能量底物提供合成 ATP 的前体物质。谷胱甘肽和别嘌呤醇，前者可以减少羟基自由基的产生、避免蛋白质疏基被氧化、对 Ca^{2+} 转运酶类有保护作用，而后者则可以抑制黄嘌呤脱氢酶转变成黄嘌呤氧化酶，从而抑制氧自由基的形成，对抗其对组织的损伤。

UW 冷保存液由美国 Bridge to Life 公司生产，商品名也称为 ViaSpan，该溶液的渗透压为 320mOsm，钠离子浓度为 29mmol/L，钾离子浓度为 125mmol/L，20℃下 pH 为 7.4，其成分见表 8-1。

表 8-1　UW 冷保存液组成成分

成分	浓度
羟乙基淀粉	50g/L
乳糖酸	35.83g/L
磷酸二氢钾	3.4g/L
硫酸镁	1.23g/L
棉籽糖	17.83g/L
腺苷	1.34g/L
别嘌呤醇	0.136g/L
谷胱甘肽	0.922g/L
氢氧化钾	5.61g/L
氢氧化钠/盐酸	调整 pH 至 7.4

UW 机械灌注液与 UW 冷保存液成分有一点区别。UW 机械灌注液由美国 Bridge to Life 公司生产，其渗透压为 300mOsm，钠浓度为 100mmol/L，钾浓度为 25mmol/L，室温下的 pH 为 7.4，其成分见表 8-2。

表 8-2　UW 机械灌注液组成成分

成分	量/1000mL	浓度/(mmol/L)
腺嘌呤（游离碱）	0.68g	5
氯化钙（二水合物）	0.068g	0.5
右旋糖（+）	1.80g	10
谷胱甘肽（还原型）	0.92g	3
HEPES（游离酸）	2.38g	10
羟乙基淀粉	50.0g	N/A
葡萄糖酸镁（无水）	1.13g	5
甘露醇	5.4g	30
磷酸钾（一元酸）	3.4g	25
核糖，D（一）	0.75g	5
葡糖酸钠	17.45g	80
氢氧化钠	0.70g	N/A
注射用无菌水	使总体达 1000mL	N/A

其实，威斯康星大学保存液（UW 液）的问世，使静态冷保存技术的效果大大提高，且因为灌注技术复杂，设备昂贵等因素，使得关于机械灌注的研究一度处于停滞状态。但随着时代不断进步，科技的发展，成本的逐步降低，机械灌注的优点逐渐体现出来，也得到了各医生的重视，使关于机械灌注的研究也成了近几年移植领域的重点之一，而不可缺少的便是灌注液的作用效果。UW 液的出现，迅速取代了 Euro-Collins 液，成为国际上应用最广泛的冷保存液，其是肝脏、肾脏、肺、小肠等多种器官的标准保存液。

三、HTK 液和 Custodiol-N 液

HTK 液（histidine-tryprophane-ketoglutarar solution）是 20 世纪 70 年代由德国 Brtschneider 等研发而成的一种保存液。最早是用于心脏移植的非高钾停搏液，后来经研究发现 HTK 液可减轻热缺血再灌注损伤，对移植器官有保护作用，故被逐步应用于心脏、肝脏、肾脏、胰腺等临床移植器官的保存。

HTK 液的基本组成为组氨酸、色氨酸及酮戊二酸，组氨酸是比 UW 液中的磷酸盐作用还要强大的缓冲对，与甘露醇一同作为有效的非渗透性因子，可有效地抑制酸中毒的发生，防止细胞水肿。色氨酸是作为膜稳定剂，可防止组氨酸进入细胞内，酮戊二酸是作为低温保存过程中无氧代谢的能量底物，色氨酸与酮戊二酸有助于在缺血再灌注过程中腺嘌呤核苷三磷酸（adenosine triphosphate，ATP）的合成，减轻细胞水肿。器官保存的损伤主要是缺血再灌注损伤，而氧自由基损

伤就是引发缺血再灌注损伤的重要原因，谷胱甘肽作为氧自由基清除剂，可以防止氧自由基的损伤，进而减轻缺血再灌注损伤。因 HTK 液含钾量低，其可以减少钙超载造成的细胞损伤，且可以反复灌洗而无危险，易进入受体循环系统。另外，与 UW 液相比，HTK 液具有不含黏滞度高的胶体，流动性高，故可以快速充分的灌洗移植器官内。HTK 液 25℃ 的 pH 为 7.02～7.20，渗透压为 310mOsm，其成分见表 8-3。

表 8-3 HTK 液组成成分

成分	浓度/(mmol/L)
氯化钠	15
氯化钾	9
2-酮戊二酸钾	1
六水氯化镁	4
组氨酸盐酸盐一水物	18
组氨酸	180
色氨酸	2
甘露醇	30
二水氯化钙	0.015

Custodiol-N 液是 Stegemann 等通过实验对 HTK 液进行的改良液，在 HTK 液的基础上添加了甘氨酸和丙氨酸，抑制缺氧细胞损伤，还添加了新的铁螯合剂和透膜性异羟肟酸衍生物 LK614 抑制氧合低温诱导下自由基介导的损伤，从而增强肝脏的保存效果。

四、Celsior 液

Celsior 液是在 1994 年由 Menasche 等研制的。最初用于心脏保存，随着器官保存的发展，经过多项实验结果报道表明，Celsior 液越来越受到重视，在移植中的应用也越来越多，已逐步成功应用于肝脏、肾脏、肺、胰腺、小肠的保存。

Celsior 液是一种低钾高钠的仿细胞外液型保存液。Celsior 液成分中的低钾高钠的特点，低钾限制钙离子进入细胞内，故其易于进入受体循环系统，可以反复灌洗而无危险，高钠限制钙内流，避免平滑肌细胞膜的去极化。且因为其黏滞度低，易于充分均匀地灌洗移植器官，也易于在短时间内使器官降温。Celsior 液结合了 UW 液的渗透原理和 HTK 液的缓冲能力强大的优点，在低温保存中，缺血会使糖酵解及糖原分级增强，细胞内 H^+ 含量增多，Celsior 液以组氨酸/乳糖醛酸为缓冲系统，缓冲能力强大，这可以使细胞保持恒定的 ATP 生成速率，有效地减少 H^+ 的堆积，减轻细胞的酸中毒。其成分中还含有甘露醇，其与乳糖醛酸和组氨酸作为有效的非渗透性因子，可防止内皮细胞肿胀，从而减少由低温保存导致的细胞水肿。Celsior 液的成分中还含有还原型谷胱甘肽，其与组氨酸和甘露醇一并作为氧自由基清除剂，防止损伤氧自由基，而成分中镁离子含量较高，抑制钙离子超载，从而减少缺血再灌注的损伤。在低温保存下，糖酵解产生的 ATP 不足以供应细胞能量的需求，细胞不能完全停止代谢，便会持续地消耗 ATP。Celsior 液的成分中就含有谷氨酸盐，其通过转氨基作用转变为 α-酮戊二酸，为低温保存中的细胞提供能量，缓解细胞能量需求不足。Celsior 液的 pH 为 7.30，渗透压为 320mOsm，其成分表见表 8-4。

表 8-4　Celsior 液组成成分

成分	含量/(mmol/L)
K^+	15
Na^+	100
Mg^{2+}	13
Ca^{2+}	0.25
Cl^-	41.5
组氨酸	30
甘露醇	60
还原型谷胱甘肽	3
谷氨酸	20
乳糖醛酸盐	80

五、IGL-1 液

IGL-1 液是由法国里昂集团 Georges Lopez 研究所研发的一种新的保存液，其继承了 UW 液和 Celsior 液的优点，故 IGL-1 液是仿 UW 液和 Celsior 液的细胞外液型器官保存液。与 UW 液相比，IGL-1 液用聚乙二醇代替羟乙基淀粉作为胶体物质。Eugene 研究表明，聚乙二醇能黏附到细胞表面，通过空间位阻的方法起到免疫作用，从而改变移植器官的免疫原性，能对减轻移植后身体排斥反应起到作用。且其代替了羟乙基淀粉后，在灌洗效果方面 IGL-1 液优于 UW 液。自此，IGL-1 液便得到重视，也越来越多应用于肾脏、肝脏、胰腺等的保存。

六、Polysol 液

Polysol 液是由荷兰阿姆斯特丹大学 2005 年研发的新型细胞外液型保存液。成分中含有氨基酸、维生素和抗氧化剂，并用聚乙二醇（polyethylene glycol，PEG）

35kDa（34723.5U，20g/L）替代了 UW 液中的羟乙基淀粉。在临床应用中 Polysol 液对肾、肝和小肠均有很好的保存效果，其中对肝的保存效果要优于 HTK 液，其成分见表 8-5。

表 8-5　Polysol 液组成成分

成分	浓度
PEG-35	20g/L
棉子糖	3.2mmol/L
海藻糖	5.3mmol/L
葡糖酸钠	75mmol/L
葡糖酸钾	20mmol/L
谷胱甘肽	5.6mmol/L
α-生育酚	5.4×10^{-5} mmol/L
维生素 C	0.11mmol/L
腺苷	5.0mmol/L
磷酸钠	21.7mmol/L
组氨酸	6.3mmol/L
4-羟乙基哌嗪乙磺酸（HEPES）	24mmol/L

七、SCOT 液

SCOT 液（Solution de conservation des organs et des tissus）是由法国普瓦提埃大学研发的一种低钾高钠的仿细胞外液型器官保存液。其中含有聚乙二醇（polyethylene glycol，PEG）20kDa（19842U，30g/L）作为保存液的胶体成分，在肾脏、肝脏、胰岛移植中均表现出较好的保存效果，目前已应用于临床肾脏保存。

八、Kyoto 液

Kyoto 液是由日本京都大学研发的一种仿细胞外液型器官保存液，最初用作肺保存液。Kyoto 液中的胶体成分是海藻糖，海藻糖和葡萄糖酸作为非渗透性分子，不仅有稳定细胞膜作用，还有效防止细胞水肿，可代替 UW 液中昂贵的棉籽糖和乳糖醛酸。如今，Kyoto 液已用于临床肺和肾保存，而在肝、胰腺和小肠保存中的应用尚处于研究阶段。

九、Lifor 液

Lifor 液是美国 NIH 器官移植中心在 1996 年改进的一种低钾高钠的仿细胞外

液型溶液，由糖类、氨基酸、盐类、缓冲液、胶体、脂质纳米粒子、三磷腺苷（ATP）等配制而成，Lifor液室温保存肾脏比 UW 液能更有效地降低肾小管缺血再灌注损伤，减少细胞凋亡，改善肾流出量及肾内阻力，故其适用于临床肾脏灌注。

十、HCA 液和 HCA- Ⅱ 液

HCA 液（Hypertonic citrate adenine solution）即高渗枸橼酸盐嘌呤液，俗称"肾保"，是第二军医大学长征医院研发的一种肾脏灌洗和低温保存液。目前国内肾移植科室大多使用该灌注液。它主要由枸橼酸盐、甘露醇和腺嘌呤、K^+、Na^+等组成，配制容易，且价格便宜。目前该液已在临床使用将近 30 年，保存效果优良。但是，使用该液仍有器官保存时间较短、DGF 发病率偏高、早期急性排斥反应发生率高等缺点。为此，长征医院将其改进，配制成第二代"肾保"，即 HCA-Ⅱ液。

第二代肾保主要改进为：①离子浓度调整为细胞内液型（高钾低钠），细胞内外离子浓度相似。这样不但可使细胞内外离子交换减少，能量消耗减少，有利于再灌注时迅速恢复跨膜阳离子梯度和细胞功能，而且低 Na^+ 将减少 Na^+ 的内流，从而阻止细胞水肿的发生。明显降低了硫酸镁浓度，减少了其低温时的析出。②以 10∶1 的组氨酸/组氨酸盐酸替代甘露醇，能明显抑制组织的酸化，也可避免甘露醇对肾脏的损伤。③加入右旋糖苷 40（DEX-40），黏稠度低于羟乙基淀粉，在提高血浆胶体渗透压的同时可以扩张血管，有助于进行再灌注。④加入具有清除氧自由基作用的川芎嗪。不仅能通过抗血小板聚集及扩张小动脉改善微循环从而发挥抗血栓的作用，并且能维护血小板形态的完整及其数量和功能。川芎嗪还具有钙拮抗效应，能抑制体外细胞对钙离子的摄入，避免了细胞内钙超载引起的细胞损伤。研究表明第二代"肾保"在肾脏保存方面明显优于 HCA 液。

十一、KPS-1 液

KPS-1 液即机械灌注液 Belzer MPS。它是目前公认的规范而标准的肾脏机械灌注液，在国内使用极其广泛，很多灌注液都从它发展而来，包括 UW 液。KPS-1 液相比 UW 液多加了葡萄糖、甘露醇、核糖及 HEPES 缓冲液，但少了大量棉籽糖及乳糖酸盐、硫酸盐，用腺嘌呤代替了 UW 液中的腺苷。与 UW 液一样，KPS-1 液亦以 5％是乙基淀粉作为胶体，用别嘌醇及谷胱甘肽减少脏器损伤，用磷酸盐抑制组织酸化，但其含有与 UW 液不同浓度的钠盐和钾盐。自从 20 世纪 80 年代以来，当人们需要比较不同器官予以冷保存和机械灌注之后的区别时，UW 液及 KPS-1 液被应用得非常多。

十二、Vasosol 液

Vasosol 液即 VSL 液。该液在 BelzerMPS 的基础上添加了一些作用于缺血再灌注损伤特殊路径的成分。这些成分的作用包括：α-同戊二酸为三羧酸循环中间产物，在复氧过程中通过提供能量底物保护线粒体；L-精氨酸是血管舒张因子一氧化氮的前体；半脱氨酸为抗氧化剂，是氧自由基清除剂谷胱甘肽前体；硝酸甘油是一种血管扩张剂，可作为一氧化氮供体，同时可以调节血管舒张；前列腺素 E1 也是一种血管扩张剂，可以舒张血管、保护肾脏、抑制中性粒细胞及血小板聚集，同时也是一种膜稳定剂。

（汪邵平　林祥华　郭家钘）

第三节　器官保存与灌注液的临床应用

一、供肝保存

UW 液和 HTK 液是目前国际上应用最广泛的冷保存液，两种溶液对于供肝短时间保存效果相当。其他保存液如 IGL-1 液、LS 液、Polysol 液和 Celsior 液等虽各有优点，但临床效果有待进一步评价。理论上 UW 液可保存供肝 20～24h，但静态冷保存过程中存在冷保存损伤，过长冷保存即冷缺血时间延长可以引起胆道并发症、移植物失去功能甚至受者死亡。当前普遍认为在肝脏冷保存过程中内皮细胞损伤是肝脏冷缺血再灌注损伤的初始因素，进而引起移植肝的微循环障碍、血小板激活、血管持续收缩、黏附分子上调、细胞因子释放、氧化应激损伤、库普弗细胞激活、中性粒细胞浸润和肝细胞损伤等一系列事件，最终导致原发性移植物失功或者功能障碍。尽管体外保存中肝细胞的功能和活性能够维持长达 72h 之久，但肝窦内皮细胞损伤在冷保存 6h 之后即发生形态学变化，随之引发凋亡和促炎症反应。《中国移植器官保护专家共识（2016 版）》指出理想供肝冷保存时间不超过 8h，临床实践中供肝的保存时限一般不超过 12～15h。

二、供肾保存

应用专用器官保存液，在 2～4℃的容器中进行静态冷保存是目前移植肾保存的主要方法，但冷保存的主要缺陷是容易导致供肾的功能延迟恢复（delayed graft function，DGF）。目前，移植肾冷保存液主要包括 UW 液、HTK 液和 HCA

（Hypertonic citrate adenine solution）液。理论上，UW 液可保存肾脏 72h，由于 DGF 发生率和冷缺血时间直接相关，在准备充分的条件下，尽量减少冷缺血时间可提高移植术后疗效。对于长时间的肾脏保存，UW 液与 HTK 液的保存效果存在争议，有研究结果认为：UW 液优于 HTK 液，也有文献认为两者保存效果相近。O'Callaghan 等比较了包含 3584 个肾移植的 15 项临床试验，发现在两项随机对照研究（randomrized controlled trials，RCTs）中，与 UW 液和 HTK 液相比，Eurocollins 液与 DGF 的高风险相关性更大；而 UW 液与 Celsior 液或 HTK 液导致 DGF 的风险没有明显差别。HCA 液具有配置简单、价格便宜等特点，可安全保存肾脏 24h，而其更新换代产品 HCA2 保存液可保存肾脏 48h。

三、胰腺保存

胰腺获取后保存主要采用 4℃左右静态冷保存技术。其冷缺血时间应短于 12h 以保证胰腺功能。器官保存液的选择种类较多，目前应用较多的是 UW 液和 HTK 液。有研究结果发现：HTK 液可能导致胰腺细胞水肿，且与移植后早期胰腺失去功能和移植后胰腺炎相关；保存液目前首选 UW 液，经 UW 液保存胰腺可在术后具有较好的胰岛素分泌功能。

四、小肠保存

目前低温灌注技术及静态冷保存技术是小肠获取及转运中减少小肠损伤的最重要手段。与其他实质性器官不同，由于肠腔内含有大量消化酶、细菌及毒素，小肠保存时需行血管和肠管双重灌洗。小肠获取时第 1 次血管灌洗是有益的，不推荐保存结束前第 2 次血管灌洗。在供肠获取时应尽量缩短热缺血时间，最长一般不超过 60min。在血管灌洗液及保存液的选择上，目前 UW 液应用最广泛。近来 HTK 液的使用日益增多。HTK 液与 UW 液相比早期生存率、肠道功能、并发症发生率无明显差异。HTK 液较 UW 液廉价，并且黏度低，更利于微血管的灌洗。有研究结果发现：HTK 液、Celsior 液和 Polysol 液保存的小肠，在能量代谢及病理上与 UW 液相比具有一定优势。但目前何种保存液更利于小肠保存仍未有定论。

五、供心保存

目前供心保存广泛应用静态冷保存技术，在低温保存液的保护下进行心脏保存和转运。虽然国内外的供心保存液层出不穷，但应用最普遍的还是 UW 液、HTK 液以及 Celsior 液三种保护液。UW 液钾含量高，目前临床应用广泛，组织水肿发生率较低，但可导致心脏血管收缩；HTK 液的特点是低钠低钙微高钾，富含的组氨酸具有较强大的缓冲能力，当长时间保存供心时，HTK 液对防止心肌细胞水肿效果更好；Celsior 液兼具 UW 液的渗透功效和 HTK 液的缓冲能力，但长时间保存供心易导致心肌水肿。目前尚无一种心肌保存液有绝对的优势。近来出现的心肌保存液或改良保存液，如细胞外保存液 Somah 液、在 Celsior 液基础上发展起来的 CRMB 液以及 HTK 液基础上发展而来的 Custodiol-N 液，虽然从理论上有着更多的优势和心肌保护效果，但目前仍处于实验研究阶段，需进一步得到临床验证。

六、供肺保存

目前认为体外供肺相对安全的冷缺血时间不超过 10h，个别情况可以延长至 12h，甚至更久。静态冷保存技术作为目前广泛应用的体外肺保存技术，多种保存液已经取得较满意的效果，可分为细胞内液型（如 Collins 液、UW 液）和细胞外液型（Perfadex 液、R-LPD 液、Celsior 液、EP-TU 液等）保存液。相比细胞内液型，细胞外液型保存液中低钾浓度避免了肺动脉收缩，延长冷缺血时间，有更佳的 PaO_2/FiO_2 值、更短的机械通气时间及术后 ICU 停留时间，故目前首选细胞外液型供肺保存液，其中最常用的为 Perfadex 液。

（欧阳青　刘华敏）

第四节　探讨灌注技术的未来研究方向

移植器官的良好活性以及移植后供体器官功能的尽快恢复都是决定器官移植成功与否的重要因素。器官移植中任何一个环节处理不妥都会给患者带来不利的影响，会引起一系列的并发症，器官移植中最重要的还是体外器官的保存，面临着缺血、缺氧以及代谢物的累积等，从而导致生理状态的改变，比如细胞水肿、酸中毒、钙超载等问题。并且供体器官的短缺，使人们不得不开始使用边缘器官，此类器官移植后并发症发生率较高，故移植中选择的保存方法也很重要。

一、器官移植术后并发症

肝移植术后最严重的并发症之一是胆道病变，被认为是肝移植的"阿喀琉斯之踵"。器官保存期对于胆道系统上皮细胞再生能力的保护缺乏是其主要原因之一。尽管随着手术技术的提高、器官保存的进步，胆道并发症已有所减少，也有研究表明机械灌注技术可以保存胆管细胞的再生能力。但随着心脏死亡后器官捐献（DCD）的利用增多，胆道并发症的发生率又有了上升的趋势。

肾移植术后最严重的并发症是移植肾功能恢复延迟（DGF），其发生率为30%，可高达50%。研究证明，UW液和EC液相比，UW液明显减少了DGF的发生率。移植肾功能恢复延迟不只是保存方法与保存时间的问题，是多种因素的结果，需后期大量的研究。

胰腺移植术后最常见的并发症是排斥反应和血管栓塞。由于糖尿病患者处于相对高凝状态，且胰腺血液动力学上具有灌流量低的特点，移植后受到高血流灌注，从而形成血栓，10%～20%的概率导致移植胰功能丧失并切除。

小肠移植的术后常见并发症是排斥反应和感染，感染率高的原因主要是免疫抑制剂降低了机体的免疫功能，肠黏膜屏障被破坏导致细菌移位。如何维持小肠的黏膜结构、减少细菌移位和促进吸收功能的恢复是小肠移植的难点，值得深入研究。

心脏、肺移植术后最主要的并发症都是感染。主要因免疫抑制剂的不良反应所引发，有迹象表明，免疫抑制剂的强度越小，发生感染的机会就越少。在各种感染中，最常见的细菌占30%～60%，病毒占20%～50%，真菌占14%～25%，原虫占5%。故后期需要研究的不仅是降低并发症的发生率，还要降低供体器官移植后的感染率。

引起术后并发症与灌注液有关，灌注液的黏滞度高，可能得不到充分的灌洗，从而增加了并发症的发生率。因此，如何选择正确的灌注技术和灌注液而使器官移植术后并发症的发生率降低是个重要的研究。

灌注液是机械灌注的主要部分。可是临床发现，灌注液也有一定的感染风险，培养时可见细菌或真菌生长。器官移植术后的感染风险依然居高不下，移植后感染已成为患者死亡的重要因素，而血液感染、腹腔感染较为常见，灌注液所生成的病原菌会定植于血管和器官表面，手术后病原菌会入血，腹部器官表面的细菌也会散播到腹腔。目前多数灌注液方案中都是基于UW液、HTK液和Celsior液进行改良，在灌注液中加入适用的营养物质、抗生素、血管活性药物等，但仍然没有最佳的培养方案，所以，研究灌注液中添加抗菌成分的可行性，在不增加排斥反应发生率的同时，显著减少了严重感染发生率，以降低感染风险，从而提高灌注液的可靠性是未来研究的方向之一。

二、缺血再灌注损伤

早在1986年，Murry等经过实验便提出缺血预处理（Ischemic preconditioning，IPC）的保护理论。现如今，缺血预处理（IPC）的保护效果已在多个动物实验中被证实。机械灌注技术就有减轻缺血再灌注损伤，对于移植患者来说，减轻缺血再灌注损伤，有利于促进供体器官的能量储备，加速术后恢复。缺血预处理

（IPC）在临床应用上还尚存争议，甚至有研究者认为其没有保护效果，反而增加术后并发症的发生率。故对于供体移植器官缺血后使用有效的灌注技术是值得深入研究的。

三、保持供体器官的稳定

在选择边缘性供体时，脂肪肝在边缘供肝中占有很大比例，引起肝脂肪变性的因素很多，可能因为肥胖、酗酒、糖尿病和营养变化等，移植物功能的恢复除需有良好的营养支持外，还应有质量好的供体，从而控制排斥反应与感染。机械灌注技术的优势在于可以在灌注液中加入治疗性药物，通过在灌注时加入保护细胞的药物成分可以在很大程度上保护供体的稳态，也有研究团队将常温机械灌注技术应用在边缘性供体中，并取得很好的结果。

四、优化灌注参数

器官移植机械灌注的最大问题在于灌注参数没有一个准确的设定。供体器官的保存要求不能固定，离体前的环境因素和人为因素都会影响保存过程中的灌注要求。不同的灌注方法可以应对不同条件下器官的保护措施，但灌注参数也会影响供体的保护质量。对于不同环境下给予不同的保护措施设定不同的灌注参数是未来研究发展的方向之一，可以尝试开发一部机械灌注设备同时应对不同环境下的供体器官保护措施。

随着机械灌注技术的发展会发现更多的问题，未来研究的重要方向就是逐个问题的解决。不仅需要降低并发症的发生率、减轻缺血再灌注损伤、保持供体器官的稳定性、优化灌注参数等，还有灌注温度的选择、灌注时间的长短、灌注压力以及流速的优化都急需得到解决。目前研究内容主要是简化保存和灌注液及各种保存和灌注液对比，而不是进一步研究基本原理和机制，Meon 等改变 UW 液离子浓度为高钠低钾，结果与原 UW 液一致。希望基础研究能针对尚不清楚的低温代谢、低温致器官损伤及再灌注损伤的机制，保存器官生命力预测，器官移植中供、受者的关系等进行深入探讨，以便得到更好的保存和灌注液及保存方法和灌注方法，使器官保存损伤减少到最低程度，这不仅会是机械灌注技术的一个大挑战，也同样是为器官移植研究带来新的希望。

供体器官的短缺促使临床开始扩大标准供体的应用，传统的静态冷保存技术对保存器官的作用也达到了极限，故机械灌注保存技术成为了器官移植手术上的至关重要的应用。为了更有效地利用每一个供体器官，我们需要深入研究其代谢以及引发损伤的特点，在现有的机械灌注技术基础上，尽可能地保护器官的活性，使尽可能多的终末期衰竭器官得到有效的利用。"个体化"治疗是目前理想的机械灌注技术的前景，根据供体器官的特点，个体化设置条件和修复方案，能快速解决保存供体器官的问题。而保存和灌注液是机械灌注技术使用中不可或缺的，所以对保存和灌注液的发展也会提出更多的要求。在上述的保存和灌注液中都具有自身的优点，但尚未有一种保存和灌注液可以完全替代其他所有的保存和灌注液。对于器械灌注的保存技术，随着其利用的增多不断对保存和灌注液进行改正，从而达到更好地保护供体移植器官的目的。

（郑于剑　关烨锋）

参 考 文 献

[1] Collins G M，Bravo-Shugarman M，Terasaki P I. Kidney preservation for transportation. Initial perfusion and 30hours' ice storage [J]. Lancet，1969，2（7632）：1219-1222.

[2] Van Der Plaats A，Hart N A，Morariu A M，et al. Effect of University of Wisconsin organ-preservation solution on haemorheology [J]. Transpl-Int，2004，17（5）：227-233.

[3] 向证文，夏先明，苏松.移植肝保存的现状及进展 [J].重庆医学，2012，41（12）：1218-1220.

[4] Hachida M，Ookado A，Nonoyama M，et al. Effect of HTK solution for myocardial preservat [J]. Cardiovasc Surg，1996，37（4）：2692.

[5] Menasche P，Termignon J L，Pradier F，et al. Experimental evaluation of Celsior，a new heart preservation solution [J]. Eur J Cardiothorac Surg，1994，8（4）：207-213.

[6] Eugene M. Polyethyleneglycols and immunocamouflage of the cells tissues and organs for transplantation [J]. CellMol Biol（Noisy-le-grand），2004，50（3）：209-215.

[7] Billault C，Vaessen C，van Glabeke E，et al. Use 0f the SCOT solution in kidney transplantation：preliminary report [J]. Transplant Proc，2006，38（7）：2281-2282.

[8] Goldblum S E，Henning B，Jay M，Yoneda K，McClain CJ. Tumor necrosis factor α-induced pulmonary vascular endothelial injury [J]. Infect Immun，1989，57：1218-1226.

[9] Bessems M，Doorschodt B M，Kilkert J L，et al. Preservation of steatotic livers：a comparison between cold storage and machineperfu-sionpreservation [J]. LiverTranspl，2007，13（4）：497-504.

[10] Bessems M，Doors chodt B M，van Marie J，et al. Improved machine perfusion preservation of the non-heart-beating donor rat liver using Polysol：a new machine perfusion preservation solution [J]. Liver Transpl，2005，11（11）：1379-1388.

[11] Polyak M M，Angton B O，Stubenbord W T，et al. Theinfluence of pulsatile preservation on renal tantation in the 1990s [J]. Transplantation，2000，69（2）：249-258.

[12] Lindell S，Nobel M，Rankin M，et al. Optimal pH for simple cold storageor machine perfusion of dog kidneys with UWsolution [J]. TransplInt，1998，11（3）：208-211.

[13] Lee C Y，JainS，Duetal. Survival transplantation of preserved non-heart-beating donor rat livers：preservation byhypo-thermic machineper fusion [J]. Transplantation，2003，76（10）：1432-1436.

[14] O'Callaghan J M，Knight S R，Morris P J，et al. Preservation Solutions for Static Cold Storage of Kidney Allografts：A Systematic Review and Meta-Analysis [J]. American Journal of Transplantation，2012，12：896-906.

［15］ op den Dries S，Westerkamp A C，Karimian N，et al. Injury to peribiliary glands and vascular plexus before liver transplantation predicts formation of non-anastomotic biliary strictures ［J］. J Hepatol，2014，60 (6)：1172-1179.

［16］ Murry C E，Jennings R B，Reimer K A. Preconditioning with ischemia：a delay of lethal cell injury in ischemic myocardium ［J］. Circulation，1986，74 (5)：1124-1136.

［17］ Dirkes M C，Post I C，Heger M，et al. A novel oxygenated machine perfusion system for preservation of the liver ［J］. Artif Organs，2013，37 (8)：719-724.